分子影像探针

熊丽琴　张春富　叶 坚 ◎主编

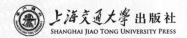

上海交通大学出版社
SHANGHAI JIAO TONG UNIVERSITY PRESS

内容提要

本教材从介绍分子影像学的概念和范畴入手,重点介绍了分子影像探针的设计方法与策略及其在疾病诊疗中的应用。

本教材共分为 9 章,第 1 章与第 2 章分别是分子影像学及分子影像探针的概论,着重阐述分子影像学及分子影像探针的概念及特点,列举分子影像技术及分子影像探针的种类,对比每种分子影像技术的优缺点,分析分子影像与传统医学影像的区别与联系,以及设计分子影像探针的方法;第 3 章至第 8 章分别介绍了荧光、光声、放射性核素、磁共振、拉曼及诊疗一体化分子影像探针的应用,重点介绍了针对特定细胞和分子疾病的分子影像探针的设计、开发和应用,介绍了各种类型的分子影像探针的优势和局限性,以及优化分子影像探针的设计等;第 9 章是对分子影像探针的研发与转化的介绍,重点阐述了纳米分子影像探针的临床应用,转化及应用面临的挑战和存在的问题。

该教材适合于生物医学工程专业、医学影像专业、分子影像学交叉专业(包括化学、药学、材料学等)的学生,并可为临床医师以及对分子影像学感兴趣的研究人员提供参考。

图书在版编目(CIP)数据

分子影像探针/ 熊丽琴,张春富,叶坚主编. —上海:上海交通大学出版社,2024.4
ISBN 978-7-313-29994-9

Ⅰ.①分…　Ⅱ.①熊…　②张…　③叶…　Ⅲ.①影像诊断　Ⅳ.①R445

中国国家版本馆 CIP 数据核字(2024)第 014052 号

分子影像探针
FENZI YINGXIANG TANZHEN

主　　编:	熊丽琴　张春富　叶　坚		
出版发行:	上海交通大学出版社	地　　址:	上海市番禺路 951 号
邮政编码:	200030	电　　话:	021-64071208
印　　制:	上海新华印刷有限公司	经　　销:	全国新华书店
开　　本:	787 mm×1092 mm　1/16	印　　张:	17.25
字　　数:	398 千字		
版　　次:	2024 年 4 月第 1 版	印　　次:	2024 年 4 月第 1 次印刷
书　　号:	ISBN 978-7-313-29994-9		
定　　价:	72.00 元		

前言
FOREWORD

分子影像学是一门集合生物医学工程、医学影像学、分子生物学、化学、材料学等多学科交叉的新型学科。分子影像探针是分子影像学的基础和核心。分子影像若没有探针就像射击没有子弹一样。在特异性分子影像探针的帮助下，分子影像偏重于发现疾病的基础变化，这不仅可以提高临床诊治疾病的水平，更重要的是有望在分子水平发现疾病，真正达到早期诊断。为此，我们编写了分子影像探针这本教材。该教材将是国内首部全面阐述分子影像探针的教材，它的出版将会为生物医学工程、医学影像等专业的学生提供高质量的教学及科研素材。

该教材共分为9章，前两章分别是分子影像学及分子影像探针的概论；第3章至第8章分别介绍了荧光、光声、放射性核素、磁共振、拉曼及诊疗一体化分子影像探针的应用；第9章是对分子影像探针的研发与转化的介绍。

该教材是作者积累了十余年教学经验，参考了国内外最新研究成果而成，代表分子影像探针技术的发展方向，注重培养学生运用分子影像学知识解决临床实际问题的能力，为创新型人才培养提供帮助。本教材将最基础、最翔实、最前沿的分子影像学知识及信息传递给学生，有利于学生在理解分子影像探针技术基础应用的同时了解目前最新的国内外学术前沿进展，开阔思维，发挥专业自主性和创造潜能，引导学生把握分子影像探针技术当前国内外发展趋势，为寻找生医工（理）研究交叉课题及今后的科学研究打下良好的基础。

熊丽琴编写了第1章至第5章以及第9章，补充了第6章和第8章部分内容。张春富编写了第6章和第8章。叶坚编写了第7章。感谢上海交通大学生物医学工程学院林俐参与第7章表面增强拉曼光谱纳米分子影像探针及其应用的编写，感谢上海交通大学化学化工学院李富友教授参与第5章第6节稀土放射性核素分子影像探针的编写。感谢分子影像探针课题组全体成员参与修改和文字勘误。

感谢上海交通大学研究生教材资助项目、上海交通大学生物医学工程学院研究生培养办以及上海交通大学出版社教材出版基金对本教材的资助。

在编写该教材时，编者尽量保证内容系统翔实，文字浅显易懂，图文并茂，使教材的可读性强。但由于编者水平所限，书中疏漏和谬误之处在所难免，请广大读者批评指正，不胜感激。

熊丽琴

2023 年 11 月 20 日

目录
CONTENTS

教学目标

(1) 阐述分子影像学的概念及特点。

(2) 列举分子影像技术的种类。

(3) 对比每种分子影像技术的优缺点。

(4) 分析分子影像与传统医学影像的区别与联系。

1.1 分子影像学的产生、定义及发展

自 1895 年德国物理学家伦琴发现 X 射线以来,医学影像技术的发展经历了三个阶段:结构成像、功能成像和分子影像(见图 1-1),医学影像技术的发展为疾病的诊治做出了重大的贡献。但随着人类基因组测序的完成以及分子生物学及生物化学技术的飞速发展,人们迫切希望从细胞、分子、基因水平探讨疾病(尤其是恶性疾病)发生和发展的机理,在临床症状出现之前监测到病变的产生,从而实现疾病的早期预警和治疗,提高疾病的治疗效果。因此,将分子生物学与现代医学影像结合起来的分子影像学(molecular imaging)应运而生。分子影像学即应用影像学方法,对活体状态下的生物过程进行细胞和分子水平的定性和定量研究,它在分子生物学与临床医学之间架起了相互连接的桥梁,21 世纪的医学影像学被美国医学会评为未来最具有发展潜力的十个医学科学前沿领域之一。

分子影像学是在核医学基础上发展起来的学科。1976 年,布鲁克海文国家实验室的 Alfred P. Wolf、Joanna S. Fowler 和 Tatsuo Ido 等首先完成了 ^{18}F-氟代脱氧葡萄糖(^{18}F-flurodeoxyglucose,^{18}F-FDG)的合成。1979 年,宾夕法尼亚大学的 Abass Alavi 和美国国立卫生研究院以及布鲁克海文国家实验室的研究者一起将 ^{18}F-FDG 施用于两名正常的人类志愿者,实现了对脑部葡萄糖分子的核素显像。但直到 1999 年 9 月,国际影像学会议召开,哈佛大学的 Weissleder 等才首次提出了分子影像学的概念。2002 年,第一届世界分子影像学大会在美国华盛顿召开,在波士顿成立了分子影像学学会,并创办了 *Molecular Imaging* 期刊。2007 年 6 月,在美国华盛顿举行的第 54 届核医学学会(Society of Nuclear

Medicine，SNM）年会上，核医学学会的成员进一步提出了分子影像学的标准定义，即 "Molecular imaging is the visualization，characterization and measurement of biological processes at the molecular and cellular levels in humans and other living systems." 并拓展其含义："Molecular imaging typically includes two- or three-dimensional imaging as well as quantification over time. The techniques used include radiotracer imaging/nuclear medicine，MRI，MRS，optical imaging，ultrasound and others." 分子影像学可在分子或细胞水平观察、定性并定量分析人类及其他生命体的生物学过程，一般包括二维或三维图像及随时间变化的信号定量图谱。

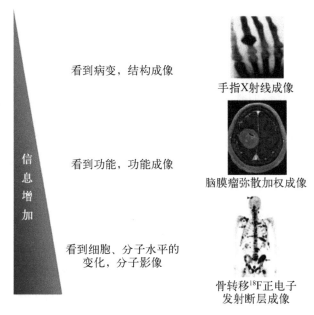

手指X射线成像

脑膜瘤弥散加权成像

骨转移^{18}F正电子
发射断层成像

信息增加

看到病变，结构成像

看到功能，功能成像

看到细胞、分子水平的
变化，分子影像

图 1-1　医学影像技术发展的三个阶段：结构成像、功能成像和分子影像

　　分子影像探针是用于可视化，表征和测量生命系统中生物过程的探针。内源性分子和外源性探针都可以是分子影像探针。分子影像设备包括能够在空间和时间内对来自分子影像探针的信号进行可视化和量化的工具。分子影像是对分子影像探针的区域浓度和生物参数的定量测定。此外，分子影像提供了分子和细胞水平过程的定量测量。这种量化是分子影像数据和图像分析的关键要素，特别是对于受试者间和受试者内的比较尤为重要。

　　分子影像学的兴起，打破了传统影像学主要反映解剖结构变化的局限，使现代医学影像学深入了生命有机体的微观层面，实现了结构影像向功能影像的延展，为精准医学的疾病诊断提供了有效途径。同时，分子影像学的发展也引起了我国各领域专家的关注和重视。2002 年 10 月，由科技部发起的以"分子影像学"为主题的第 194 次香山科学会议在杭州召开。2004 年 6 月，第一次全国分子影像学会议在湖南长沙召开。2006 年 3 月，分子影像学国际会议在清华大学召开。2011 年 6 月，中国生物物理学会分子影像学专业委员会成立大会在北京召开。继分子影像学的概念提出之后，分子影像学发展迅速，许多大学、科研机构和医院也纷纷成立了分子影像研究中心，并展开了相关领域的研究。例如，中国科学院分子影像重点实验室,浙江省医学分子影像重点实验室,江苏省分子影像与功能影像重点实验室,黑龙江省分子影像重点实验室,湖北省分子影像重点实验室,广东省医学分子影像重点实验室,上海交通大学 Med-X 分子影像中心-瑞金医院小动物 PET 研究中心,厦门大学分子影像暨转化医学研究中心,中南大学分子影像研究中心,中国科学院上海药物研究所分子影像中心,中国科学院深圳先进技术研究院生物医学与健康工程研究所生物医学光学与分子影像研究中心,山西医科大学分子影像精准诊疗省部共建协同创新中心,苏州大学分子影像与核医学研究中心,甘肃省功能及分子影像临床医学研究中心,上海市分子影像学重点实验室以及浙江大学滨江研究院智能分子影像与分析实验室等。国家层面也非常重视分子影像学的研究和探索。科技部 2006 年批准的国家重大基础研究集合项目"分子影像关键科学技术问题的研究",2011 年批准的"多模态分子影像关键科学问题的研究"等项目,都推进了我国分子影像研究的快速发展。

1.2　分子影像学的特点

传统影像学主要依靠非特异性的成像手段进行疾病的检查,如根据不同组织的物理学特性(如组织的吸收、散射、质子密度等),或者从生理学角度(如血流速度的变化)来鉴定疾病,体现的是分子改变的最终效应,不能体现分子改变和疾病的关系。因此,只有当机体发生明显的病理或解剖结构发生改变时才能发现异常。虽然成像的图像分辨率不断提高,但是若在结构发生改变时才发现疾病,已然错过了治疗的最佳时机。然而,在特异性分子影像探针的帮助下,分子影像偏重于疾病的基础变化、基因在分子水平的异常,而不是改变的最终效应,这不仅可以提高临床诊治疾病的水平,更重要的是有望在分子水平发现疾病,真正达到早期诊断。例如在肉瘤患者诊断中,利用分子影像探针[18]F-FDG 的正电子发射断层成像(position-emission tomography,PET)[见图 1 - 2(b)]比计算机断层成像(computed tomography,CT)[见图 1 - 2(c)]更早诊断出转移灶。

分子影像学的特点可以概括为以下 5 点。

(1) 眼见为实。通过分子影像技术,可将基因表达、生物信号传递等复杂的过程变成直观的图像,使人们能更好地在分子与细胞水平上了解疾病的发生机制及特征。

(2) 活体连续观察。通过分子影像技术,可在活体上连续观察药物或基因治疗等的机理和效果。通常,探测人体分子细胞的方法有体外实验(in glass,In Vitro)、离体实验(out of the living,Ex Vivo)和在体实验(within the living,In Vivo)三种。Ex Vivo 通常涉及使用直接自生物体获得的器官或组织,即从活体取材。常见的器官组织包括皮肤、脑组织、小肠、心脏等。而 In Vitro 通常涉及使用更低一级的生物材料,例如细胞、酶、核酸等。这些生物材料不是直接自具体的生物体获得,往往是可商购的、低温保藏的或经过转化、筛选、永生化、纯化等人工处理过的。例如低温保藏的癌细胞系、病毒转染的细胞系,以及一些生物技术公司提供的酶试剂盒等。In Vitro 使用的是有机体的组分,强调在人工环境中;而 Ex Vivo 使用的是有机体的组织,并且强调尽可能少地改变自然条件,即脱离了生命体而在体外；In Vivo使用一个完整的、活的有机体，而不是部分或死亡的有机体，或在体外控制环境下进行实验。动物试验和临床试验是体内研究的两种形式。体内试验比体外试验更常用，因为它更适合观察实验对活体的整体影响。而分子影像技术作为一种在体探测方法，可以连续、快速、远距离、无损伤地获得人体分子细胞的二/三维图像。它可以揭示病变的早期分子生物学特征，推动了疾病的早期诊断和治疗，也为临床诊断引入了新的概念。

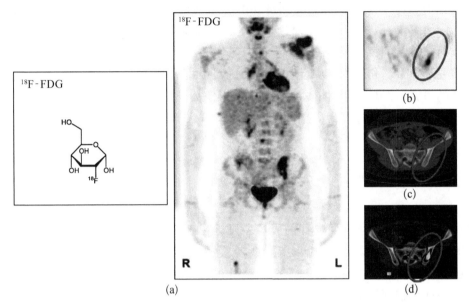

图1-2 **(a)** ^{18}F-FDG结构及尤文氏肉瘤(Ewing's sarcoma)患者的^{18}F-FDG-PET结果；**(b)** 尤文氏肉瘤患者的局部^{18}F-FDG-PET结果；**(c)** CT结果；**(d)** ^{18}F-FDG-PET/CT结果

（3）使用分子影像探针。在分子影像探针的帮助下，分子影像可成功捕捉"疾病前状态"，并及时进行早期干预，达到改善预后的目的。分子影像灵敏度高，准确性强，能够发现疾病早期的分子细胞变异及病理改变过程，早期发现早期诊断，对许多疾病都具有较高的价值。

（4）可检测到早于解剖学的变化。经典的影像诊断（如X射线）主要显示的是一些分子改变的最终效应，即器官发生了实质性变化之后才能进行观察，仅能用于具有解剖学改变的疾病检测。而分子影像技术能够探查疾病过程中细胞和分子水平的异常，在疾病尚无解剖改变前检出异常，对探索疾病的发生、发展和评价药物的疗效有重大作用（见图1-3）。

（5）学科交叉特性。分子影像学是基础科学和临床应用的桥梁，它充分体现了跨学科、多角度的交叉与合作。例如，从分子水平提出亟待解决的问题，从物理、化学、生物数学、信息学等学科角度解决分子影像学研究的理论与技术问题。同时，加强与肿瘤学、化学、生物化学、细胞生物学、分子生物学和免疫学等学科的合作，在分子水平上认识疾病发病机制，利用基因技术或化学技术设计特异的分子影像探针，在分子水平进行成像；利用系统生物学等手段筛选疾病特异性靶点；利用化学、材料学等技术开发新型靶向分子影像探针；利用细胞分子生物学等手段研究探针的靶点；利用物理、工程等技术开发成像设备；利用生物工程学等技术优化信号放大策略等（见图1-4）[1]。

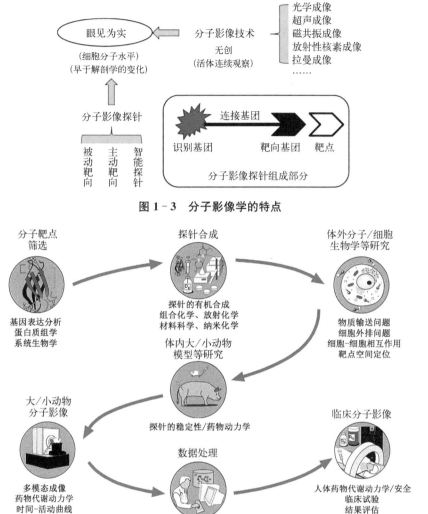

图 1 - 3　分子影像学的特点

图 1 - 4　分子影像的学科交叉特性及其研究过程

1.3　分子影像学基本成像技术及比较

目前,已有多种影像学技术应用于分子影像学研究,如正电子发射断层成像(positron-emission tomography,PET)、单光子发射计算机断层成像(single-photon-emission computed tomography,SPECT)、磁共振成像(magnetic resonance imaging,MRI)、微型计算机断层成像(micro computed tomography,Micro-CT)、超声成像(ultrasound imaging,USI)、光学成像(optical imaging)、光声成像(photoacoustic imaging)、契伦科夫荧光断层成像(Cerenkov luminescence imaging,CLI)、拉曼成像(Raman imaging)、同步辐射 X 射线显微计算机断层成像(synchrotron radiation X-ray microcomputed tomography,SR-μCT)等。近年来,多模态成像快

速发展,如 PET/CT、SPECT/CT、PET/MRI 等。这些成像技术在本质上都利用了电磁波谱中不同的频带实现非侵入性在体成像。如 PET、SPECT、Micro-CT、SR-μCT 利用了能量较高、穿透能力较强的具有电离辐射能力的电磁频带。光学成像主要利用了可见光区和近红外 I/II 区的,能量较低、穿透能力较弱的,不会对人产生健康危害辐射的电磁频带。MRI 利用了射频信号,超声利用了高频声波。

由于医学影像技术对人类卫生健康的重大贡献,许多与影像及探针技术相关的基础研究获得了诺贝尔科学奖。例如,伦琴因发现了 X 射线获得了 1901 年首届诺贝尔物理学奖;Felix Bloch 和 Edward Purcell 因发现核磁共振现象获得了 1952 年诺贝尔物理学奖;Hounsfield 和 Cormack 因发明 CT 获得了 1979 年诺贝尔生理学或医学奖;2003 年的诺贝尔生理学或医学奖授予美国科学家 Lauterbur 和英国科学家 Mansfield,表彰他们在磁共振成像技术领域的突破性成就;Osamu Shimomura、Martin Chalfie 和 Roger Y. Tsien(钱永健)因发现并开发了绿色荧光蛋白(green fluorescence protein,GFP)的应用而获得了 2008 年诺贝尔化学奖;2014 年诺贝尔化学奖颁予 Eric Betzig、Stefan W. Hell 和 W. E. Moerner,以表彰他们对于发展超分辨率荧光显微镜做出的卓越贡献;2023 年诺贝尔化学奖授予 Moungi G. Bawendi、Louis E. Brus 和 Alexei I. Ekimov,以表彰他们在发现和合成量子点方面的贡献。

目前,MRI、CT 和超声等成像技术已广泛用于临床疾病的诊断、分期和治疗。比如,针对骨骼肿瘤,首选 CT,根据病情评估情况也可以选择 MRI 等成像方法;针对脑肿瘤,首选 CT 和磁共振增强扫描成像;针对颈部和甲状腺,首选超声成像;针对肺部检查,首选低剂量螺旋 CT;肝、胆、胰、脾这些部位可选的检查方式较多,常规的检查或一般体检首选超声成像,而 CT、MRI 能分辨和确诊一些超声无法确定的实质性肿瘤和血管瘤等。而且,MRI、CT 和超声等技术可以不使用外源性分子影像探针,直接利用组织特性和内源性分子实现成像,也可以进一步结合外源性分子影像探针,拓展和增强其成像功能。相比之下,PET、SPECT 和荧光成像等技术通常需要借助外源性的分子影像探针进行成像。此外,这些成像技术在灵敏度、时间和空间分辨率、穿透深度等方面具有显著的不同,使得它们能力和获得的信息也各不相同(见表 1-1),如 MRI、CT 和超声等技术可以在获得解剖学信息的同时提供疾病的生理和病理学信息。而 PET、SPECT 和荧光成像等技术具有强大的获得细胞分子水平上的生理和病理学信息的能力。不同成像模态具有不同的信息获取能力,为了更准确、更全面地获取疾病的相关信息,利用多种成像模态的融合和协同效应,实现生物活体(在体)的多模态多尺度成像,同时获得疾病的解剖学和分子信息,已经成为当前影像技术研发的一个重要趋势[2]。

表 1-1 各种分子影像技术在空间/时间分辨率、穿透深度及灵敏度方面的比较

成像方法	空间分辨率	时间分辨率	穿透深度	灵敏度
拉曼成像	0.5~1 μm 20~100 nm(表面增强拉曼光谱)	s/min	200~300 μm 20~100 μm(表面增强拉曼光谱) ~1 mm(空间偏移拉曼光谱)	$10^{-6} \sim 10^{-7}$ M $10^{-12} \sim 10^{-15}$ M(表面增强拉曼光谱)

续　表

成　像　方　法	空间分辨率	时间分辨率	穿　透　深　度	灵　敏　度
MRI	25～100 μm(临床前期) —1 mm(临床)	s/h	无限	10^{-3}～10^{-5} M
发光	2～3 mm 1～10 μm(近红外荧光)	s/min	<2 cm	10^{-9}～10^{-12} M
活体显微	100～300 nm	ms/s	～1 mm	10^{-15}～10^{-17} M
共振能量转移	2～3 mm	s	<2 cm	10^{-6}～10^{-10} M
光学相干断层扫描	1 μm	s	～2～3 mm	10^{-10}～10^{-11} M
光声成像	5 μm～1 mm	s/min	<6 cm	10^{-9}～10^{-11} M
超声成像	10～100 μm (毫米级深度); 1～2 cm (厘米级深度)	s/min	1 cm	10^{-6}～10^{-9} M
γ 射线成像	1～10 mm	min	无限	10^{-10}～10^{-11} M
PET	<1 mm(临床前期) ～5 mm(临床)	s/min	无限	10^{-11}～10^{-12} M
SPECT	0.5～2 mm(临床前期) 8～10 mm(临床)	min	无限	10^{-10}～10^{-11} M
CT	25～200 μm(临床前期) 0.5～1 mm(临床)	s/min	无限	10^{-3} M

1.3.1　分子影像技术的基本原理

分子影像技术的原理为将制备好的分子影像探针引入活体组织细胞内,使标记的分子影像探针与靶分子相互作用,再利用先进的成像设备检测分子影像探针发出的信息,经计算机处理后生成活体组织的分子图像、功能代谢图像或基因转变图像。进行活体内分子成像需要满足以下 3 个基本条件:① 合适的分子影像探针;② 生物信号放大系统;③ 灵敏、快速和高分辨率的成像技术。

1.3.2　常见医学成像技术的基本原理

X 光机基本成像是一种穿透的放射线成像技术,放射源(X 线球管)放置在体外一定距离处,给球管加上高压电流的瞬间产生一束高度准直的 X 射线,穿透人体的靶器官,让放在另一侧的 X 片感光(见图 1 - 5)。

X 射线计算机断层成像(X-ray computed tomography, X-CT)的基本成像原理是根据不同材料或组织对 X 射线的吸收特性,让 X 射线源在人体周围旋转,将一组时间和空间上不同的图像整合在一起,利用 CT 产生三维视图,从而生成人体内部器官的图像(见图 1 - 6)。

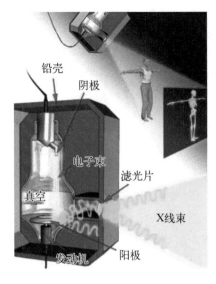

图 1-5 X光机基本成像原理

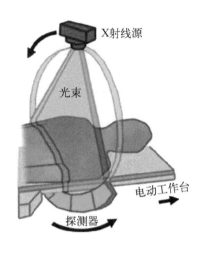

图 1-6 X-CT基本成像原理

SPECT 的基本成像原理是基于生物体静脉注射能发射 γ 光子的放射性示踪剂,利用高性能的伽玛相机多角度、多方位采集放射性核素分布的平面投影图像,通过计算机技术进行图像重建,获得目标区域不同横断面、冠状面、矢状面的断层图像(见图 1-7)。SPECT 最重要的特点是可形成采用放射性示踪剂技术诊断人体特定分子及组织变异影射的特异平面图像和断层图像。

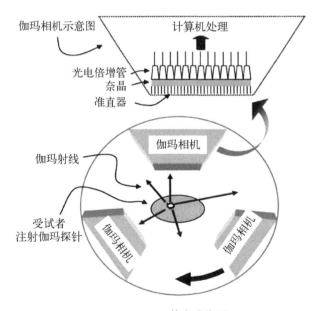

图 1-7 SPECT基本成像原理

PET 的基本原理是利用加速器产生的超短半衰期且具有正电子发射能力的同位素等作为分子影像探针,将其注入活体生物组织之后,分子影像探针与特定靶分子发生相互作用,产生湮灭辐射,生成一对能量相同、方向相反互成180°的两个正电子,探测器检测到正电子信号,生成表征活体组织的分子、功能代谢、基因等信息的影像(见图1-8)。PET的特点是利用放射性核素标记细胞特异性受体、酶及核酸等生物分子,对生物体内的生物代谢等过程进行活体成像。

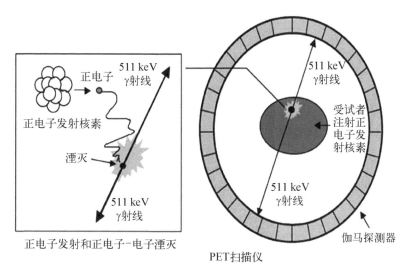

图1-8 PET基本成像原理

SPECT和PET是核医学的两种CT技术,由于它们都是对从患者体内发射的γ射线成像,故统称为发射型计算机断层成像术(emission computed tomography,ECT)。

MRI是利用原子核在强磁场内发生共振产生的信号经图像重建的一种成像技术,是一种核物理现象。MRI的原理是利用特异性分子影像探针结合到靶位点,产生局部磁性或顺磁性信号改变,从而对靶位点进行成像。它利用射频脉冲对置于磁场中含有自旋不为零的原子核进行激励,射频脉冲停止后,原子核进行弛豫,在其弛豫过程中用感应线圈采集信号,按一定的数学方法重建,形成数学图像(见图1-9)。此技术不需要X光等其他射线,因此无放射性损伤。主磁体产生磁场B_0,梯度线圈支持在x、y和z方向(即频率、相位和切片编码方向)进行图像编码。射频线圈用于激发并接收和处理射频(RF)信号,所有组件都通过控制台进行控制并与用户连接。

超声成像的原理是利用超声分子影像探针表面固有的理化特性,或通过对分子影像探针进行表面修饰,使其与特异性的抗体或配体进行连接,构建靶向超声分子影像探针(超声对比剂),注射到活体内的超声分子影像探针能定向并滞留在靶组织中,借助分子影像探针对超声的散射产生的声学信号,在分子水平实现超声对病变组织的成像诊断。

荧光成像的原理是利用分子影像探针标记生物靶点,在一定的外部光源激发条件下,分子影像探针释放出可见光区或近红外光区的荧光。荧光信号被高灵敏的电荷耦合器件(charge coupled device,CCD)相机采集到,显示分子影像探针的位置和强度,从而获得生物体的生理活性信息。具体而言,光源通过光纤路由器到多通道荧光开关,该开关将光子通过光纤引导到多个源通道之一,从多个位置顺序照亮对象。然后使用激发和发射滤光片检测,在特定的荧光分子影像探针的激发和发射波长处获得测量值(见图1-10)。荧光分子成像具有成像速度快、灵敏度高、时空分辨率高、无辐射等优点。

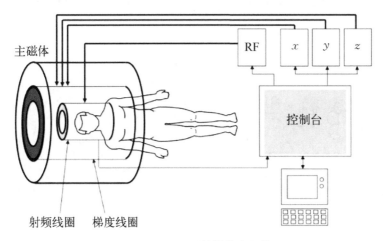

图 1-9　MRI 系统的基本组件

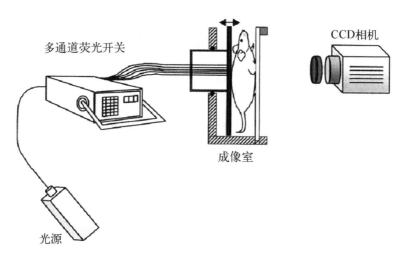

图 1-10　荧光成像基本组件

光声成像是一种光激发、声发射的融合成像技术。光声分子影像探针通过靶向配体与特异性受体分子相结合,利用探针本身强烈的光吸收、声发射的特性,通过图像重建实现特定靶标分子的光声成像(见图1-11)。内源性发色团(或外源性光声分子影像探针)对光的吸收产生热量,导致压力变化,由此产生的短暂膨胀会产生超声波,超声波可被检测,从而产生清晰、高分辨率的生物结构图像。光声成像同时具有光学成像的高灵敏度和超声成像的高穿透深度的优点。超声图像提供了不同组织间的声阻抗差异信息,而光声图像的对比度取决于光吸收差异信息。由于不同组织类型之间的光吸收差异可能远远大于声阻抗差异,因而光声成像能够提供比超声成像更丰富的组织成分信息。

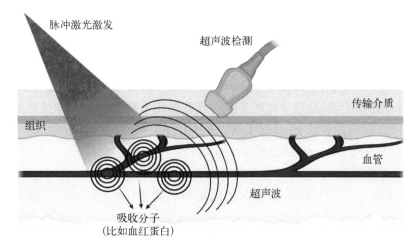

图 1-11　光声成像作用机理示意图

1.4　新颖的分子影像技术

1.4.1　同步辐射成像

　　X 射线在物理本质上与可见光相同,它们都是电磁辐射,具有波粒二象性。X 射线波长在 0.01～10 nm 范围内,波长长于 0.5 nm 的 X 射线称为软 X 射线,波长短于 0.1 nm 的 X 射线称为硬 X 射线。X 射线可由不同光源产生。同步辐射指由同步加速器产生的高速运动电子在做曲线运动时,由于外加磁场作用,在电子运动轨迹切线方向上产生的电磁辐射。根据电子能量和外加磁场强度不同,同步辐射可产生从硬 X 射线到远红外全谱段的“光”。由于这种辐射是 1947 年在同步加速器上发现的,因而被命名为同步辐射。

　　同步辐射具有非常广阔的频谱分布,包括从红外、可见、紫外、真空紫外、软 X 射线到硬 X 射线等的频谱区域。现今已知的人工光源和天然光源(如太阳)中,没有一种光源含有如此宽广的频谱。同步辐射光源亮度极高,可以获得很高的光信号检测信噪比,使测量精度和检测灵敏度大大提高。同步辐射光束线的发散角小,平行度高,容易进行光束结构变换。同步辐射波荡器输出的部分同步辐射和自由电子激光都具有相干性[3]。

　　同步辐射光源自 1947 年诞生以来,已有 70 多年的历史,随着该领域研究工作的不断深入,其应用范围不断拓展。与此同时,人们对同步辐射光源的要求也不断提高,同步辐射光源经历了 4 代快速的历史发展阶段。第 1 代同步辐射光源是寄生于高能物理实验专用的高能对撞机的兼用机,如北京同步辐射装置(Beijing Synchrotron Radiation Facility, BSRF)就是寄生于北京正负电子对撞机(Beijing Electron Positron Collider, BEPC)的典型的第 1 代同步辐射光源。由于同步辐射实验的要求与高能物理实验的要求并不一致,因此,第 1 代同步辐射光源应用于同步辐射研究的性能和时间都受到限制。第 2 代同步辐射光源的储存环是专门为同步辐射研究建立的,使用了少量的插入件,加速器的设计也是以优化同步辐射光性能为基础,如合肥国家同步辐射实验室(Hefei Light Source, HLS)。第 3 代同步辐射光源是基于发射性能更高的同步辐射光设计的。除了利用弯铁外，第 3 代同步辐射装置还在更多的直线段中安装周期性磁场的磁铁部件（这些部件称为插入件），以得到性能更好的同步辐射光，如上海光源（Shanghai Synchroton Radiation Facility，SSRF）。第 4 代同步辐射光源则是极低发射度的储存环光源。采用新的加速器结构以获得极低的发射度，在束线设计中考虑 X 射线的相干性，是第 4 代同步辐射光源的最大特点。其更加优异的亮度和相干性，也使得系列全新的实验方法得以实现，如北京怀柔科学城在建的高能同步辐射光源（High Energy Photon Source，HEPS）就是第 4 代同步辐射光源。

目前，全世界已有 50 多个同步辐射装置在运行中或正在建设中，它们分布于 20 多个国家和地区。我国现有 5 台处于中、低能区的同步辐射装置：北京同步辐射装置（BSRF）、合肥同步辐射光源（HLS）、上海光源（SSRF）、中国台湾光源（TLS）、中国台湾光子源（TPS）（见表 1 - 2）。HEPS 是中国科学院、北京市共建怀柔科学城的核心装置，由国家发展和改革委员会批复立项，中国科学院高能物理研究所承担建设，2019 年 6 月启动建设，建设周期为 6.5 年。建成后，HEPS 将是我国第 1 台高能量同步辐射光源，也将是世界上亮度最高的第四代同步辐射光源之一。其储存环加速器的电子束流能量为 6 GeV，可提供 300 keV 的高能 X 射线，将有效满足国家战略和工业核心创新能力等相关研究对高能量、高亮度的 X 射线的迫切需求，使得我国的同步辐射光源向高能区扩展，和我国现有的光源形成能区互补，对提升我国国家发展战略与前沿基础科学和高技术领域的原始创新能力具有重大意义。

表 1 - 2　部分世界同步辐射光源数据

设 备 名 称	国　家	能量/Gev	建造完成年份
European Synchrotron Radiation Facility (ESRF)	法国	6.0	1992
Advanced Light Source (ALS)	美国	1.9	1993
Taiwan Light Source (TLS)	中国台湾	1.5	1993
Elettra Synchrotron Light Source (ELETTRA)	意大利	2.4	1993
Pohang Light Source (PLS)	韩国	2.5	1995
Advanced Photon Source (APS)	美国	7.0	1995
MAX - Lab (MAXII)	瑞典	1.5	1997
Super Photon Ring - 8 GeV (SPring - 8)	日本	8.0	1997
BESSYII Accelerator (BESSYII)	德国	1.9	1998
Swiss Light Source (SLS)	瑞士	2.4	2001
Canadian Light Source (CLS)	加拿大	2.9	2003
Stanford Synchrotron Radiation Laboratory (SSRL - SPEAR3)	美国	3.0	2004
SOLEIL Synchrotron (SOLEIL)	法国	2.75	2005
Diamond Light Source (Diamond)	英国	3.0	2006
Australian Synchrotron	澳大利亚	3.0	2007
Shanghai Synchrotron Radiation Facility (SSRF)	中国	3.5	2008
PETRA III at DESY	德国	6.0	2008
Synchrotron Light Facility (ALBA)	西班牙	3.0	2010
Taiwan Photon Source (TPS)	中国台湾	3.0	2014
National Synchrotron Light Source II (NSLSII)	美国	3.0	2014
MAX - IV Laboratory	瑞典	1.5/3.0	2015
Sirius: the New Brazilian Synchrotron Radiation Source	巴西	3.0	2018

　　上海同步辐射装置(简称上海光源)是第 3 代中能同步辐射光源,由一台 150 MeV 电子直线加速器、一台周长为 180 m 的,能在 0.5 s 内把电子束从 100 MeV 加速到 3.5 GeV 的全能量增强器和注入/引出系统、一台周长为 432 m 的 3.5 GeV 的高性能电子储存环以及首批建成的"7+1"沿环外侧分布的同步辐射光束线站和实验站组成。上海光源 X 射线成像及生物医学应用光束线/实验站(BL13W1)以扭摆器插入件为光源,能提供能量范围为 10～65 keV、光斑尺寸为 45 mm×5 mm 的硬 X 射线高通量光子输出(见图 1-12)。其目标是突破传统 X 射线吸收衬度成像在低原子序数样品如生物软组织、聚合物材料等微结构分析方面的局限性,主要致力于动态 X 射线同轴位相衬度成像技术、显微计算机断层成像(μ-CT)和其他新型成像技术的发展和应用,可用于生物软组织及低原子序数材料的低剂量、无损、高分辨、动态、三维成像研究及材料、古生物、考古、地球物理等样品的无损、高分辨率、三维成像研究。实验站配置了不同空间分辨率的 X 射线 CCD,以满足不同样品的分辨率需求,可实现二维原位动态相衬成像和三维显微计算机断层成像[4]。

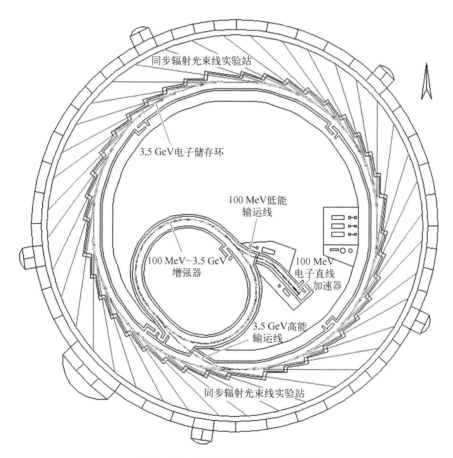

图 1-12　上海光源总体布局示意图

　　X 射线成像与生物医学应用线站(BL13W1)是上海光源首批建造的 7 条光束线站之一,该线站于 2009 年 5 月 6 日建成并向用户开放。线站基于原位动态成像和显微计算机断层成像等手段,已在生物医学、材料、古生物、考古、土壤等众多研究领域取得了显著成果。动态成像方面,利用微米分辨 X 射线动态成像研究动物脑血管灌注情况,解决了 netrin-1 基因治疗脑缺血时基因功能性差的难题;利用 X 射线的强穿透性和相位衬度,实现了合金凝固过程中枝晶生长过程的动态观测,解决了以往工艺条件改变研究合金性能的黑箱问题。显微成像方面,肿瘤三维定量成像信息为 TIEG1 基因抑制微米级肿瘤新生血管的形成提供了直接依据;还可利用该技术原位研究多孔磷酸钙/镁等生物医学工程材料对骨缺损修复的促进作用及其自身的可降解性;利用相衬显微 CT 验证了皮肤胶原蛋白模板的假说。结合动态成像和显微计算机断层成像技术,实现了微波陶瓷烧结过程的动态观测。在古生物领域,解决了透射电镜只能观测化石表面信息的问题,实现了古生物胚胎、早期节肢动物等内部三维结构的亚微米分辨成像。此外,同步辐射 X 射线在土壤孔隙的三维团聚结构、页岩气(油)显微结构定量分析、发动机燃油喷雾动态成像等方面也取得了重要的研究成果。

上海光源目前已有 16 条光束线站投入运行,已成为我国先进光源的主力。为进一步提高上海光源的技术和科研支撑能力,2016 年 11 月,上海光源线站工程启动建设,将新建 16 条性能先进的光束线站和实验辅助系统,截至 2021 年底,上海光源及其线站工程合计开放运行 27 线 39 站。

同步辐射硬 X 射线成像(synchrotron hard X-ray based imaging)是基于同步辐射和 X 射线光学的成像技术,包括同步辐射 X 射线显微计算机断层成像(synchrotron radiation X-ray microcomputed,SR-μCT)(见图 1-13)、同步辐射 X 射线血管造影(synchrotron radiation angiography,SRA)、硬 X 射线荧光(hard X-ray fluorescence,XRF)、相干衍射成像(coherence diffraction imaging,CDI)等。

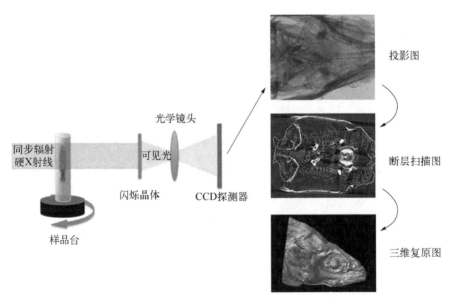

图 1-13 SR-μCT 的基本原理与流程示意图

基于同步辐射光源的 X 射线成像在神经元结构的成像中也发挥了重要的作用,且相比其他三维成像技术有其独特的优势。

(1)基于同步辐射光源的 X 射线具有高亮度,这保证了其穿透的深度。在此前的报道中发现,其可以穿透数毫米的未透明化的脑组织块,减少了多组数据配准的工作量并降低了难度。

(2) 该方法具有各向同性分辨率,尤其是在 z 轴上具有高分辨率。光学成像方法中提高 z 轴分辨率通常要减少切片和光学切片的厚度,这使得采样的时间大幅度增加。

(3) 该方法样品制备简单,无须对样品进行透明化处理和薄切片。通过同步辐射光源的 X 射线相衬成像和 X 射线纳米全息层析成像技术,还可以实现无标记的神经元成像,最大限度地保证了样品的完整性,使样品可用于后续的其他研究。

(4) 该方法可在人脑中长时间反复成像。向脑区注射病毒是荧光成像中常用的手段,但这不能应用于人脑中。基于同步辐射光源的 X 射线成像可以使用高尔基染色或锇酸染色,而此类染色方法仅可对死亡后的人脑组织进行固定和染色。不同于荧光成像,基于同步辐射光源的 X 射线成像无光漂白现象,并且可以长时间成像和反复成像。

(5) 基于同步辐射光源的 X 射线成像获取数据速度快。就 X 射线断层成像而言,其成像速度目前最快可以达到 1 mm³/min,是目前成像速度最快的三维成像手段。

1.4.2　契伦科夫荧光断层成像

契伦科夫辐射是一种以短波辐射为主的电磁辐射。虽然表现相同,但是契伦科夫荧光与荧光现象完全不同,契伦科夫荧光是一种平面偏振光,其能谱具有连续性。当介质中存在高速运动的带电粒子时,该带电粒子在介质中会导致介质原子的电子发生位置的移动,该现象是由其运动产生的电磁场导致的。当电子回到初始位置时会发出光子,由此产生的光波会发生相消干涉现象而无法被探测到。但是,这种相消干涉现象会在其运动速度大于光在该介质中的速度时得到改变,在这种高速运动下产生的光波相位相同,因此不会发生相消干涉,反而会产生增强干涉现象,契伦科夫荧光从而可被探测到。该现象在 2009 年第一次应用于生物医学光学分子影像技术,多种放射性核素分子影像探针衰变产生的带电粒子均满足契伦科夫辐射产生的条件,Roberson 等利用光学设备采集到用于核医学成像的探针 ^{18}F-FDG 产生的近红外光,并将这种成像方式命名为契伦科夫荧光断层成像(Cerenkov luminescence imaging,CLI)。2010 年,Dothage 等提出一种契伦科夫辐射能量转移成像技术,利用放射性核素衰变发出的可见光和近红外光二次激发纳米颗粒,从而发出 2 倍甚至多倍的原始契伦科夫荧光强度的荧光信号,进而增强 CLI 的信号强度。随后,其他研究者也发现多种不同的纳米颗粒或荧光染料(如量子点、稀土等)均可以与放射性核素联合使用,增强契伦科夫荧光信号强度。契伦科夫荧光是放射性核素衰变时产生的副产品,穿透深度受限,而内窥成像技术通过将检测仪器送入体内并对体内病变进行成像,有效解决了深层组织成像问题。因此,将内窥成像技术与契伦科夫荧光断层成像技术相融合,形成一种新的成像模式:内窥契伦科夫荧光成像技术[5]。此外,基于二维平面的契伦科夫荧光断层成像技术能够间接地反映体内核素探针的位置分布,但无法获取核素探针在体内的准确深度和位置信息,也不能提供准确的定量分布信息。通过结合生物组织中的光传输模型和光源重建算法,该成像方法融合三维成像技术后能够准确获取核素探针的位置信息和定量空间分布,成为解决病变准确定量的有效手段。目前,契伦科夫荧光断层成像技术在肿瘤检测、药物研发、药效评估、手术导航等方面有广泛的研究与应用。

1.4.3　磁粒子成像

磁粒子成像(magnetic particle imaging，MPI)是由核磁共振成像衍生而来的新一代分子影像技术,采用复合组合方式的旋转可变梯度磁场,通过检测患者体内超顺磁性氧化铁(superparamagnetic iron oxide，SPIO)纳米粒子,获得纳摩尔级的超高灵敏度成像。

2001 年,德国汉堡飞利浦实验室科学家 Gleich 提出了 MPI 的概念;2005 年,他与同事 Weizenecker 等成功开发出首台 MPI 扫描仪并实现体外验证;2007 年,Conolly 与 Goodwill 在斯坦福大学和加州大学伯克利分校开发了一系列具有替代作用的 MPI 原型扫描仪;2013 年,Bruker Biospin 公司推出了世界上第一台商业化的临床前 MPI 扫描仪,一年后,第二家 将 MPI 扫描仪商业化的公司(Magnetic Insight Inc)成立,并于 2016 年在纽约举行的世界分子成像大会上推出其商用型临床前 MPI 扫描仪。

基于朗之万顺磁定律,SPIO 可以被外部磁场磁化,并且在接近零磁场的情况下表现出非线性响应。SPIO 在到达超顺磁饱和之前与外加磁场保持磁对齐,当加入静态梯度磁场时(即选择场),不同位置的磁粒子产生相应信号。选择场在每一空间位置都有对应的场向量,在中心位置的场向量为零,该点称为无场点(field-freepoint，FFP),磁场强度为零。当选择场扫描 SPIO 并给予射频脉冲信号时,距 FFP 较远的粒子达到磁饱和,不会因总磁场的变化而产生反应,接收线圈不会检测到信号;但 FFP 附近区域内的粒子未达到磁饱和,磁性粒子的磁化在大小和方向上会发生变化,接收线圈可以检测到相应的信号电压,与此同时,瞬时检测器检测到的电压信号可以通过 FFP 轨迹信息直接网格化反映到三维图像空间,从而实现磁粒子图像的直接重建。MPI 使用的分子影像探针通常为超顺磁性氧化铁(SPIO),不同类型的 SPIO 纳米粒子的性质影响着 MPI 的成像效果,因此开发成像效果良好且具有安全性的分子影像探针对 MPI 的应用起到重要作用[6]。

MPI 具有高空间分辨率和高时间分辨率的优点,可以实时成像。由于成像不显示解剖结构,不产生干扰信号,因此分子影像探针分布图像具有高对比度。MPI 具有高灵敏度、无背景干扰、不受扫描组织深度影响及无电离辐射等优点,在医学临床前领域(主要集中在细胞示踪、血管成像和肿瘤成像及治疗等)得到了广泛应用,展现出良好的应用前景。

1.4.4　拉曼成像(Raman imaging)

拉曼成像技术将拉曼光谱技术和数字成像技术相结合,其可在提供物质的化学组成信息的同时提供物质的空间分布信息。拉曼成像具有信息丰富、制样简单、受水的干扰小和非侵入等特性。拉曼成像能够从细胞和分子水平上定性、定量和定位地分析物质成分,从而为生物样本检测、疾病诊断及治疗等过程提供理论支持。

拉曼光谱是一种无损、无标记、高灵敏的物质化学信息表征手段,而拉曼成像技术则是探知化学信息在物理空间分布状态的功能性成像技术。拉曼效应是光的非弹性散射,当光线照射到分子并且和分子中的电子云及分子键产生相互作用时,就会发生拉曼效应。拉曼散射是指当一定频率的激光照射到样品表面时,物质中的分子与光子发生能量转移,振动态(如原子的摆动和扭动、化学键的摆动和振动)发生不同方式和程度的改变,然后散射出不同频率的光。频率的变化取决于散射物质的特性,不同种类的原子团振动的方式是唯一的,因此可以产生与入射光频率有特定差值的散射光,其光谱就称为"指纹光谱",可以此来鉴别组成物质的分子的种类。拉曼成像是一种利用光谱和空间信息生成图像的技术。从不同的空间位置采集拉曼光谱,将每个光谱减少到只有一个值的相应像素,再将每一张拉曼光谱表示为对应像素点的一个值。最常见的方法是使用峰强度进行拉曼成像来表示化学分布和浓度。多个峰的强度、峰偏移、峰值比、峰值宽度等也用于在各种情况下生成拉曼图像。像素值通常显示为灰度或假彩色。

在拉曼光谱中,非弹性散射的单色光(激光)携带的信息可以用于研究物质的化学性质。拉曼成像技术能够提供分子的化学成分、结构及空间信息,在生物医学领域具有广阔的应用前景。不同状态的细胞、组织及器官具有不同的生物化学成分及光谱特性,通过分析拉曼光谱图像可以获得待测样本的病理状况,并能有效地分辨正常组织与病变组织,因此拉曼成像在生物样本检测、临床诊断、术中指导等生物医学领域发挥着重要作用。

1.5　分子影像学的应用

分子影像学的应用范畴包括以下 5 个方面。

(1) 分子影像学用于疾病个体化诊断。通过对疾病过程中的关键标记分子进行成像,研究者可在活体内直接观察到疾病的起因、发生、发展等一系列的病理生理变化和特征。目前主要应用于肿瘤、心血管系统、神经系统疾病等方面的诊断。

(2) 分子影像学应用于监测、评估患者对治疗的反应。观察药物作用过程中一些关键的标记分子有没有发生改变,即可推断这种治疗有无效用,如通过分析葡萄糖代谢显像,可以判断肿瘤治疗、化疗、生物治疗、靶向治疗、肿瘤预后等效果;通过分析脑的神经受体显像,可以观察阿尔茨海默病与帕金森病的治疗效果。

(3) 分子影像学应用于药物研发。通过设计特异性靶向探针,直接在体内实现药物治疗靶点分子的改变,通过建立高能量的影像学分析系统,可大大加快药物的筛选和开发过程。如利用放射性核素标记的放射性药物可以进行新药的药物动力学研究,节约新药研发的时间。

(4) 分子影像学应用于基因功能分析以及基因治疗。通过设计一系列特异性靶向探针,建立高通量的基因功能体内分析系统,该系统可实时显示目标基因在体内表达的丰度、作用过程,也可在体内观察目标基因的表达效率,直接评价疗效。

(5) 分子影像学应用于基础科学研究。与传统的动物实验方法相比,采用分子影像技术对同一组实验对象的不同时间点进行跟踪,记录同一观察目标的动态变化过程,不仅可以获得更真实可信的数据,还可以节省实验时间和实验经费,为研究者带来前所未有的便捷。

1.5.1　肿瘤分子影像学

肿瘤的诊疗理念经历了从经验医学到循证医学的过渡,目前已步入"精准医学"的发展阶段。在精准医学中,精准诊断是指导临床决策、制定个体化诊治方案的重要依据,是实施精准治疗的必要前提。然而,由于恶性肿瘤具有时空异质性,给肿瘤精准诊断带来挑战,严重制约了肿瘤精准医疗效率的提升。分子影像能够实现对肿瘤关键靶点的分子水平定性、定量检测,兼具解剖形态学和功能代谢检测的特点,能够更全面、直观地揭示肿瘤恶性生物学行为,从而为肿瘤精准诊断、指导肿瘤靶向及免疫治疗提供科学依据。借助多功能分子影像探针平台携载治疗药物,分子影像又能同时实现肿瘤的精准治疗。

1. 分子影像技术在肿瘤诊断中的研究

(1) 肿瘤新生血管成像。研究表明,恶性肿瘤在形成早期即启动"血管生成开关",继而生成大量的血管。微血管密度(microvascular density,MVD)可通过计数肿瘤组织内皮细胞免疫组化染色的细小血管获得,是用于定量肿瘤血管生成的"黄金标准"。但其受标本获取部位和大小影响较大,同时,操作上的有创和无法动态观察也进一步限制了其在肿瘤筛查和随访中的应用。分子影像学技术如超声成像、磁共振成像、光学成像等,可以实现肿瘤新生血管的定量、无创、实时动态显影,有助于肿瘤的早期诊断,同时可以评估抗血管肿瘤治疗的疗效。肿瘤新生血管中较常用的靶标包括整合素 $\alpha_v\beta_3$ 和血管内皮生长因子受体(vascular endothelial growth factor receptor,VEGFR)等。目前肿瘤新生血管已逐步成为临床肿瘤特异性分子成像的新靶点,并在肿瘤的早期精准诊断和疗效的早期评价中发挥重要作用。

(2) 肿瘤酸性微环境成像。肿瘤生长主要依赖糖代谢,而肿瘤新生血管的输送效率低,因此糖代谢产生的乳酸会在肿瘤微环境中持续堆积,造成微环境酸化。肿瘤酸性微环境与肿瘤的增殖、侵袭、转移、耐药有关。因此在体肿瘤部位的 pH 值成像变得越来越重要。肿瘤部位 pH 值成像方法包括荧光成像、核医学成像、磁共振成像等,它们能够监测肿瘤部位 pH,为优化抗癌治疗策略提供信息,还能利用肿瘤的酸性微环境达到诊断、治疗的目的。

(3) 肿瘤乏氧微环境成像。当肿瘤细胞的生长速度超过其血管生长速度时,肿瘤细胞周围毛细血管的氧有效弥散范围不能满足肿瘤快速生长增殖的需要,导致肿瘤组织内毛细血管的氧和营养供应不均匀且有中断现象,从而形成了乏氧微环境。乏氧微环境促进肿瘤放化疗抵抗和转移,是影响肿瘤预后的独立预测因子。分子影像技术可以在无创的条件下实现全身肿瘤组织的乏氧成像。例如,标记放射性核素的咪唑类化合物可以选择性地与乏氧肿瘤细胞内的蛋白质等生物大分子结合,实现肿瘤乏氧微环境成像。近红外成像和光声成像技术可以凭借血红蛋白在近红外波段的特殊光谱测量肿瘤组织血氧浓度,反映肿瘤的乏氧状态,这在肿瘤乏氧检测中有巨大的潜力。

(4) 肿瘤免疫微环境成像。肿瘤免疫微环境主要是由免疫细胞和异质性肿瘤细胞之间的相互作用驱动,免疫细胞是肿瘤环境的重要组成成分。在肿瘤发生发展和治疗的不同阶段,肿瘤微环境中的免疫细胞类型、数量和功能状态呈现动态变化。通过分子影像技术观察肿瘤微环境中免疫细胞的动态变化,对研究肿瘤免疫逃逸机制和指导免疫治疗方案具有重要意义。由于肿瘤组织内免疫细胞复杂多样,利用分子影像技术来呈现肿瘤免疫微环境不同组分的全景将是未来工作的难点和重点。

(5) 肿瘤基质成像。细胞外基质是肿瘤细胞的支撑结构,含有弹性蛋白、胶原蛋白、胞外基质糖蛋白等物质。肿瘤基质中富含基质金属蛋白酶(matrix metalloproteinases,MMP),可以降解和重塑肿瘤的细胞外基质,被认为是介导肿瘤转移和侵袭的关键分子。肿瘤基质对肿瘤的发生和发展至关重要,了解肿瘤微环境异质性的起源与发展,区别其独有的特征,可开发更多靶向肿瘤基质的肿瘤治疗方案。深入理解肿瘤微环境中细胞及间质间的相互作用,将有助于设计出包括靶向细胞外基质、靶向基质蛋白、基于细胞外基质、靶向肿瘤微环境、靶向癌细胞-基质相互协同互补的联合疗法,为肿瘤的诊断和治疗提供新途径。

2. 分子影像技术在肿瘤诊断中的应用

(1) 肿瘤早期诊断。肿瘤早期诊断是提高肿瘤患者总体生存率的关键。分子影像技术能够直接针对肿瘤细胞或细胞内一些独特分子进行特征性显像,可以尽早发现肿瘤病灶。当前多种分子影像技术(如 PET、MRI 等)已经应用于肿瘤早期诊断,如生长抑素类似物标记的放射性核素分子影像探针,通过相关设备检测后,可以获得高对比度的肿瘤影像,对微小和转移病灶的精准诊断具有较高的特异性和敏感性,该技术目前已经实现临床转化。此外,基于自体荧光的光学分子影像技术对胃肠道肿瘤的早期诊断具有较高的敏感性和特异性[7]。

(2) 肿瘤分子分型。随着高通量测序和组学技术的发展,肿瘤分子分型成为肿瘤精准诊疗研究的热点。分子影像技术可以基于多尺度显像动态观察获得肿瘤细胞和间质成分的生物学信息,在肿瘤分子分型领域具有巨大的潜力。尽管分子影像技术在肿瘤分子分型中的研究尚处于起步阶段,但其精准、无创、实时动态评估的优势已逐渐显现。

(3) 转移病灶检测。转移病灶的诊断和治疗面临较多的挑战,如病灶体积小、呈现多样性和易转移到不同组织器官。PET/CT、PET/MRI 等双模态成像技术实现了功能代谢与解剖形态学影像的融合,可全面、直观、准确地反映肿瘤患者的肿瘤分布、代谢、转移、分期等情况,显著提高转移病灶检出的敏感性和特异性。

(4) 肿瘤的术中导航。术中肿瘤边界和淋巴结是否受累的判断是肿瘤手术治疗的难题。分子影像技术可以通过术中影像为精准切除肿瘤提供导航。目前可应用于术中导航的分子影像技术包括光学、MRI、超声等,尤其是利用光学分子影像技术进行导航已经在乳腺癌、肝癌和脑胶质瘤等肿瘤手术中实现[8]。

(5) 肿瘤的疗效评估。基于肿瘤大小的实体瘤疗效评价标准有一定的滞后性,对分子靶向治疗和免疫治疗效果评价的准确性也有待提高。分子影像技术能够显示治疗后肿瘤在分子水平上的变化,有望更早更准确地评价疗效。例如 ^{18}F-FLT、^{11}C-thymidine 和 ^{11}C-MET 可分别反映细胞内 DNA 合成和氨基酸转移水平以及在体肿瘤细胞增殖状态,进而在分子水平检测放疗或化疗药物的疗效,并根据监测结果及时调整治疗方案,避免过度治疗。

肿瘤分子影像作为一项新兴技术,无论是高特异分子影像探针还是新型高分辨成像设备等均有巨大的转化应用前景。肿瘤分子影像技术,特别是分子影像探针,面临工业化、标准化制备难,临床转化审批难等挑战。因此,肿瘤分子影像探针转化研究迫切需要以具体的临床问题为导向,寻找具有成药可能性的探针制备方案,积极推动审批流程的科学管理,从而使分子影像探针真正拥有高效、无创、安全的品质,尽早实现产业化和临床应用,更好地服务广大患者。作为一门交叉学科,分子影像技术要更好、更快地实现基础研究向临床应用的转化,需要具有多学科背景的科研工作者之间的紧密合作。

1.5.2 分子影像技术在系统性血管炎中的应用进展

系统性血管炎是一类发病机制复杂、以血管炎症和纤维素样坏死为主要病理表现的自身免疫性疾病,按照受累血管的大小分为大血管炎(large vessel vasculitis, LVV)、中血管炎和小血管炎。不同类别血管炎存在地域、发病异质性,国内缺乏详尽的流行病学资料。根据流行病学调查显示,抗中性粒细胞胞质抗体相关性小血管炎的发病率和患病率逐年上升[发病率为(1.2~3.3)/10 万、患病率为(4.6~42.1)/10 万],而巨细胞动脉炎(giant cell arteritis,GCA)的发病率为(5.8~19.8)/10 万,随着人口老龄化的发展,预计未来该病的发病率将呈上升趋势。因此,早期并准确地诊断和评估血管炎的程度,对采取适当的治疗措施和改善预后具有重要意义。但患者的临床表现、炎症指标、血清生物标志物(抗核抗体、抗中性粒细胞胞质抗体)的特异性低以及早期生物标志物的缺乏使疾病诊断与病情评估成为难题。将传统影像学检查[如 CT、磁共振成像(MRI)、血管超声]作为辅助检查手段,仅能发现疾病晚期的管壁增厚、管腔狭窄、血管畸形等形态学改变,常见的微血管病变检测的灵敏度较低。近年来,随着分子影像技术的发展以及对血管炎发病机制的深入研究,分子影像技术在血管炎中的应用逐步增加[9]。其中,分子影像技术、超声分子成像技术、光声成像(photoacoustic imaging, PAI)技术在前期的实验及临床应用中呈现了良好的发展前景。后文将就分子影像技术在系统性血管炎中的应用进展予以综述。

1. PET/CT 在血管炎诊断及病情活动评估中的价值

目前,血管炎的诊断多采用 1990 年美国风湿病学会诊断标准,其中影像学检查不是必要诊断条件,而临床采用的超声、CT 等反映解剖学改变,对疾病的诊断准确性不高。病情活动程度依据实验室指标评估(如红细胞沉降率和 C 反应蛋白),然而炎症指标特异性较低,不能准确反映病情活动程度。PET/CT 则可提供结构变化的血管壁炎症的代谢功能图像,并作为诊断和管理血管炎患者,特别是在高度怀疑有活动性血管炎且不符合美国风湿病学会标准的患者的非侵入性工具发挥重要作用。PET/CT 在 LVV 中的应用相对较多,对于无典型症状且炎症指标、血清抗体正常,甚至血管造影、颞叶活检阴性的 GCA 患者,PET/CT影像能够显示其主动脉或分支的脱氧葡萄糖摄取异常,最终提示血管活动性炎症,可见PET/CT 在疾病诊断中的重要价值。[18]F-FDG PET/CT 用于 LVV 疾病诊断及活动评估的方法主要是视觉分析和最大标准摄取值(SUVmax)半定量分析。根据血管对[18]F-FDG 的摄取强效,分为 0 级(无摄取)、1 级(低于同体肝脏摄取)、2 级(与肝脏摄取相当)和 3 级(高于肝脏摄取),当至少 1 个病变血管摄取强度为 2 级或 2 级以上时有助于血管炎的诊断。临床可充分利用[18]F-FDG PET/CT 诊断敏感性的优势,将其作为 LVV 颅外血管受累以及与风湿性多肌痛相关的一线成像技术。然而,已接受药物治疗的患者应酌情考虑应用 PET/CT 诊断[10]。有研究认为,对于进行激素或免疫抑制剂治疗 1 周或 10 天后的患者而言,利用 PET/CT 诊断的灵敏度和特异度均降低约 40%,因此,对疾病诊断而言,尽早检查才更有意义。

2. PET/CT 在监测血管炎疗效及预后中的价值

对经药物或手术治疗后的 LVV 患者进行[18]F-FDG PET/CT 检查,影像图像可显示血管壁对[18]F-FDG 的摄取变化,且与临床改善、实验室指标相一致,有利于在随访期间监测疗效及炎症活动并指导治疗。此外,受诸多因素影响,在随访期间需警惕疾病复发。一项前瞻性研究显示,与缓解期相比,活动期疾病患者的[18]F-FDG 摄取量显著增加,提示在临床病情缓解期[18]F-FDG 摄取量增加可预测未来疾病复发。但 PET/CT 对于疾病是否复发的监测作用存在争议。

3. PET/MRI 在血管炎诊断中的应用

PET/MRI 将放射性示踪剂摄取的定量测量与 MRI 的多对比度解剖学评估相结合,提供了全面的"多合一"血管扫描,对疾病早期诊断有较高的敏感性。研究表明,接受 PET/MRI 检查的 12 例 LVV 患者的 PET/MRI 和 PET/CT 的最大标准摄取值(SUVmax)与视觉评分一致,证实了 PET/MRI 在 LVV 诊断及疾病活动评估中的可行性[11]。

原发性中枢神经系统血管炎是一种罕见、严重的炎症性疾病,影响中枢神经系统的血管。在临床上诊断原发性中枢神经系统血管炎是一个挑战,多数情况下仍需要进行侵袭性脑活检。PET/MRI 对血管壁炎症的高敏感性以及精确定位和形态分布为原发性中枢神经系统血管炎的诊断提供了可能。转运蛋白是一种在活化小胶质细胞和浸润巨噬细胞线粒体膜上表达的线粒体跨膜蛋白,炎症触发后,转运蛋白表达上调,因此该蛋白被认为是神经炎症的敏感标志物。在一项针对 9 例有急性脑卒中症状的疑似或已确诊的原发性中枢神经系统血管炎患者的研究中,进行了[18]F-DPA-714 PET/MRI 检测。结果表明,2 例患者病灶对[18]F-DPA-714 的摄取较 MRI 提供的梗死灶范围更大,部分患者病灶对其的摄取与梗死灶相关。同时,治疗后 PET/MRI 显示病灶对示踪剂摄取减少。这一发现确认了 PET/MRI 在评估原发性中枢神经系统血管炎方面的应用价值。

4. 靶向巨噬细胞的放射性示踪剂的显像

由于巨噬细胞可产生炎症因子、趋化因子,是血管炎发病机制中的重要效应细胞,因此对巨噬细胞进行体内成像对早期诊断疾病有很大作用。[18]F-FDG 是目前临床上用于血管炎的核医学成像唯一的放射性示踪剂,但[18]F-FDG 在任何增殖细胞和其他活化的免疫细胞中的摄取均较高,特别是在衰老和动脉粥样硬化血管中,放射性显著降低,影响诊断的准确性。因此,临床上需要使用更多特定的放射性示踪剂,提高疾病诊断的准确性。许多成熟的和新开发的巨噬细胞靶向放射性示踪剂在血管炎的成像中有潜在价值。2010 年,靶向转运蛋白放射性示踪剂[11]C-PK11195 应用于 LVV 的 PET/CT,该研究对 15 例有全身炎症性疾病的患者进行 SUVmax 半定量分析,结果发现,LVV 患者对示踪剂的摄取率显著高于其他组患者,对其中 1 例用糖皮质激素治疗 20 周的 GCA 患者进行 PET/CT 检查,发现其血管壁对[11]C-PK11195 的摄取减少,且与血清学标志物、临床症状改善情况相一致。该研究强调了巨噬细胞靶向放射性示踪剂对 LVV 成像的适用性。此外,已投入临床或正在研发阶段的用于肿瘤、动脉粥样硬化、类风湿关节炎等疾病的巨噬细胞靶向示踪剂([89]Zr-AI-HDL、[68]Ga-DOTATATE、[89]Zr-草酸盐等)在 LVV 成像中存在巨大潜力。然而,目前关于巨噬细胞靶向示踪剂及其在 LVV 标志物中表达的研究有限,需要进一步研究鉴定巨噬细胞表型,以更好地了解 LVV 潜在的发病机制,为选择更具有针对性的示踪剂以及新靶点提供依据。

5. 超声造影在血管炎中的应用

超声造影(contrast enhanced ultrasound,CEUS)是将含有微泡的造影剂直接经外周静脉注入,增强血液的背向散射,同时利用不同成像技术跟踪、定位微泡运动轨迹,高效率显示血管结构、灌注情况。CEUS在血管炎患者疾病活动评估中的应用开创了在活体水平上实时、高特异性、高灵敏度地进行病灶检测的新领域。2011年,研究者通过测量颈总动脉壁的灰度中值定量评估大动脉炎患者血管壁炎症变化,体现了CEUS在疾病活动评估中的潜在价值。对于临床上无活动性的大动脉炎患者而言,颈动脉CEUS的灵敏度高达100%,特异度为80%,可以辅助识别颈动脉血管区域的活动性病变。临床医生通过这种价廉且非侵入性的成像技术可观察到微血管形成及定量血管壁炎症变化,因此,将CEUS应用于监测大动脉炎患者的疾病活动具有一定的临床意义[12]。

6. 光声成像技术在血管炎中的应用

光声成像技术是一种新兴的混合成像技术,其合并光照射与超声检测,具有丰富的光学对比度,可以作为一种便携式的、相对低成本的独立方式应用于血管区域成像。

与目前基于微泡的超声造影剂不同,PAI可利用人类组织中荧光团(如血红蛋白、脂质和水)的固有光学吸收成像。PAI可通过检测血管内血红蛋白和氧合血红蛋白吸收光谱的特征性改变来观察小血管的病理变化,提供包括小血管在内的组织结构和功能的高分辨率三维图像。研究者使用集成光学相干断层扫描/高分辨率光声显微成像系统,在患有慢性角化过度的手部湿疹的受试者中观察到血管增生,其中毛细血管环回路曲线之间被新毛细血管填充,在特应性皮炎患者中,观察到可能存在的微血管瘤。此外,多光谱光声层析成像技术能够探测到皮肤下10 mm的主要血管和微血管,通过对比氧饱和血红蛋白,可以看到毫米级的大血管(如胫后动脉和足背动脉);利用多光谱光声层析成像技术还可观察到直径为90～110 μm的微脉管系统,当每个激光脉冲生成一个图像帧时,可以实时观察到动脉脉冲。多光谱光声层析成像技术对血红蛋白的敏感性使其成为一种很有前景的血管成像应用方式,在小血管、微血管中表现出良好的应用价值。

在血管炎中,分子影像技术辅助诊断、指导治疗、监测预后的价值充分体现。PET/CT在临床中发挥着重要作用,但由于受糖皮质激素以及合并其他代谢性疾病(如动脉粥样硬化、肿瘤)对FDG摄取、较高的检查费用、电离辐射等因素的影响,PET/CT的应用受到了一定限制。而结合两种成像技术优点的PET/MRI,对于血管炎的诊断及疗效监测有重要的价值;CEUS通过可视化血管壁炎症变化对疾病活动进行评估,是较好的补充手段;PAI通过可视化微血管、小血管,在小血管炎的诊断中有良好的应用前景。尽管这些影像技术在血管炎临床应用中的相关研究报道较少,但随着分子影像探针的开发、多模态分子影像的日益成熟,未来系统性血管炎的影像学技术将会取得更大的进步。

1.5.3　分子影像学在新药研发中的应用

采用分子影像技术能够加快筛选高特异性药物的速度、缩短新药研究的过程,以及探索最佳治疗剂量。采用高度特异性、超高灵敏度的探针技术,科研人员能够在不损伤原动物模式的基础上,多次重复筛选具有高特异性的药物。相比之下,传统的技术需要将研究的动物处死,获取并分析动物不同的脏器,整个研究过程复杂、重复性差并且无法获得药物在动物全身分布的精确化的信息和数据。由于使用的探针的剂量属于示踪剂剂量,采用单光子或正电子核素标记的探针对动物体、人体无损伤。所以,在动物研究取得满意或达到预期的结果时,可以直接将探针用于人体的临床前期研究,这样显著缩短了新药研发的过程,并简化了整个研究的流程[13]。放射性核素标记的探针进行受体成像能够帮助确定受体、酶类药物治疗最佳剂量。针对人体受体、酶类的靶向药物直接受到受体和酶分布、活性,以及抑制剂或激动剂的影响这一情况,只有采用分子影像技术才能建立真实的模型,确定最佳的药物治疗剂量(见表 1 - 3)。

表 1 - 3　分子影像技术在药物研发中的应用举例

靶向/作用机制	药　物	分子影像探针	研发时期	成像模式	应　用
表皮生长因子受体(HER2)	曲妥珠单抗	^{111}In-曲妥珠单抗	临床	放射闪烁扫描成像	胸部癌症
		^{89}Zr-曲妥珠单抗	临床	PET/CT	胸部/胃部癌症
		^{64}Cu-曲妥珠单抗	临床前	PET/CT	胸部癌症
	帕妥珠单抗	^{111}In - DTPA -帕妥珠单抗	临床前	SPECT/CT	胸部癌症
上皮生长因子受体(EGFR)	西妥昔单抗	^{89}Zr-西妥昔单抗	临床	PET/CT	头/颈/肺/结肠部癌症
	帕尼单抗	^{89}Zr-帕尼单抗	临床	PET/CT	结肠
血管内皮生长因受体子(VEGF)	贝伐珠单抗	^{111}In-贝伐单抗	临床前	SPECT/CT	卵巢/黑色素癌
		^{89}Zr-贝伐单抗	临床	PET/CT	胸部/肾
	可溶性 VEGFR2	分子微泡对比剂	临床前	超声	前列腺癌
前列腺特异性膜抗原(PSMA)	抗 PSMA 单克隆抗体	^{177}Lu - J591	临床	SPECT/CT	PSMA 阳性转移去势抵抗性前列腺癌
		^{111}In - J591	临床	SPECT/CT	
CD20	泽瓦林	^{111}In-泽瓦林	批准可用于人体	SPECT/CT	非霍奇金淋巴瘤
抑制 DNA 合成	氟尿嘧啶	^{19}F-氟尿嘧啶	临床	MRI	乳腺/结肠及其他肿瘤
	异环磷酰胺	^{31}P-异磷酰胺	临床前	MRI	乳腺癌/卵巢癌等多种癌症

成像技术广泛应用于抗癌药物的开发,通常用于对不同器官标记药物的全身跟踪,或通过体积测量来评估药物疗效。越来越多的研究者开始关注单细胞水平的药理学。不同的细胞类型,包括癌症相关的免疫细胞、肿瘤微环境的物理化学特征和异质性的细胞行为,都会影响药物的传递、反应和耐药性。

在过去几十年中,药物代谢动力学(pharmacokinetics,PK)和药效动力学(pharmacodynamics,PD)的概念几乎没有改变。肿瘤和组织往往被看作一个大的空间,在空间上具有一致的、随时间变化而变化的药物浓度,并且在同一时间内对特定的细胞进行响应。但这些设定受到了癌症临床经验的质疑,在癌症中,治疗的部分反应比完全治愈更常见,而且近年来的研究显示，细胞对许多药物的反应存在较大的细胞间差异，临床试验往往由于缺乏疗效而失败，这在很大程度上是由患者反应的异质性导致的。尽管有良好的临床前结果，但在过去的 10 年中，只有 5% 的临床测试肿瘤药物成功获得了 FDA 的批准。

以药物开发为目的的全身成像的应用越来越多。单细胞之间的差异有助于治疗反应。最近的免疫疗法和干细胞靶向药物的发展和测试例证了靶细胞群只占肿瘤细胞总数的一小部分的情况。例如，相对于肿瘤细胞，即使少量的 CD8＋T 细胞的存在或缺失，也可能极大地影响肿瘤对免疫检查点抑制剂治疗的反应能力。许多药物在临床试验中的混合成功证明了在单细胞水平上更好地理解药理学机制和基于这些机制更好地选择患者标准的双重需要。例如，从免疫检查点抑制剂治疗到纳米药物递送，利用活体显微技术（intravital microscopy，IVM）和活体动物模型显微技术，指导作为患者选择标准的翻译性生物标志物的开发。

成像技术在药物药理学中有广泛的应用，包括药物传递、代谢和清除的 PK 特征，以及药物靶向结合的 PD、下游细胞反应和耐药机制，量化药物随时间的传递情况及其对单个细胞的影响。例如，小分子荧光药物偶联物的荧光各向异性可以通过多光子显微镜监测；像蛋白质这样的大分子的各向异性衰减较慢，因此其荧光强度和各向异性的结果表明了自由药物和结合药物的浓度。竞争实验也可以推断非荧光药物的药物结合。在人类异种移植瘤中，各向异性成像在受体占据比例或药物作用靶点的比例方面显示出异质性。

活细胞的超分辨率显微镜可显示出长时间的单分子行为。因此，可以监测治疗后受体迁移、蛋白复合体形成、亚细胞定位和单个药物分子结合的变化。在体内，单个单克隆抗体的成像可以使用量子点分子信标。这些方法已经表明，单克隆抗体结合后，受体的运输发生在不连续的步骤（所谓的停-走囊泡运动），并依赖于小鼠中人类异种移植肿瘤的局部细胞微环境。例如，与血管外肿瘤细胞相比，循环肿瘤细胞上的受体运动更加流畅。

药物结合的成像揭示了异质性药物传递和肿瘤渗透的几个机制：① 与靶向肿瘤的单抗或纳米颗粒相比，新血管靶向面临较少的输送问题，这可能受到"结合位点屏障"的限制，即血管周围细胞上的抗原结合摄取阻碍了肿瘤的渗透。② 异质靶表达和脱靶药物沉积。例如，通过脂质体制剂的溶酶体分离，也可以在异种移植小鼠模型中通过 IVM 进行可视化。

活体显微技术也揭示了先天免疫细胞在影响细胞毒性药物反应中的作用。在一种使用小鼠乳腺肿瘤病毒启动子驱动的多瘤中 T 癌基因（MMTV-PyMT）模型中，DNA 损伤剂阿霉素的疗效受到基质金属蛋白酶 9（matrix metalloproteinase-9，MMP9）对血管通透性的影响的限制，联合药物诱导的 C-C 趋化因子受体 2 型［chemokine（C-C motif）receptor 2，CCR2］促肿瘤髓系细胞，包括肿瘤相关巨噬细胞（tumor-associated macrophages，TAMs）浸润。另一个应用实例是使用 IVM 揭示了荧光标记的双膦酸类似物灌注肿瘤血管的动力学，其运输到血管外组织，并最终与荧光标记的组织钙沉积共定位。流式细胞术和组织学检查证实其随后摄取了 TAMs。

成像技术对于理解基于工程 T 细胞、免疫检查点抑制剂、癌症疫苗、肿瘤靶向单克隆抗体和调节先天免疫细胞群的药物的免疫治疗机制也很重要。包括 CD8＋T 细胞、自然杀伤细胞、树突状细胞和 TAMs 在内的免疫细胞都可被成像，以此了解它们对免疫治疗功能的影响。在这些应用中,活体显微镜已经揭示了空间组织、细胞迁移和细胞间相互作用的模式,以及对治疗的响应的功能行为,如内吞活性和蛋白降解。

总之,活体显微技术可以在单细胞水平上洞察 PK 和 PD 是如何联系的,并可以为大组织测量和低分辨率临床成像提供不同的视角。在临床前水平,影像学已经揭示了异质性药物传递和肿瘤渗透的机制、不同肿瘤区域药物暴露与反应的关系,以及肿瘤-基质如何相互作用形成耐药性的机理。在临床中,先进的组织学方法提供了关于肿瘤微环境的详细和定量的描述。单细胞显微技术有可能与核酸测序和蛋白质分析的进展相结合,从而将具有丰富空间和精细时间特征的"组学"信息背景化,例如耐药性的微观解剖口袋,以及集体细胞迁移和侵入性流动的模式。这些单细胞数据往往揭示新的生物机制,并告知有机体如何响应一个给定的治疗。活体显微技术尤其适合人源性肿瘤组织异种移植模型,因为该技术都已经发展得较成熟,可以观察肿瘤微环境和共同调控的多细胞行为。目前活体显微技术的局限性主要与建立和维护基础设施所涉及的成本和时间,以及其较低的吞吐量有关。图像特征和质量的细微变化通常意味着每一种实验都应进行自定义的优化算法处理。只有在获得三维组织体积时,处理和算法分析成像数据所需的时间才会成为限制瓶颈。如果新技术能够同时成像更多的荧光成像通道,更快速地穿透更深的组织,具有更好的信噪比特征,将有望改善许多限速步骤。

1.6 分子影像学的展望

分子影像学是一个新兴的交叉研究领域,近年来,研究者们不仅在分子靶标筛选、分子影像探针研发、影像信号放大策略及分子影像设备研发等方面取得了很多进展,在临床转化研究方面,分子影像学也展示了令人振奋的潜力。在分子影像探针研发方面,基于纳米技术平台的靶向分子影像探针、诊疗一体化的分子影像探针、多模态分子影像探针的研发是热门的研究方向。在影像信号放大策略和影像设备研发方面,通过介入、腔内成像等,荧光、光声及拉曼等成像技术已应用于术中影像导航的前哨淋巴结的定位及切除。

将分子影像学与计算机科学、心理学和精神病学等学科结合,基于静息状态功能 MRI 数据,提出功能连通性网络,这种多图融合的脑功能连接分析框架被证明具有良好的脑疾病诊断效能。在世界各国分子影像学专家的支持与合作下,分子影像学将与其他学科进行更广泛而深入的相互交叉、渗透和促进,多个学科的协调发展将逐步推进,实现多学科的临床转化和精准医疗。

将人工智能应用到功能影像学,能够更加高效、充分地利用得到的信息,更加深入地挖掘图像的生物学本质,在疾病早期诊断、有效治疗、预后预测、探索发病机制等方面均具有重要意义。目前,人工智能与分子影像学的结合在图像处理、图像解释等方面已取得了一定的成果。展望医学分子影像,应用人工智能是必然趋势,分子影像技术的发展、人工智能技术的进步和医疗大数据的不断积累也必然会使人类进入智能医疗的新时代。

1.7 本章小结

本章阐述了分子影像学的产生、概念及发展,并对其特点进行了全面的归纳。此外,对常见的分子影像学技术的基本原理与成像特点进行了比较,同时还介绍了同步辐射成像、契伦科夫荧光断层成像、磁粒子成像、拉曼成像等新颖的分子影像技术。针对分子影像学的应用范畴,包括疾病诊断与检测、药物研发、基因治疗等,我们结合多种成像模态融合发展的应用实例,详细介绍了其在肿瘤和系统性血管炎诊断、治疗以及病情评估方面的应用价值,同时还指出了分子影像技术在药物研发领域的应用潜力。

目前分子影像技术已经取得较大的进步和发展,但在探针的研发和设计等方面仍然存在许多挑战。随着科学技术的进步,未来有望实现分子影像学与计算机科学、人工智能、心理学等多个学科融合发展,形成智慧医学分子影像。

 练习题

区分 In Vitro(体外)、Ex Vivo(离体)、In Vivo(在体)。

1. 低温保藏的癌细胞系( )。
2. 生物技术公司提供的酶试剂盒( )。
3. 从猪体内获取的肾脏组织( )。
4. 从接受整形手术的患者处获得的皮肤组织( )。
5. 胃肠肿瘤患者腹腔镜荧光导航( )。

 思考题

1. 分子影像学的特点有哪些呢?
2. 分子影像与传统医学影像的区别与联系是什么呢?
3. 分子影像学有哪些方面的应用呢?
4. 分子影像技术基本成像原理是什么呢?
5. 常见的分子影像技术类型及其各自优缺点是什么呢?
6. 多模态分子影像技术融合的优势、难点有哪些呢?

 课外阅读

Mankoff D. A definition of molecular imaging[J]. The Journal of Nuclear Medicine,2007,48(8).

参考文献

［1］ Ross B D, Gambhir S S. Molecular imaging（second edition）［M］. New York: Academic Press, 2021.

［2］ Wu M, Shu J. Multimodal molecular imaging: current status and future directions ［J］. Contrast Media & Molecular Imaging, 2018: 1382183.

［3］ 和友,肖体乔,Moenner M.同步辐射硬 X 射线成像用于小动物脑血管结构与功能的研究［J］.生命科学,2013,25(8): 803－811.

［4］ 贺战军,彭子龙.上海同步辐射光源［J］.中国科学院院刊,2009,24(4): 441－444.

［5］ 包成鹏,刘侠,胡振华,等.高灵敏度契伦科夫发光成像系统的构建与初步应用［J］.中国体视学与图像分析,2015,20(2): 108－114.

［6］ 张德景,李勇,占美晓,等.磁粒子成像的临床前应用研究进展［J］.中华介入放射学电子杂志,2020,8(1): 77－82.

［7］ Li D Z, Chen H D, Bi F, et al. Progress of multimodal molecular imaging technology in diagnosis of tumor［J］. Chinese Journal of Analytical Chemistry, 2016, 44(10): 1609－1618.

［8］ Wendler T, Van Leeuwen F W B, Navab N, et al. How molecular imaging will enable robotic precision surgery［J］. European Journal of Nuclear Medicine and Molecular Imaging, 2021, 48(13): 4201－4224.

［9］ Farrah T E, Basu N, Dweck M, et al. Advances in therapies and imaging for systemic vasculitis［J］. Arteriosclerosis, Thrombosis, and Vascular Biology, 2019, 39(8): 1520－1541.

［10］ Slart R H J A, Glaudemans A W J M, Chareonthaitawee P, et al. FDG-PET/CT(A) imaging in large vessel vasculitis and polymyalgia rheumatica: joint procedural recommendation of the EANM, SNMMI, and the PET Interest Group (PIG), and endorsed by the ASNC［J］. European Journal of Nuclear Medicine and Molecular Imaging, 2018, 45(7): 1250－1269.

［11］ Einspieler I, Thürmel K, Pyka T, et al. Imaging large vessel vasculitis with fully integrated PET/MRI: a pilot study［J］. European Journal of Nuclear Medicine and Molecular Imaging, 2015, 42(7): 1012－1024.

［12］ 付毛毛,高晋芳,许珂,等.分子影像技术在系统性血管炎中的应用进展［J］.医学综述,2020,26(24): 4941－4946.

［13］ Lindner J R, Link J. Molecular imaging in drug discovery and development［J］. Circulation Cardiovascular Imaging, 2018, 11(2): e005355.

第 2 章　分子影像探针

教学目标

（1）阐述分子影像探针的定义。

（2）列举分子影像探针的常见类型和分类方法。

（3）分析分子影像探针的设计要求。

2.1　分子影像探针的定义

分子影像探针(molecular imaging probe)是分子影像学的基础和核心。分子影像探针的设计与开发是分子影像学发展的前提之一，也是分子影像学前进的先决条件。

分子影像探针是指能够与特定生物分子(如蛋白、核酸)靶向特异性结合，并提供体内外影像学信息的物质。通过与靶分子的结合，借助分子影像系统即可检测到影像信号，从而反映靶分子的表达水平或功能。合适的分子影像探针的构建决定了分子影像良好的特异性、灵敏度和分辨率。因此，分子影像探针必须对靶点具有高的亲和力和特异性，有高灵敏度、高对比度、高体内稳定性、低免疫原性和低毒性，同时可供影像设备进行显像，从而对生物过程进行在体研究。

分子影像探针主要用于在活体内对生物过程进行成像、定量和测量研究，通常由 3 部分组成：靶向基团(label)、识别基团(carrier)和连接基团(linker)(见图 2－1)。靶向基团是指与靶点(target)特异性结合的部分，包括核酸、抗体、多肽、小分子化合物等；识别基团是指能

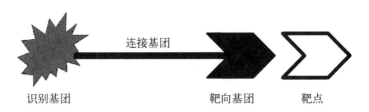

图 2－1　分子影像探针的组成部分及基本原理

够产生影像信号并能够被特定成像设备探测的造影剂或标记物。为了连接识别基团和靶向基团,通常使用高分子、树状大分子等作为连接基团,通过放射化学、生物技术和化学技术等手段使其结合从而构建分子影像探针。连接基团的长度、硬度、亲水性及电荷等均会对探针的性能产生影响。

例如,通过乙二酸偶联叶酸的近红外荧光分子影像探针的结构如图 2-2 所示,其中,叶酸为靶向基团,近红外(near infrared,NIR)染料为识别基团,乙二酸为连接基团。三个部分由羧基与氨基缩合反应失去一分子水形成酰胺键而连接起来。

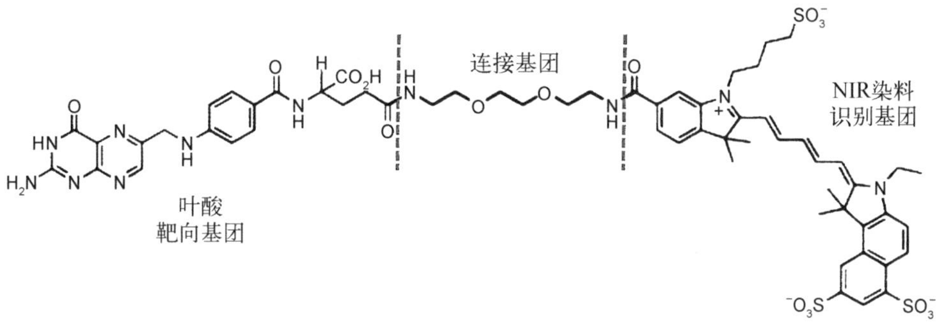

图 2-2 通过乙二酸偶联叶酸的近红外荧光分子影像探针

2.2 分子影像探针的常见类型

根据探针与靶点结合的原理,分子影像探针可分为**非靶向探针**和**靶向探针**。非靶向探针不具备特异性,根据组织的通透性或灌注情况不同呈现分布差异而达到成像目的,如临床上应用的对比剂/造影剂(contrast agents)、示踪剂(tracers)等,属于组织间隙分子影像探针,不与靶点特异性发生相互作用。靶向探针特异性与特定组织、器官、细胞、受体等结合,通常认为靶向探针是真正意义上的分子影像探针。**不同文献中,分子影像探针有不同的表述,如 imaging agents、tracers、radiopharmaceuticals、radiotracers、smart probes、contrast agents、对比剂、造影剂、显像剂、染料、核药等,这些不同的表述都归为分子影像探针的范畴。**

根据分子影像探针的靶向机制,分子影像探针可分为**主动靶向探针**和**被动靶向探针**(见图 2-3)。主动靶向探针通常指分子影像探针通过抗原与抗体、配体与受体等高亲和方式积聚在靶点部位(见图 2-4～图 2-6)。例如,^{99m}Tc-tilmanocept(lymphoseek),用于淋巴定位和前哨淋巴结(sentinel lymph node,SLN)定位。它是一种大分子(18 kDa,7 nm),由右旋糖酐骨架、DTPA 和甘露糖的多个亚基组成。甘露糖残基作为配体,被髓细胞上表达的受体识别并结合(见图 2-7)。主动靶向探针能够显示特定生物分子,特异性较高,在临床诊断中具有较高价值;被动靶向探针是利用组织、器官或靶病灶区特定的生理或病理特点,如网状内皮吞噬系统的巨噬细胞或肝细胞的特异性识别和吞噬、肿瘤新生血管的不完整性和淋巴功能缺陷所产生的高通透性和滞留效应,设计合成的分子影像探针,在不借助靶向剂的条件下,实现在靶组织或病灶区被动富集的目的。被动靶向探针最早用于肝脏特异性成像。被动靶向探针的水合动力学粒径、表面电荷、形状、硬度等性质均会影响其体内循环时间、分布和靶向能力。而主动靶向探针较易被体内的免疫监控系统发现,免疫监控系统会在探针表面形成蛋白冠,这极大地影响了其与靶点的结合效率。靶向探针还存在背景噪声高的缺点,因此需要在体内循环一段时间,等血液中的探针完全清除后才能更好地显示与靶组织结合的探针的信号。此外,还有一类**可激活探针**,其可特异性响应组织微环境变化,并通过影像学信号改变进行成像,又称为**智能探针**。主动靶向探针是通过探针与组织靶点的直接结合而成像;而智能探针仅在被特定的分子事件激活时才会产生或明显放大成像信号,因此其成像信噪比明显得到提高[1]。可引起智能探针信号变化的组织微环境或分子事件包括:① 肿瘤组织 pH 值的降低;② H_2O_2 含量的增加;③ 发生肿瘤、肝损伤、阿尔茨海默病等病变区的还原性巯基化合物谷胱甘肽含量的增加;④ 细胞早期凋亡时半胱天冬酶-3(caspase-3)的激活;⑤ 基质金属蛋白酶 MMP/组织蛋白酶(cathepsin)的激活(见图 2-8)等。

被动靶向探针　　　　　主动靶向探针

图 2-3　分子影像探针的常见类型

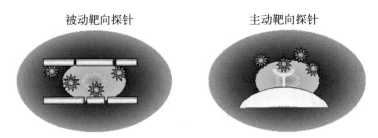

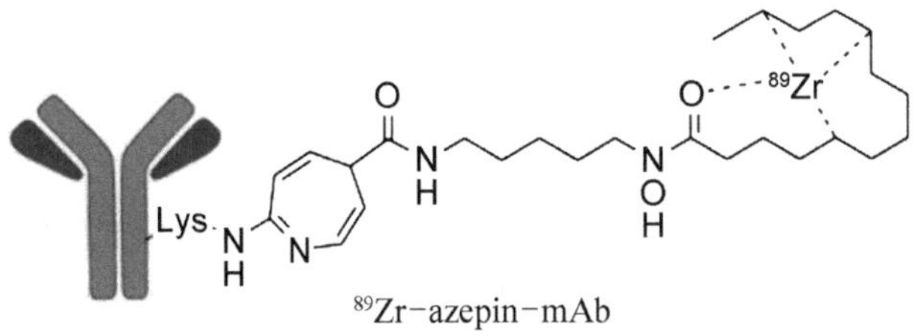

^{89}Zr-azepin-mAb

图 2-4　单克隆抗体偶联放射性核素分子影像探针举例

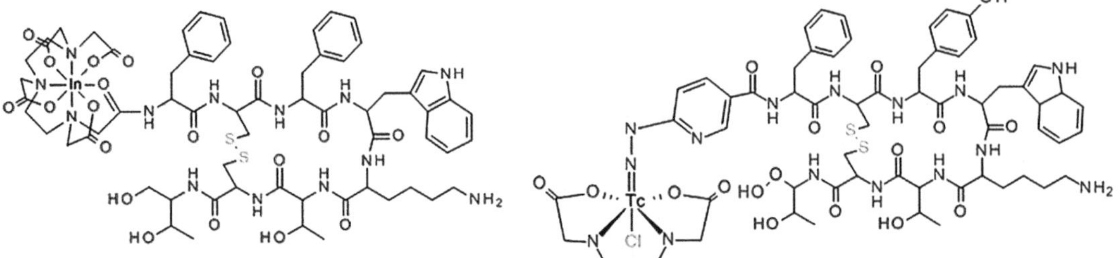

OctreoScan$^{(R)}$　　　　　^{99m}Tc-EDDA/HYNIC-TOC

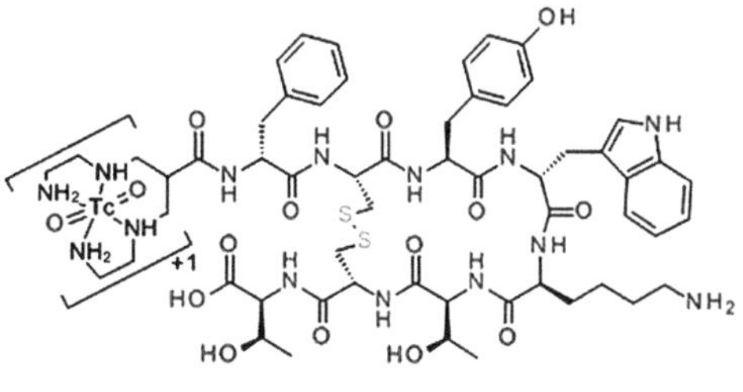

^{99m}Tc-Demotate 1

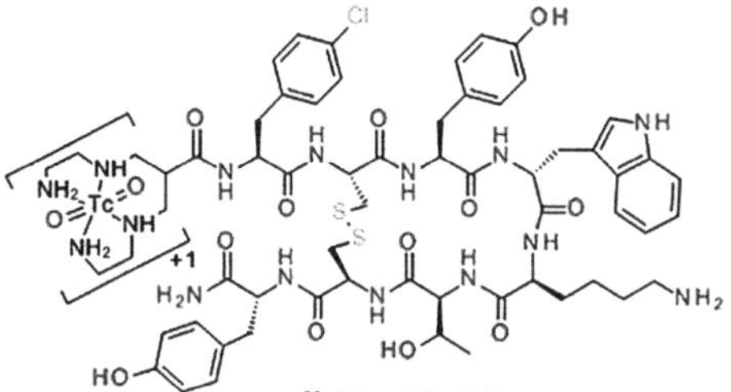

^{99m}Tc-SS-04

图 2-5　肽靶向放射性核素分子影像探针举例

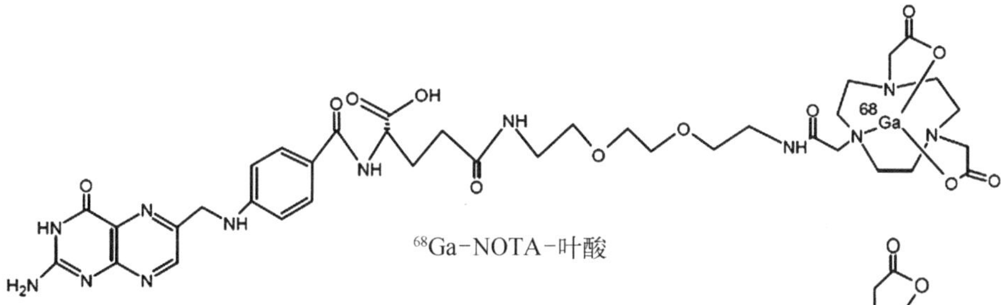

^{68}Ga-NOTA-叶酸

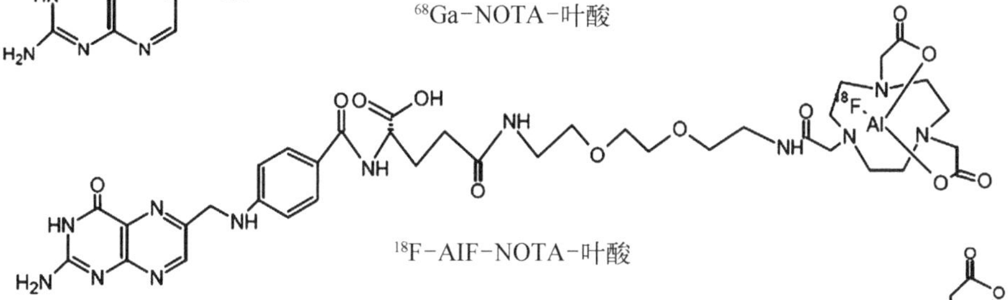

^{18}F-AlF-NOTA-叶酸

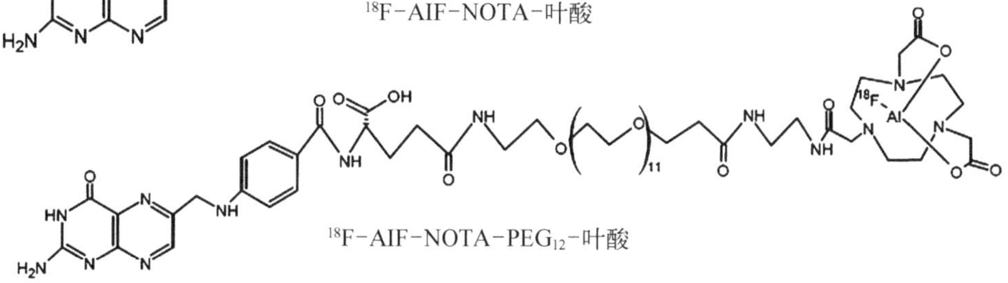

^{18}F-AlF-NOTA-PEG$_{12}$-叶酸

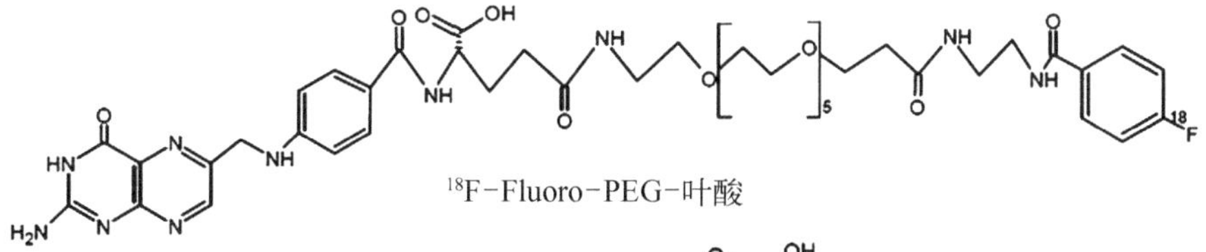

^{18}F-Fluoro-PEG-叶酸

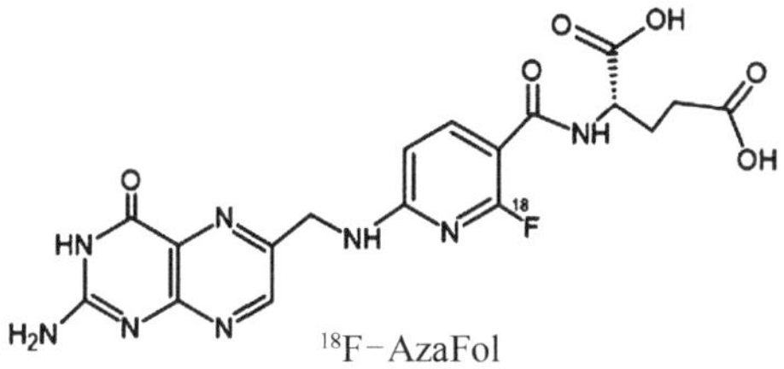

^{18}F-AzaFol

图 2-6　叶酸靶向放射性核素分子影像探针举例

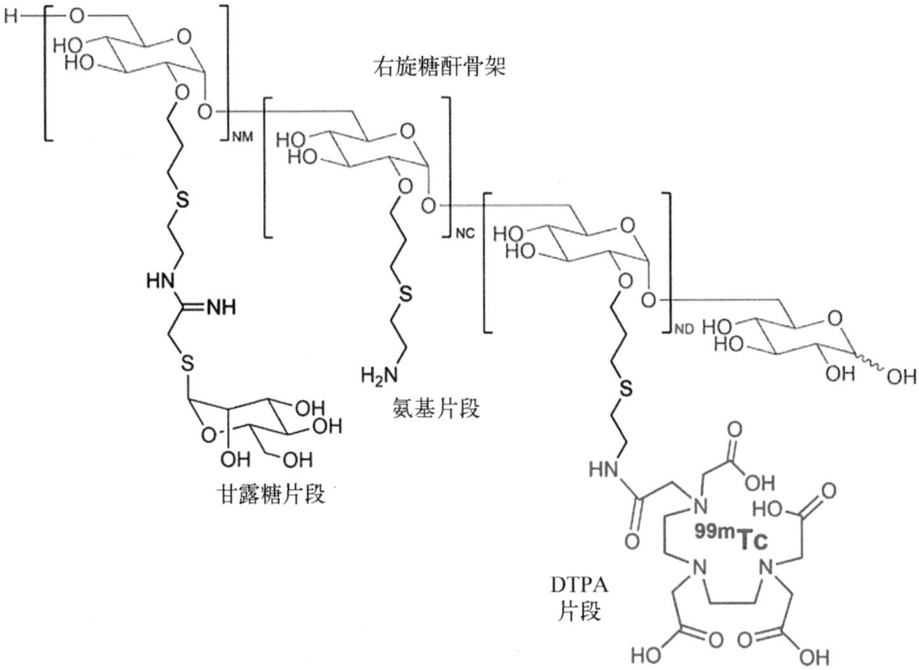

图 2‑7 受体靶向放射性核素分子影像探针举例

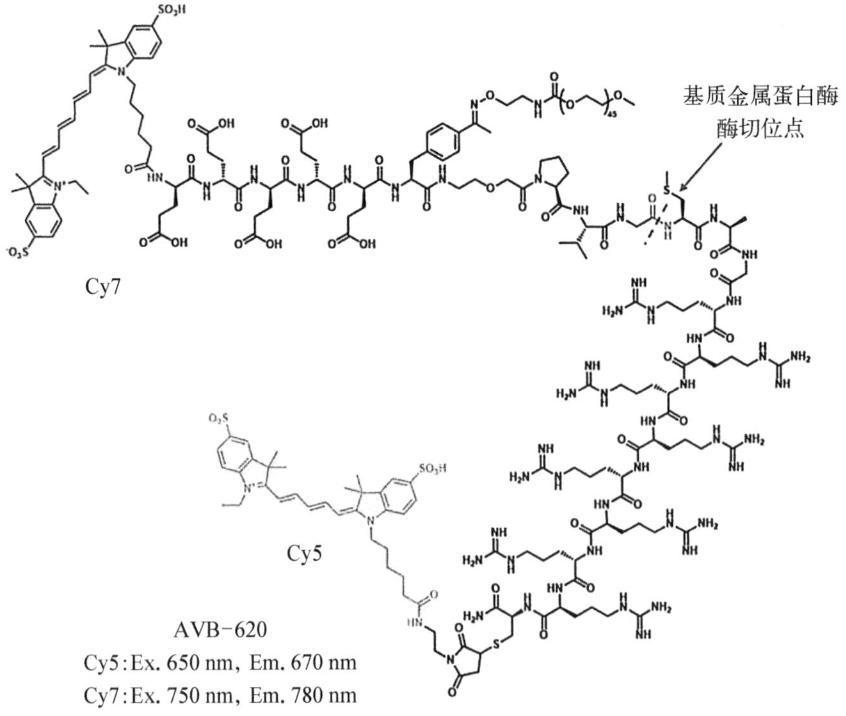

Cy7

基质金属蛋白酶
酶切位点

Cy5

AVB‑620
Cy5:Ex. 650 nm, Em. 670 nm
Cy7:Ex. 750 nm, Em. 780 nm

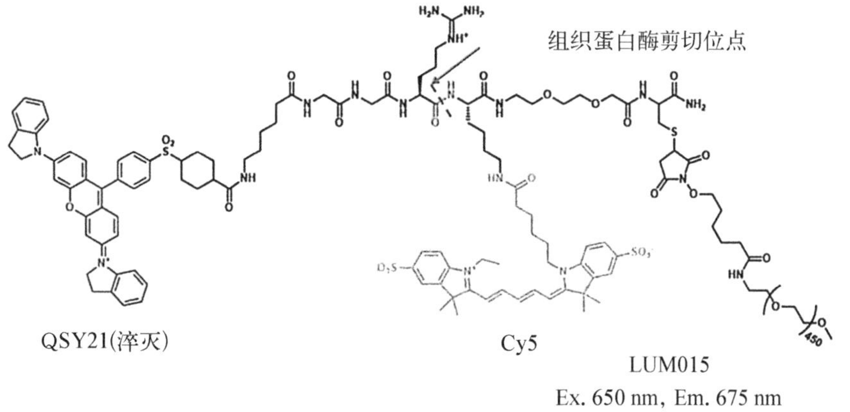

组织蛋白酶剪切位点

QSY21(淬灭)
Cy5
LUM015
Ex. 650 nm, Em. 675 nm

图 2‑8 可激活荧光分子影像探针举例(Ex 代表激发波长,Em 代表发射波长)

根据来源不同,探针分为**内源性探针**和**外源性探针**。外源性探针是目前广泛使用的分子影像探针,通过生物或化学合成方法在体外获得,需要人为将其引入体内。生物体内的内源性探针种类较少,包括含氧血红蛋白、脱氧血红蛋白、黑色素、脂肪等光子吸收分子,利用这些生物分子对光的吸收产生的超声信号,可以实现血管、血管斑块、血氧饱和度、黑色素瘤的分子成像。例如,由于氧合血红蛋白和脱氧血红蛋白可以被区分,血管中的血红蛋白可作为内源性探针,利用光声成像提供有关组织氧合的信息。黑色素作为内源性探针,已被应用于黑色素瘤手术,检测阳性前哨淋巴结的患者。此外,高分辨率光声扫描仪,可用于描述患者银屑病的严重程度和抗血管治疗的临床前模型[2]。使用中红外光声显微镜的无标记代谢成像方法,能够对细胞和组织中的碳水化合物、脂质和蛋白质进行时空监测。其他无标记的内源性分子成像方法由 MRI 实现,例如通过血氧水平依赖成像来评估组织的氧合和灌注水平。此外,可以使用化学交换饱和转移(chemical exchange saturation transfer,CEST)来评估内源性分子。CEST 的基础是将饱和磁化转换为"整体"水信号。在具有不同质子池的系统中,可以使用不同的射频(radio frequency,RF)选择性地饱和,饱和质子从一个质子池转移到另一个质子池时会导致信号的变化。例如,glucoCEST 可用于检测肿瘤中的内源性葡萄糖浓度。CEST 已经在一些疾病中,例如神经系统疾病、中枢神经系统肿瘤以及骨关节炎中得到了应用[3]。

根据尺寸大小不同,分子影像探针可分为**放射性同位素**、**小分子**、**蛋白**、**纳米**及**微泡分子影像探针**等(见图 2‑9)。其中,纳米分子影像探针(简称纳米探针)具有大的表面积,可以通过功能化引入多模态报告器和靶向载体来修改定位特性。目前,脂质体、聚合物、氧化铁、金纳米棒等纳米探针已获批用于临床或临床试验中(见图 2‑10)。多模式成像验证可以加速纳米探针在临床试验中的进展,并在临床前实验阶段提供关键的设计/开发数据。

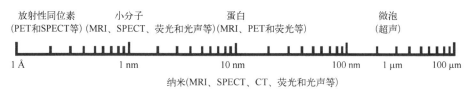

放射性同位素 小分子 蛋白 微泡
(PET和SPECT等) (MRI、SPECT、荧光和光声等) (MRI、PET和荧光等) (超声)

1 Å   1 nm   10 nm   100 nm   1 μm   100 μm

纳米(MRI、SPECT、CT、荧光和光声等)

图 2‑9 分子影像探针按尺寸大小分类

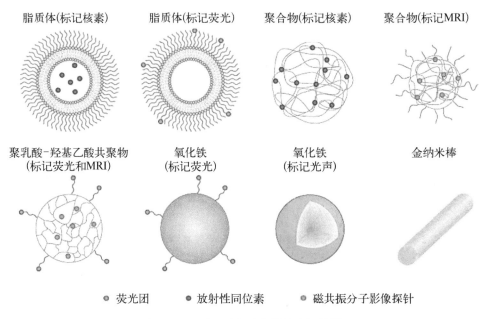

脂质体(标记核素)　　脂质体(标记荧光)　　聚合物(标记核素)　　聚合物(标记MRI)

聚乳酸-羟基乙酸共聚物　　氧化铁　　　　氧化铁　　　　金纳米棒
(标记荧光和MRI)　　　(标记荧光)　　(标记光声)

● 荧光团　　● 放射性同位素　　● 磁共振分子影像探针

图 2-10　用于肿瘤诊断的纳米探针[4]

根据成像模式,即识别基团产生的影像信号类型,分子影像探针可分为**超声分子影像探针、计算机断层成像(CT)分子影像探针、放射性核素(包括PET、SPECT)分子影像探针、光学分子影像探针、磁共振分子影像探针**,以及**多模态分子影像探针**等。例如,超声分子影像探针是一类能显著增强超声背向散射强度的化学试剂。微气泡是其主要成分,直径一般为 $2\sim10\ \mu m$,可以进行肺循环。最早的超声分子影像探针是含有二氧化碳或者空气的微气泡,仅能用于右心系统的显像。到目前为止,超声分子影像探针按成分可以分为3类:① 脂类分子影像探针,如含磷脂类微泡分子影像探针,具有造影效果好、易于靶向修饰、使用安全、稳定性好和可用载体等优势,但有效增强显影时间较短;② 高分子聚合物微泡分子影像探针,其外壳是可降解的聚合物,可以根据需要进行设计,改变聚合物降解的速度和持续的时间;③ 液态氟碳纳米颗粒,由于该类分子影像探针采用纳米颗粒,与前两种分子影像探针相比具有独特的优势,如能穿透细胞组织,并且能够穿透内皮细胞进入组织间隙,实现血管外成像,有更好的稳定性,在体内具有更长的半衰期,便于使显像延迟或进行多次检查。

1. CT 分子影像探针

因碘对 X 射线具有较高的吸收系数,含碘的化合物常用作 CT 分子影像探针(见图 2-11)。离子型单体碘探针,如泛影葡胺因能较好地显示病灶结构及范围得到广泛使用。但是在临床中也有一些不足,碘对人体具有毒性,低分子质量的碘会被肾脏快速清除,造影时间很短,此外 X 射线还会催化电离产生碘离子,对人身体带来更大的损伤。纳米金具有许多优良的性质,例如合成简单快速、优良的光学特性、良好的生物相容性、催化性、表面可修饰性以及与巯基化合物的强亲和作用等,可作为 CT 分子影像探针成像血管及肿瘤。除了金元素之外,还有其他一些金属元素,如 ^{56}Ba、^{73}Ta、^{83}Bi、^{64}Gd、^{70}Yb 等(见表 2-1),由于具有较高的 X 吸收系数和 K 边能量,通过修饰也可用作 CT 分子影像探针,进行计算机断层成像。

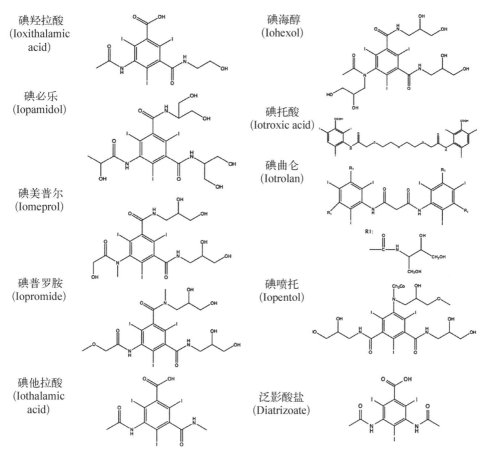

图 2 - 11　基于碘的 CT 分子影像探针举例

表 2 - 1　可用作 CT 分子影像探针的元素

元　素	原子序数	K 边能量/keV	X 射线质量衰减系数/100 keV[cm² · g⁻¹]
I	53	33.2	1.94
Ba	56	37.4	2.20
Au	79	80.7	5.16
Pt	78	78.4	4.99
Gd	64	50.2	3.11
Yb	70	61.3	3.88
Dy	66	53.8	3.36
Lu	71	63.3	4.03
Ta	73	67.4	4.30
Bi	83	90.5	5.74

2. 光学分子影像探针

光学分子影像探针主要利用荧光分子影像探针(简称荧光探针)进行标记,荧光探针主要包括有机小分子荧光探针、荧光蛋白和荧光纳米探针。常用的小分子荧光探针有罗丹明、香豆素、荧光素、氟硼二吡咯染料、氧杂蒽类染料、菁类染料以及金属配合物等（见图2-12～图2-14）。常用的荧光纳米探针按材质可以分为贵金属材料（如纳米金、纳米银等）、碳基材料（如碳纳米管、碳点等）、半导体材料（如量子点、聚合物点等）、上转换纳米材料以及其他纳米复合材料等。

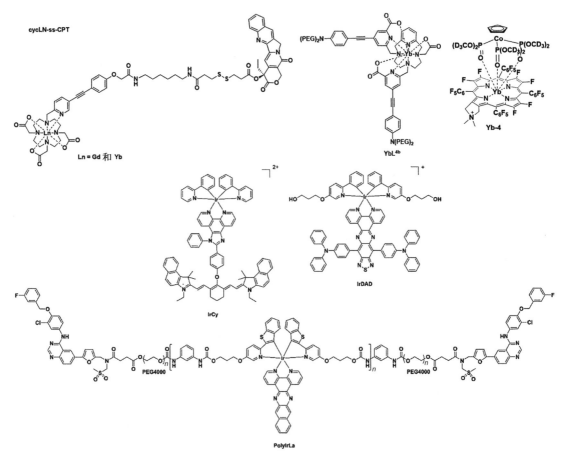

图 2 - 12　金属配合物荧光探针举例

3. 放射性核素分子影像探针

按功能的不同，放射性核素分子影像探针可分为代谢探针、受体探针、乏氧探针、基因表达探针、新生血管探针等。由于^{18}F独特的优越性，它成为正电子成像首选的核素。例如，1976年发现的糖代谢探针，即2-^{18}F-氟-2-脱氧-D-葡萄糖［2-^{18}F-fluorodeoxyglucose，^{18}F-氟代脱氧葡萄糖（FDG）］，是临床应用最广泛，也是制备技术最成熟的PET分子影像探针，有"世纪药物"之称。由于肿瘤细胞增殖快，对葡萄糖和氧需求量大，当^{18}F标记的葡萄糖注射入患者体内后，它们滞留于恶性肿瘤处而被PET显像仪记录下来，经过图像重建，形成PET图。但是，糖基极性大，可能改变被标记分子的极性分布，并影响其透过血脑屏障的能力；糖基空间位阻大，也可能影响标记产物对靶标的亲和力。而且，FDG反映的是葡萄糖代谢，对于肿瘤的特异性较差，会出现假阳性和假阴性结果。近年来，稀土氟化物纳米探针用于

PET 也获得了广泛的关注。借助于稀土金属和氟粒子之间的强相互作用,含放射性的氟离子在搅拌的情况下不需要借助其他任何外力可直接吸附在稀土纳米粒子上。或者在稀土纳米颗粒的合成过程中,直接生成稀土氟化物纳米颗粒。以这种方法标记的纳米探针,需要的时间比较短,减少了放射性物质由于时间原因而产生的衰变,而且减少了放射性核素的泄露。例如,以柠檬酸钠作为分散剂和形貌调节剂合成 YF$_3$ 纳米粒子,然后在纳米粒子表面用肿瘤靶向性物质叶酸分子以及抗肿瘤药物阿霉素(DOX)修饰,最后通过 ^{18}F 和 Y 的相互作用在纳米颗粒表面标记上放射性 ^{18}F。经过修饰标记后的纳米粒子不仅具有较高的成像功能,同时具有靶向性以及杀死癌细胞的潜能。此外,常用于 PET 的核素还包括 ^{11}C、^{13}N、^{15}O、^{64}Cu、^{68}Ga 和 ^{124}I 等,常用于 SPECT 的核素包括 ^{99m}Tc、^{111}In、^{67}Ga、^{123}I 和 ^{201}Tl 等。放射性核素分子影像探针在临床医学应用范围非常广泛,包括肿瘤分子影像、心血管疾病分子影像、神经系统疾病分子影像、自身免疫性疾病分子影像等(见图2-15～图2-17)[5,6]。

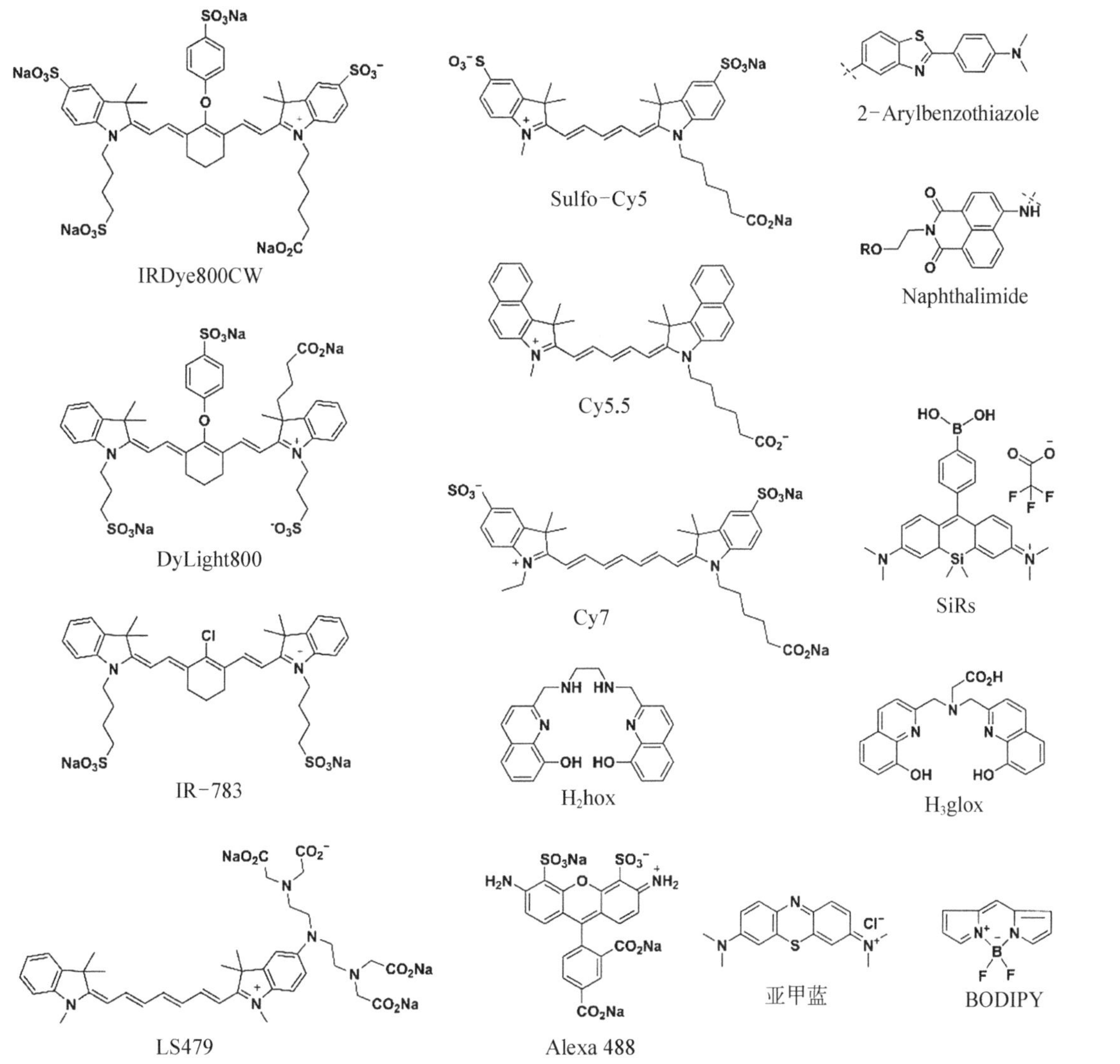

图 2-13　常用的有机小分子荧光探针举例

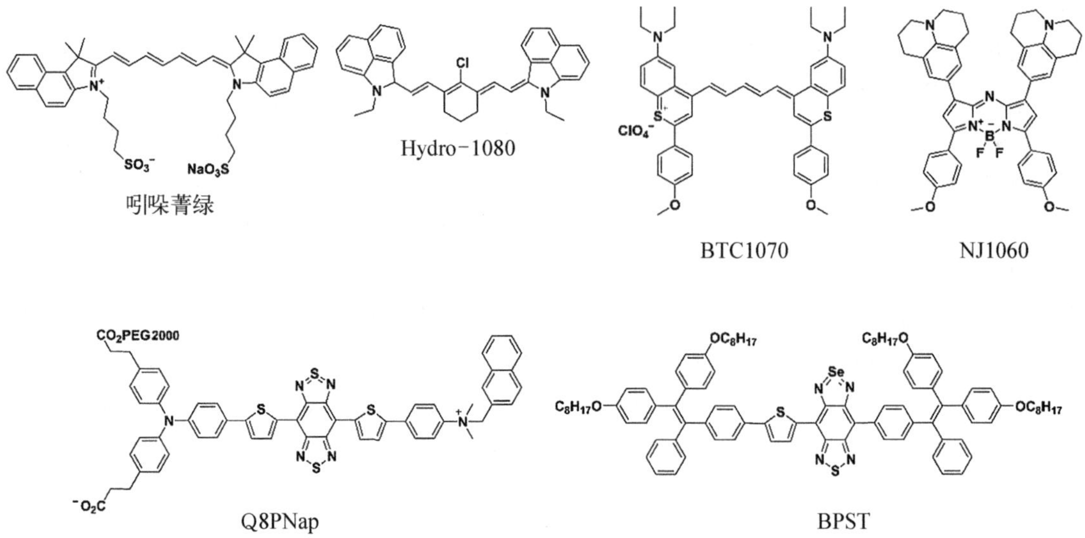

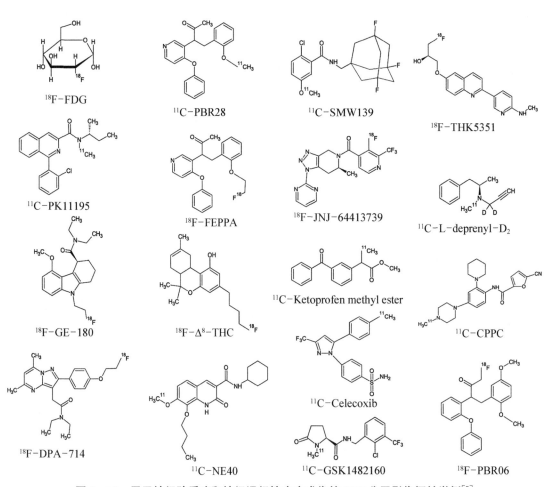

图 2 - 14　可用作近红外二区荧光成像的有机小分子荧光分子影像探针举例

图 2 - 15　用于神经胶质瘤和神经退行性疾病成像的 PET 分子影像探针举例[5]

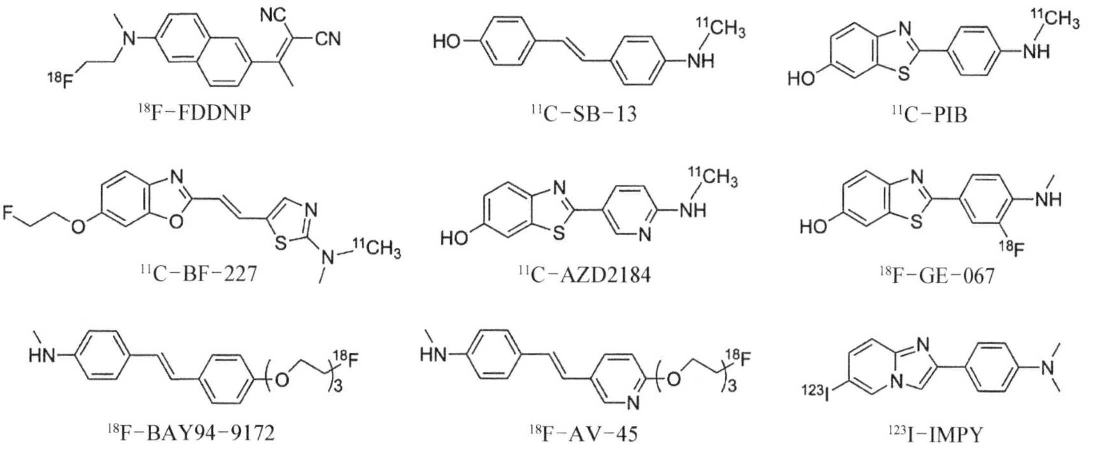

图 2-16 用于老年斑检测的 PET/SPECT 分子影像探针举例[6]

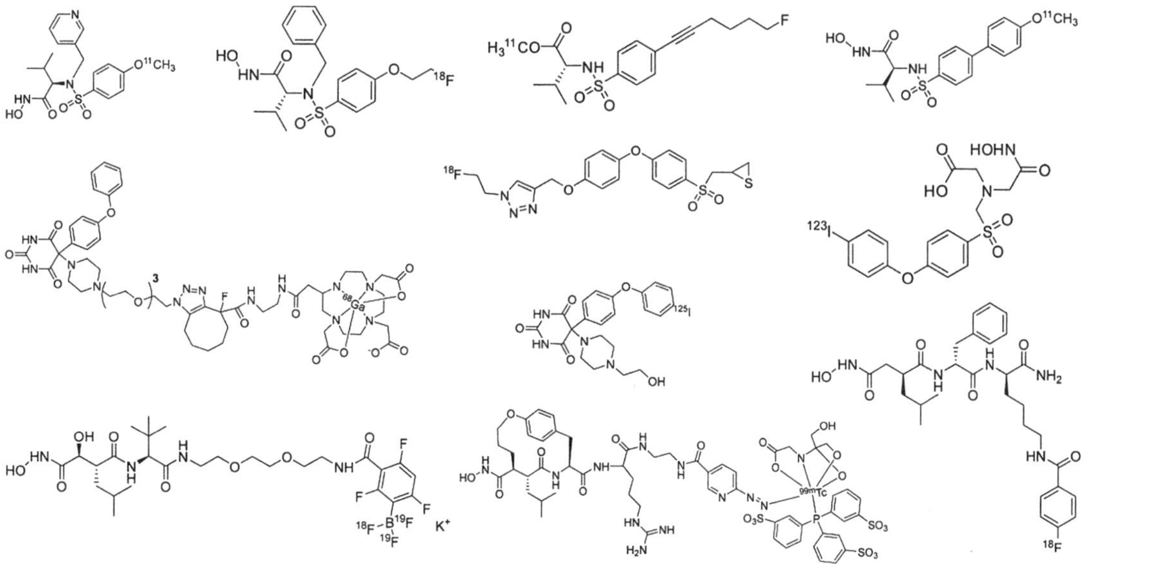

图 2-17 基质金属蛋白酶抑制剂(MMPIs)的 PET/SPECT 分子影像探针举例

4. 磁共振分子影像探针

磁共振分子影像探针能通过改变水的弛豫率来增强核磁共振成像的信号变化。目前获批上市的主要是 Gd(Ⅲ)配合物分子影像探针(见图 2-18),Gd(Ⅲ)有 7 个未成对电子,且有较长的电子自旋弛豫时间和较高的磁矩。根据磁共振分子影像探针对 T_1、T_2 的影响类型,磁共振分子影像探针可以分为阳性分子影像探针(T_1 分子影像探针)和阴性分子影像探针(T_2 分子影像探针)两类:阳性分子影像探针(T_1 分子影像探针)主要是通过缩短组织间的纵向弛豫时间来增强图像的显示信号,例如以钆为基础的顺磁性分子影像探针就是阳性分子影像探针;阴性分子影像探针(T_2 分子影像探针)主要是通过缩短组织间的横向弛豫时间来增强图像的显示信号,且对纵向弛豫时间无太大影响,例如以氧化铁为基础的超顺磁性分子影像探针就是阴性分子影像探针。根据铁基纳米材料的各组分构成,可将其分为以下几大类:超顺磁性氧化铁纳米颗粒,铁基微纳磁球,铁蛋白类纳米颗粒,磁小体及铁基纳米复合体等(见表2-2)。其中,关于超顺磁性氧化铁纳米颗粒(superparamagnetic iron oxide nanoparticles, SPION)研究得最成熟,其在体内发挥作用依赖纳米的尺寸效应。SPION 的结构主要可分为氧化铁部分和非铁材料部分。氧化铁部分包括纳米四氧化三铁(Fe_3O_4)或纳米伽马三氧化二铁($\gamma-Fe_2O_3$)。纳米四氧化三铁磁铁矿的晶型结构为反晶尖石的面心立方,所有的四面体位点由 Fe^{3+} 占据,而八面体位点被 Fe^{3+} 和 Fe^{2+} 占据;$\gamma-Fe_2O_3$ 的所有的铁原子都是三价态,所有的阳离子空位都由 Fe^{3+} 填补在八面体位点。外壳包裹材料一般采用各种生物相容性良好的天然物质或人工合成材料,如葡聚糖、壳聚糖、聚乙二醇、聚乙烯醇等,改善了颗粒的溶解性与稳定性。SPION 因自身具有超顺磁性,能够影响病灶组织内的水质子自旋弛豫,扰乱局部磁场的均质性,降低了 T_2 磁共振成像的信号,有利于将肿瘤或炎症病灶与正常组织区分开来,提高检出率以及定性诊断的准确率。能够在体内进行磁共振造影应用的 SPION 尺寸一般为 10~200 nm,研究显示,大于 4 μm 的颗粒有堵塞肺部的危险,小于 7 nm 的颗粒容易渗漏出血管并被肾脏清除排出,而 200 nm~4 μm 的颗粒易被单核吞噬细胞系统(monouncle phagocyte system, MPS)的巨噬细胞等吞噬。如 Resovist®(氧化铁核粒径为 62 nm)被注射入静脉后,经由血液循环富集在肝脾等部位,可明显观察到 T_2 磁共振造影信号的增强。Feridex®(氧化铁核的尺寸在 50 nm 左右)曾被 FDA 批准应用于肝脏部位的造影;而尺寸更小的 Combidex® 则获批准应用于淋巴系统的成像,因为其可以进入正常的淋巴结而不会被转移性淋巴结摄取[7]。铁基纳米材料来源广泛,制备方法多样,产品结构稳定,具有特殊的磁学性能,体内应用安全性高,这些独特的优点也推动了其在临床中的应用。

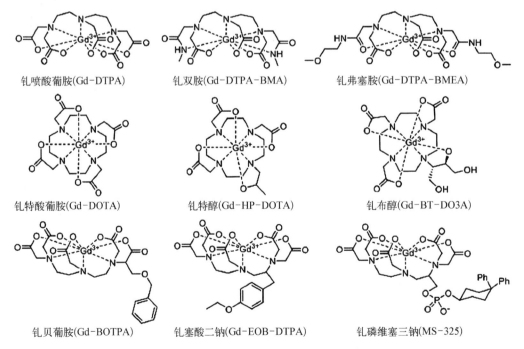

图 2-18 常用的基于 Gd(Ⅲ)的磁共振分子影像探针举例

表 2-2 基于氧化铁的磁共振分子影像探针举例

产 品 名 称	产 品 构 成	产 品 功 能	上市年份或研发阶段
Feridex®	右旋糖酐包裹的超顺磁性氧化铁	肝部损伤及某些肿瘤的核磁共振成像	1996 年经 FDA 批准上市，2008 年撤市
Combidex®	低分子量右旋糖酐修饰的超顺磁氧化铁	肝脾造影及淋巴转移成像	欧洲上市，2007 年撤市
Feraheme®	改性的右旋糖酐包裹的超顺磁性氧化铁	慢性肾病患者的缺铁性贫血	2009 年经 FDA 批准上市
CellSearch® Epithelial Cell Kit	表面修饰单抗的氧化铁磁流体荧光试剂盒	记录循环肿瘤细胞，评估转移性乳腺癌的生存率	2004 年经 FDA 批准上市
NanoTherm®	氨基硅烷包裹的超顺磁性氧化铁	脑部恶性胶质母细胞瘤热疗	2010 年于欧洲上市
Clariscan®	氧化低聚淀粉包裹的超顺磁性氧化铁	血池及肝脏成像	三期临床
Resovist®	羧化葡聚糖包裹的超顺磁性氧化铁	肝脏核磁共振成像	2001 年于欧洲上市，2009 年撤市
Supravist®	羧化右旋糖酐包裹的超顺磁性氧化铁	核磁共振成像	一期临床
NanoTherm AS1®	氨基硅烷包裹的超顺磁性氧化铁	核磁共振成像	二期临床
Abdoscan®	聚苯乙烯包裹的氧化铁	胃肠道磁共振成像	1993 年于欧洲上市，2000 年撤市
Gastromark®	氨基硅氧烷包裹的超顺磁氧化铁	口服胃肠道磁共振成像	1996 年于美国上市，2012 年撤市

5. 多模态分子影像探针

没有一种单一成像技术可以提供最佳的成像性能组合（分辨率、灵敏度、成本、可用性等）。例如，超声成像的对比度不够高；MRI 的灵敏度仍显不足；光学成像在体内的组织穿透有限；而放射性核素成像技术虽然具有高的灵敏度，但分辨率相对较差。随着分子影像学的发展，多模态分子影像必将对生物、医学、药物等多个领域产生更深刻的影响。多模态分子影像不仅要求有先进的成像设备，更需要发展新型高效的双模态和多模态分子影像探针（见图 2-19），如 PET/光学分子影像探针、MRI/光学分子影像探针、PET/MRI 分子

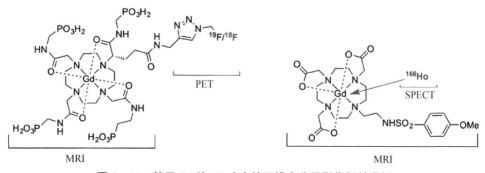

图 2-19 基于 Gd 的 pH 响应的双模态分子影像探针举例

影像探针等。单一的分子影像技术在分辨率、探测限度、可利用度、能量延展度等方面尚有缺陷,构建安全、有效、兼具检测和治疗功能的新型多模态分子影像探针是未来发展的重要方向[8]。

2.3　分子影像探针的生物效应与安全性

当物质达到纳米尺度时,会具有一些特殊的物理化学性质,如量子尺寸效应、表面效应以及宏观量子隧道效应等。即使化学组成相同,纳米探针的生物学效应也可能与微米尺寸以上的常规物质不同。纳米尺度的物质对生命过程的影响可能具有正负两个方面:正面纳米生物效应,将为疾病的早期诊断和高效治疗带来新的机遇和新的方法;负面纳米生物效应(nanotoxicology),也称为纳米毒理学,主要是以科学客观的方式描述纳米探针在生物环境中的行为以及毒理学效应,揭示纳米探针进入人类生存环境后对人类健康可能产生的负面影响。纳米毒理学的研究将加强我们对纳米尺度下物质对人体健康效应的认识和了解,这不仅是纳米技术发展产生的新的基础科学的前沿领域,也是保障纳米技术可持续发展的关键环节。

我国是世界上最早提出要进行纳米探针生物效应与安全性研究的国家之一。早在2001年,我国就有相关研究者提出要进行纳米探针的生物效应研究。此后,我国科研人员对纳米生物效应的研究不断深入,相关研究受到国家的高度重视。国家纳米科学中心与中国科学院高能物理研究所共同建立"中国科学院纳米生物效应与安全性重点实验室",之后我国纳米生物效应与安全性研究进入了系统发展阶段,很快就取得了较大的成果,并与其他国家的研究者共同编制和出版了第一部纳米生物效应与安全性方面的专著。不仅如此,我国相关领域科研人员还取得了多项纳米生物效应与安全性方面的研究成果,并积极参与了纳米生物效应与安全性方面的国际会议,展现了我国在这一方面的研究实力。2015年,我国科学家出版了国内第一部针对纳米生产现场的指南——《生产与工作场所纳米颗粒暴露监测指南》,该指南系统地阐述了纳米探针生产现场中需要注意的问题以及部分生产纳米探针的操作方法。纳米探针的尺寸、形状、表面、化学组成、金属杂质及聚集状态等一系列基本的理化性质和纳米探针的生物效应与安全性密切相关。随着科研人员在纳米探针领域的不断深入研究,纳米探针的种类越来越多,我国建立了对纳米探针安全性检测的多重标准,这对于我国纳米探针生物效应与安全性方面的研究有重要作用。

现在已有的生物学实验主要是在不同水平上系统研究纳米探针的毒性作用,主要包括以下3个方面:① 纳米探针在动物和人体水平上的生物效应(如急性、亚急性、慢性毒性)。② 纳米探针的体内分布。为了能更加全面、细致地了解纳米探针对人体的不利影响,需要观察其在动物体内的药物代谢动力学特征(见图2-20),包括吸收、分布、代谢及排泄的特点,探明组织蓄积性及可能作用的靶器官。③ 纳米探针与细胞间的相互作用及其对细胞结构与功能的影响。在生物环境中,纳米探针和细胞之间的相互作用通常是由蛋白质电晕的形成介导的,而不是由最初制造的表面介导的,这些相互作用对于确定纳米探针的生物活性至关重要。当纳米探针与生物水溶液、磷脂、核酸、蛋白质、细胞隔室和纳米级生物成分接触时,会发生大量的相互作用。这些纳米/生物相互作用可能会引起膜损伤、DNA 断裂、线粒体损伤、吞噬功能受挫、氧化应激诱导以及相关的炎症。纳米探针的生物相容性可以从细胞活力、细胞毒性、增殖、凋亡/坏死、细胞形态改变、氧化应激、炎症反应和血液毒性等几个方面进行评估。

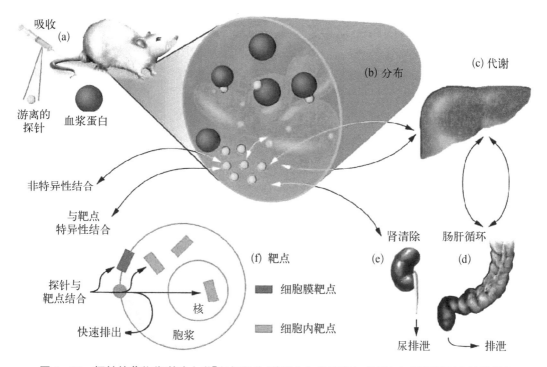

图 2‐20 探针的药物代谢动力学[包括吸收/传递(a)、分布(b)、代谢(c)、肠肝循环中的排泄/再吸收(d)、尿排泄(e),在与靶点进行结合(f)之前需要克服一些重要的生物屏障]

纳米探针进入生物体内可能遇到的生物屏障包括皮肤、空气-血液-肺屏障、循环系统屏障、血脑屏障、生殖系统屏障等。这些屏障不仅保护各自的器官系统,同时也为某些物质如营养和信使分子的选择性获取提供了条件。这些屏障在很大程度上依赖细胞作为基本的功能单位,其中各种细胞器(如细胞膜和溶酶体)控制着细胞外和细胞内外来物质的进入和运输。纳米探针的物理化学性质,包括尺寸、形状、比表面积、电荷、化学成分、结晶度、力学性能、胶体稳定性、缺陷和孔隙率等,可能单独或联合影响纳米探针与特定生物屏障的相互作用。例如,纳米/细胞相互作用通常由纳米探针表面、与生物分子的颗粒-液体界面和与细胞隔室的界面组成。在给定的体系中,纳米探针表面的主要特征是化学组成、表面功能化、形状、孔隙率、表面结晶度和疏水性/亲水性。这些物理化学性质决定了纳米探针与生物流体相互作用的性质,包括蛋白质电晕的形成、双电层、溶解或表面重组等。这些动态相互作用最终影响其与细胞隔室(如细胞膜受体、溶酶体、线粒体)或生物分子(如蛋白质、脂质、胶原和核酸)的相互作用,导致大量细胞事件的发生,包括纳米探针的细胞内吞。

皮肤是一个严格的生物屏障,几乎不转运任何营养物质。颗粒物质一般是无法渗入表皮层的,但表皮层易被损坏或穿孔,这降低了其抵御异物入侵的能力。但是,纳米探针可通过涉及角质细胞间脂质通道的细胞间,或在毛囊和汗腺的帮助下到达更深的内部深度。角质层是纳米探针进入的主要界面和屏障,纳米探针的大小和表面特征是决定纳米探针穿透或排斥的关键参数。在某些情况下,皮肤接触纳米探针可使纳米探针进入血流和次级器官,可能导致亚致死性损伤,如诱导氧化应激、炎症和光致敏。

纳米探针通过呼吸道进入人体后,能够穿透气血屏障进入血液循环。空气中的微小颗粒被吸入人体后,会沉积在肺壁表面的纤毛上,通过气管内层细胞外的纤毛有规律地摆动,这些微粒一部分上行至喉咙被排出体外,另一部分下行进入肺内气体交换组织,被巨噬细胞吞噬。这些含有微小颗粒的巨噬细胞,一部分可通过气管道被排出体外,另一部分可通过肺部进入淋巴管而到达淋巴结。此外,纳米探针的超微性使得它与一般的微小颗粒的排出机制不同。肺泡内腔与血液之间仅相隔 0.5 μm,对于支气管而言,气血屏障的防御能力很弱,当其下行进入气体交换组织时,纳米探针的微小尺寸使得它很容易随空气进入肺泡当中。肺部有大约 3 亿个肺泡,表面积巨大,而且血流丰富,使其成为纳米探针入侵血液的门户。纳米探针在肺部的分布主要取决于其大小和电荷。研究表明,流体力学尺寸小于 6 nm 的非阳离子纳米探针可以快速进入淋巴结和血液,并最终通过肾脏被清除。

在哺乳动物系统中,易受伤害和功能重要的器官中形成了器官特异性屏障,如保护中枢神经系统的血脑屏障、血睾屏障和胎盘屏障。血脑屏障的高度选择性功能主要是由于内皮紧密连接与星形胶质细胞和周细胞的相互作用产生有效的开窗和脑内流的缺乏。这种严格的内流控制得到外流传输系统的补充,外流传输系统迅速消除了典型的外源性物质和纳米探针在大脑中的积聚,这些机制共同保护中枢神经系统的功能免受外部干扰。能够跨越血脑屏障的纳米药物固然有较高的价值,但这意味着毒性物质也有可能通过这种途径进入大脑,所以需要对纳米载药系统进行全面的安全性评价。

就生殖系统的生物屏障而言,专门化的细胞和结构是对抗有害物质的动态屏障。男性生殖系统的支持细胞促进精子发生,它发生在生精小管内,同时也是防止有害物质到达生殖细胞的重要保护屏障。研究表明,在第 15 天,向雄性小鼠反复静脉注射水溶性多壁碳纳米管可导致可逆性睾丸损伤(例如诱导氧化应激和生精上皮的病理形态),而不影响生育能力[9]。尽管纳米探针能够与精子保持接触,但在探针为金纳米探针的情况下,其迁移率和穿透能力受到影响。妊娠期胎盘屏障是女性生殖系统屏障的重要组成部分。胎盘屏障的通透性在不同妊娠阶段会发生变化,从妊娠早期到晚期,通透性逐渐增加。因此,纳米探针在妊娠后期穿过胎盘的概率可能更高。

考虑到纳米探针的特殊性质,在进行体内实验(动物实验)和体外实验(细胞生物学实验)之前,必须先对其一系列理化性质进行考察,包括对颗粒大小(表面面积、粒径分布、聚集状态)的测定,化学组成(纯度、结晶度、导电性)的确定,表面结构(表面连接、表面改性、有机/无机包衣)等的研究。获得这些参数后,能够更好地解释纳米探针引发分子、细胞、器官以及免疫系统的生物效应的机制。

纳米探针与生物体的相互作用包括吸收、分布、代谢与排泄(absorption, distribution, metabolism and excretion, ADME)4 个主要过程,针对不同过程的特点,需要使用针对性的定量分析方法进行检测。① 吸收：纳米探针暴露后，首先跨越生物屏障吸收入血，这是一个极快速的过程。因此，快速、实时成像分析包括超声成像、X 射线成像等非常适合纳米探针的定量表征。② 分布：纳米探针进入生物体后，将在生物体内转运、蓄积与组织分布。定量分析研究既要考虑分布的动态过程，也要考虑组织深度的精确定位、极低含量的灵敏检测。因此，既可通过光学成像、磁共振成像等方法定量纳米探针的动态转运过程，也可通过原子光谱（电感等离子耦合质谱等）、同位素标记与示踪、中子活化、同步辐射等高灵敏技术检测其组织分布。③ 代谢：通过一系列的物理、化学与生物学过程，不同组织和脏器中的纳米探针将逐步被代谢，原位、化学结构分析的定量方法如 X 射线吸收精细结构谱（X-ray absorption fine structure，XAFS）、高效液相色谱-质谱联用等技术非常适合研究相关过程。通过 XAFS 与 X 射线超高分辨成像联用等手段，能够在单细胞、单颗粒水平原位地研究代谢的化学过程与机制。④ 排泄：经过代谢的纳米探针被机体清除，高分辨、高灵敏的同位素分析、元素成像与定量分析非常适合定量捕捉被排泄的纳米探针及代谢产物。

纳米材料生物安全性是 21 世纪前沿科技面临的挑战，也是各国科学界共同面临的重大科学问题。作为保护人类免受纳米材料潜在危害的第一道防线，纳米毒理学基础研究依然存在很多问题亟待解决。例如，纳米毒理学机理研究有待继续深入。在原有毒理学的理论框架下，应引入新的概念和参数，同时建立新的知识体系。在纳米毒理学研究中，对于纳米材料的理化性质不应该仅仅局限于考虑其体外状态，更应该考虑进入机体后纳米材料的性质是否会发生生物/化学变化，新的代谢产物是否会进一步影响其生物效应。此外，应着重加强对纳米材料的机制探讨，包括其在生命体内的分布和代谢，与生物大分子的相互作用机制等。

由于纳米材料物理化学性质的特殊性，除了传统毒理学研究技术外，许多常规技术应进行一些必要的修正，同时，纳米毒理学需要新的实验研究方法和技术。此外，将实验室的研究数据与消费品的安全性指标直接关联，必须克服许多重大的知识挑战和技术的鸿沟，其中，纳米毒理学检测方法学可能是很重要的一个方面。实验室针对单一纳米材料的检测技术，很多难以直接用于纳米产品的复合体系检测。从生物分析和化学分析的角度看，这一新兴学科带来了许多重要的挑战，尤其是对纳米材料表征技术和生物分析以及化学分析技术的发展，带来了很多机遇。

纳米技术的快速发展需要配套的安全评估技术和策略作为其可持续的保证。基于高通量方法的预测毒理学发展有待加速。当前，纳米预测毒理学发展的主要困难包括对大批量纳米材料进行安全性筛选的能力不足，缺乏用于预测毒性的核心结构-活性关系数据，无法在一次实验中涵盖所有的潜在有害材料及其性质，难以对昂贵的动物实验进行优先度分级，不考虑总体亚致死和致死剂量响应参数而使用单一响应参数带来的局限性。发展高通量和高容量筛选方案，作为研究纳米材料毒性、危害分级、区分动物研究、纳米定量构效关系模型以及指导纳米材料的安全设计的通用工具，可以在保障人类安全的情况下更好地设计并使用纳米材料。

2.4　分子影像探针的设计要求与方法

分子影像学的核心和基础是设计能够识别目标分子或靶点的高亲和力的分子影像探针。分子影像探针主要用于在活体内对生物过程进行成像、定量和测量研究。

分子影像探针是一类特殊的药物。传统药物的设计和开发是为了干预和改变疾病的生物学过程，并带来积极的治疗结果，同时对正常组织产生最小的毒，疗效和安全性通常是传统药物最重要的两个考虑因素。相比之下，分子影像探针的设计是为了非侵入性地检测疾病，并以图像的形式反映疾病的生化信息，从而为研究者和临床医生更好地识别和理解疾病提供重要手段。分子影像探针的独特用途使其区别于传统药物。总的来说，具有临床转化潜力的理想分子影像探针应具有以下 6 个特征。

（1）对靶点具有高的亲和力和特异性：高亲和力是实现探针在靶组织中富集的前提。探针应对预期的结合位点具有最高的亲和力，并且与正常组织的非特异性结合可以忽略不计。非靶向探针没有明确的分子靶点，通常用于监测疾病的下游和整体影响，如血流和灌注的变化。相反，靶向分子影像探针可以与特定的生物标记物相互作用，例如酶、受体和转运体，它们参与与特定细胞群和亚细胞室相关的各种生物过程。由于靶向探针能够在分子水平上提供不同生物过程的信息，因此其对了解特定疾病的生物学特性非常有用。另外，高度特异性结合可以降低分子影像探针与其他组织中的非特异性结合的概率，简化影像结果的量化分析。

（2）高灵敏度：为了检测某种疾病的生化过程，特别是在早期阶段，经常需要对极少量的异常目标进行监视。分子影像探针必须具有很高的灵敏度，需要尽可能少的探针获得高质量的图像。此外，与治疗药物相比，分子影像探针应尽可能减少对生物系统和过程的干扰以及药理作用。因此，高灵敏度是一个良好的分子影像探针的关键要求。

（3）高对比度：高对比度图像具有高的目标背景比或信噪比，保证了医生对疾病生理和病理状况的正确解释。分子影像探针在靶组织中具有高摄取率和慢清除率，在正常组织中具有低摄取率和快清除率，这样可以提高成像质量。

（4）体内稳定性好：虽然通常只为活体受试者提供微量的分子影像探针，但维持探针的完整结构是一个很大的挑战，因为血清或靶组织中存在的许多酶或蛋白酶可能会减少探针的数量。从探针的代谢物中获得的图像信息无疑使成像读出变得复杂，这通常会影响医生对疾病的理解。图像质量和图像定量分析的有效性很大程度上取决于探针的体内稳定性。

（5）低免疫原性和毒性：如果分子影像探针作为一类特殊使用的药物，探针引起的生物效应仍需密切监测。分子影像探针在安全应用于人体之前，其免疫原性和毒性应达到最低或可接受的水平。

（6）生产和经济可行性：低成本和高可用性的分子影像探针有利于其广泛的分布和临床常规应用。

通常情况下，探针的尺寸、电荷和亲脂性等物理化学性质对其体内的药物代谢动力学和体内代谢清除影响很大。因此,在设计过程中,探针应当具有合适的药物代谢动力学特征,以便对感兴趣的分子靶点进行可视化显像。为了确保靶部位的准确可视化,探针必须在体内具有良好的代谢稳定性,从而确保机体不会通过代谢分解探针而产生游离的信号以及干扰靶点的信号。另外,在分子影像探针的设计过程中,尤其是在需要大剂量来获得可测量的信号时(如外源性的 MRI 和 CT 探针),应该充分保证探针的生物相容性和无毒性。分子影像探针的最终目的是临床转化,其良好的安全性和简单、快速的制备以及廉价的制备成本将更利于其批量生产和广泛应用。

　　成像策略在很大程度上取决于目标分子的性质,进而影响分子影像探针的设计。例如,为了间接成像相对较少的生物标记物,如脱氧核糖核酸(DNA)或信使核糖核酸(mRNA),可以设计探针与表达丰富的分子靶点(如蛋白质)直接相互作用成像[10]。

　　生物主体是一个复杂的系统,它利用许多复杂的防御机制阻止外源分子(如分子影像探针)发挥其预期功能。在体外,影像探针常常能与生物靶点很好地结合,然而体内成像结果却很不理想。因此,分子影像探针必须具有合理的特性,以克服多种生物或药物障碍,从而最终到达靶点,还要在靶点位置富集足够的浓度,保持足够长的成像时间。首先,分子影像探针必须在循环中保持完整以避开网状内皮系统(reticulo-endothelial system,RES)。其次,分子影像探针必须能够到达并积累到靶组织中。此外,如果分子影像探针被设计成靶向成像细胞内的靶点,影像探针必须能够穿透细胞膜并停留在细胞内。分子影像探针设计的主要目标之一是最大限度地提高探针跨越这些生物屏障的能力。

　　分子影像探针的物理化学性质,如电离常数(pKa 值)、亲脂性(log P 值)和稳定性,通常被认为是与探针体内药物代谢动力学相关的关键因素,包括吸收、分布、代谢和排泄。电离是一个与分子的溶解度和膜通透性密切相关的因素。许多分子影像探针含有可电离基团,在生理 pH 值范围内具有不同的电荷。分子影像探针的总电荷或电荷分布影响其溶解性、渗透性以及与活性部位的结合能力。此外,亲脂性是描述分子在脂相和水相之间分布的关键参数,它反映了影像探针穿透双层脂质膜的能力,也为探针代谢和消除提供了可能。例如,具有高亲脂性的影像探针的清除通常是通过肝胆系统代谢,而亲水影像探针更可能通过肾脏系统代谢。一般来说,成像探头必须在一段成像时间内足够稳定,才能获得高质量的图像。例如,高压液相色谱/质谱(high-pressure liquid chromatography/mass spectrum,HPLC/MS)仪器和程序为识别影像探针的代谢物提供了强有力的工具。高灵敏度、高分辨率的 HPLC/MS 仪器能够在示踪剂量水平上检测动物或人体组织中影像探针及其代谢物的质量峰。从 HPLC/MS 数据中获得的代谢转化知识有助于进一步改进影像探针并提高其体内稳定性。

　　分子影像探针设计的一般方法为通过连接基团将靶向基团与信号识别基团偶联,方法一所示是最常见的方法(见图 2-21)。靶向基团,例如小分子、肽和蛋白质,可与信号识别基团结合产生影像探针,一个靶向基团也可以与多模式分子成像的若干信号识别基团结合。此外,可以构建结合到各种靶点的多个靶向部分,并用一个或多个靶向基团标记用于多目标成像的多信号识别基团。为了调整影像探针的药物代谢动力学,可以选择连接剂,例如聚乙二醇链、多氨基酸,连接靶向基团和信号识别基团。此外,还可以将运载工具并入影像探针中,改善其药物动力学。许多纳米探针,包括无机和有机纳米探针,可以作为靶向基团以及

运载工具。靶向基团或信号识别基团可耦合在纳米探针表面或纳米探针内部。方法二表示
两个信号识别基团通过靶向基团耦合。可激活型探针或智能探针属于这种类型的设计。在
大多数情况下,靶向基团是一种特定的酶底物。当底物与酶相互作用时,可以产生、增加或
减少成像信号。在方法三中,信号识别基团作为核心,而各种靶向基团可以与信号识别基团
共轭。总体而言,设计方法的选择取决于许多因素,包括特定的目标和成像模式。为了获得
具有理想体内性能的影像探针,必须仔细研究分子影像探针的各个组成部分。

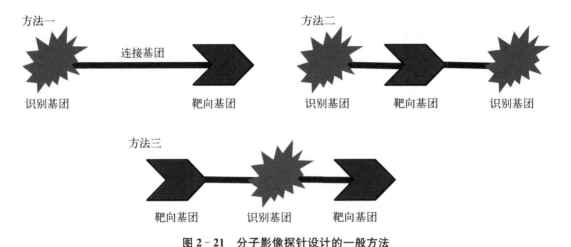

图 2 - 21　分子影像探针设计的一般方法

分子影像探针的合理设计与开发是寻找新型分子影像探针的创造性过程。这一过程通
常利用从生物靶点获得的知识,并且需要研究人员在影像探针的开发方面有丰富的经验。
目前常用的方法包括基于天然生物活性分子、基于药物或前药以及基于已有的分子影像探
针设计新的探针。

1. 基于天然生物活性分子设计分子影像探针

在过去的几十年里,人们发现了许多天然存在的生物活性分子参与正常和疾病的生物
学过程。这些分子可以与酶、受体、转运体和一些蛋白质相互作用,为分子影像探针的开发
提供了重要的来源和基础。例如,许多氨基酸已转化为用于成像肿瘤代谢的 PET 探针,如
[11]C 酪氨酸和[11]C 蛋氨酸。左旋多巴(L-3,4-二羟基苯丙氨酸)是神经递质多巴胺、去甲肾上腺
素和肾上腺素的前体,放射性标记的 L-多巴被设计用来揭示人类健康和病理状态下突触前
多巴胺能的功能。3′-[18]F-氟-3′-脱氧-L-胸腺嘧啶核苷(^{18}F-FLT),一种放射性标记的胸腺
嘧啶核苷类似物,已广泛用于肿瘤增殖成像。此外,许多分子影像探针是基于天然产生的肽
开发的,包括放射性标记的生长抑素和奥曲肽、蛙皮素类似物、神经降压素肽和 α-MSH
肽[11](见图 2 - 22)。

2. 基于药物或前药设计分子影像探针

临床试验中,常规用药及前药为分子影像探针的研制提供了基础。PET 分子影像探
针[18]F-FDG(见图 2 - 23)就是一个很好的例子。2-脱氧-D-葡萄糖(2-deoxy-d-glucose,2-DG)
最早在 1960 年作为一种化学治疗剂被开发,用于抑制癌细胞对葡萄糖的使用。DG 进入细
胞的方式与葡萄糖的相似,随后转化为脱氧葡萄糖-6-磷酸,脱氧葡萄糖-6-磷酸不进行进一

步代谢,被困在细胞中。因此,FDG 分子的设计是以^{18}F 标记 DG 中的碳-2 原子为基础的。而且,C—F 键比 C—H 键更稳定,不被己糖激酶识别。1976 年,布鲁克海文国家实验室的 Alfred P. Wolf、Joanna S. Fowler 和 Tatsuo Ido 等首先完成了^{18}F-FDG 的合成,以研究基于 PET 的大脑葡萄糖代谢。20 世纪 90 年代初,^{18}F-FDG PET 开始与全身成像协议结合使用[12]。

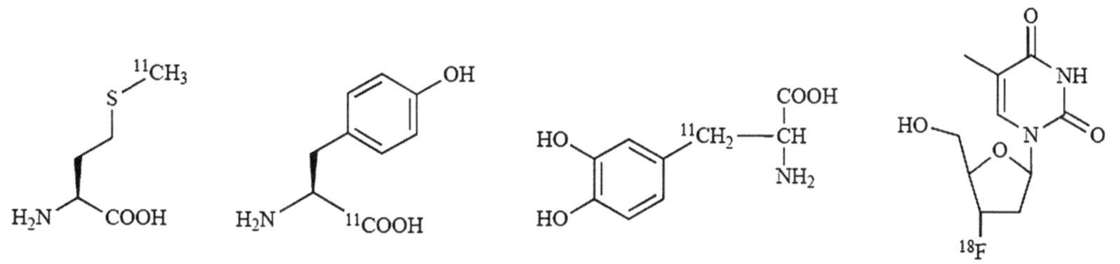

图 2-22　基于天然生物活性分子设计分子影像探针的例子

除 FDG 外,还有许多基于临床常用药物的分子影像探针的报道。例如,厄洛替尼(erlotinib)是一种用于治疗非小细胞肺癌、胰腺癌和其他几种癌症的药物,它是一种酪氨酸激酶抑制剂,作用于表皮生长因子受体(epidermal growth factor receptor,EGFR)。^{11}C-erlotinib 已在 A549、NCI358 和 HCC827 肺癌异种移植物的裸鼠中进行实验评估。结果表明,^{11}C-erlotinib 可作为一种新的 PET 探针用于鉴别 erlotinib 反应性肿瘤。此外,(R,S)-N-(4-溴-2-氟苯基)-6-甲氧基-7-[(1-甲基-3-哌啶基)甲氧基]-4-喹唑啉胺(PAQ)是一种对血管内皮生长因子受体 2(vascular endothelial growth factor-2,VEGF-2)具有高亲和力的酪氨酸激酶抑制剂,在肿瘤血管生成中起重要作用。^{11}C 标记的 PAQ 已经在乳腺癌和黑色素瘤异种移植瘤中进行了开发和测试。结果表明,^{11}C-PAQ 作为 PET 分子影像探针在 VEGF-2 表达的体内显像中具有潜在的应用价值(见图 2-23)。截至目前,FDA 共批准了 60 多个激酶抑制剂药物上市,涉及 40 多个激酶靶标,其中以 EGFR、ABL、ALK、JAK、VEGFR 为靶标上市的药物最多。泽布替尼(zanubrutinib,BGB-3111)是百济神州公司自主研发的一款口服布鲁顿氏酪氨酸激酶(Bruton's tyrosine kinase,BTK)小分子抑制剂。2019 年 11 月 14 日,泽布替尼通过 FDA 批准在美上市,用于先前至少接受过一次治疗的成年套细胞淋巴瘤患者的治疗,成为中国首个在美上市的中国本土创新药[13]。2020 年 6 月 3 日,国家药品监督管理局批准的泽布替尼(zanubrutinib,百悦泽)在中国上市,用于既往至少接受过一种治疗的成人套细胞淋巴瘤(mantle cell lymphoma,MCL)患者和既往至少接受过一种治疗的成人慢性淋巴细胞白血病(chronic lymphocytic enkemia,CLL)/小淋巴细胞淋巴瘤(small lymphocytic lymphoma,SLL)患者。2020 年 12 月,治疗两项淋巴瘤适应症的泽布替尼已纳入医保目录,该目录于 2021 年 3 月正式落地执行。2022 年 9 月,《美国国家综合癌症网络慢性淋巴细胞白血病/小淋巴细胞淋巴瘤(CLL/SLL)指南 2023 年第一版》进行了更新。百济神州公司自主研发的 BTK 抑制剂泽布替尼在此次指南更新中提升至一线无 del(17p)/TP53 突变"I 类优先推荐",即最高级别推荐,成为我国首个获得中美临床指南双重推荐的本土研发抗癌新药。

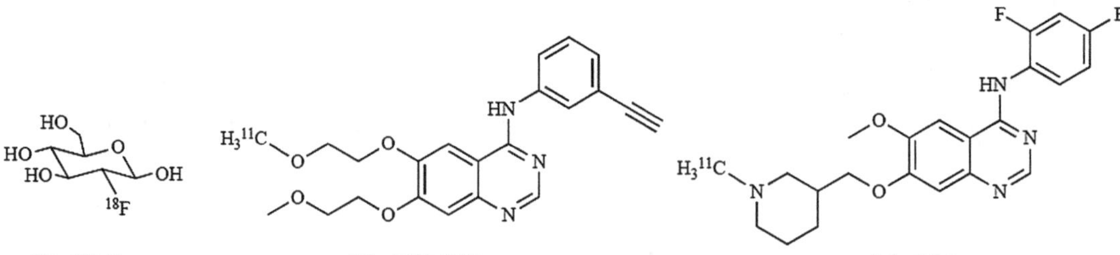

18F-FDG　11C-厄洛替尼　11C-PAQ

图 2-23　基于药物或前药设计的分子影像探针

总的来说,这种方法被认为是一种高风险和高回报的方法。添加标记标签可能会影响药物或候选药物的生物活性。然而,如果药物或药物候选物与标记部分耦合后的生物活性保持不变,则其最终转化成临床应用的分子影像探针的可能性很高。

3. 基于已有的分子影像探针设计新的探针

许多分子影像探针已被开发用于各种成像模式。为了进一步拓展其在分子成像中的应用,可以利用不同的标记部位和标记方法将已建立的分子影像探针转化为新型的探针。例如,含有精氨酸-甘氨酸-天冬氨酸(RGD)的肽作为整合素 $\alpha_v\beta_3$ 的 PET 和 SPECT 分子影像探针已得到广泛研究[14]。在与近红外光学染料 Cy5.5 偶联后,新生成的肽也可用于光学成像(见图 2-24)[15]。此外,α-MSH 类似物最初被开发为 SPECT 分子影像探针,用于黑素皮质素受体 1 靶向黑色素瘤成像。通过使用放射性核素,如 ^{18}F 和 ^{64}Cu,可以快速获得基于 α-MSH 类似物的 PET 探针[16]。由于已建立的分子影像探针已经在体外和体内得到了很好的效果,因此由其衍生形成的探针开发成功率更高。

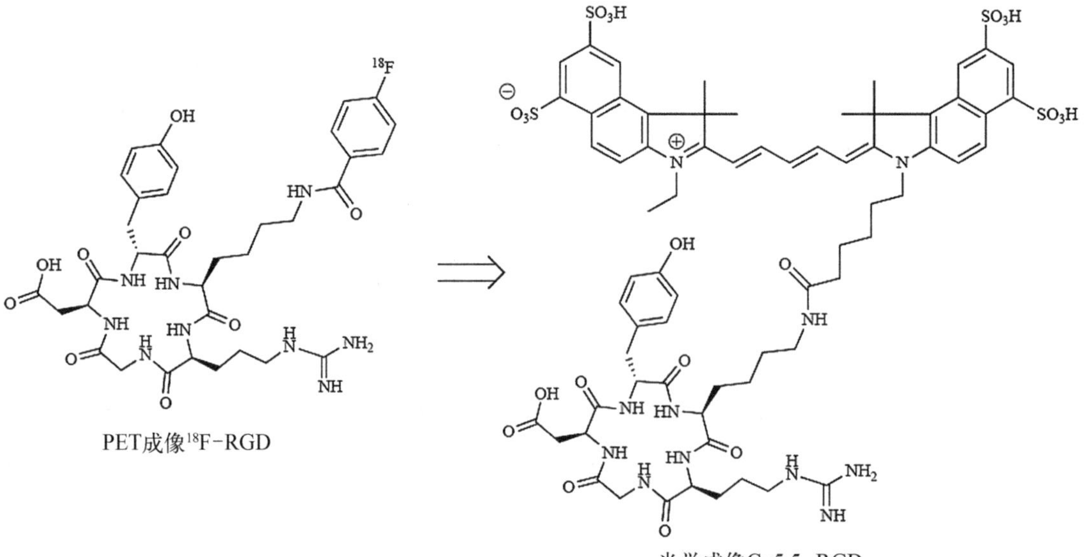

PET成像18F-RGD　光学成像Cy5.5-RGD

图 2-24　基于已有的分子影像探针设计新的探针的例子

2.5 分子影像探针的偶联策略

分子影像探针识别基团与靶向基团的偶联依赖于两者之间的连接基团(见图 2 - 25)。连接基团的设计在分子成像条件下是稳定的,例如它在含有多种杂离子、阳离子、小分子和酶的水介质中应该具有耐水解、氧化和还原条件。偶联步骤应定量,有选择性,尽量避免烦琐的纯化分离步骤。偶联反应要快速,容易操作,条件温和,以避免靶向基团降解和/或识别基团衰减。

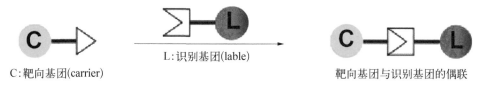

图 2 - 25 靶向基团与识别基团的偶联

分子影像探针识别基团与靶向基团的偶联依赖于在两个组分之间的活化功能团,比如羧基、氨基、羟基、疏基、马来酰亚胺、炔基等功能团(见图 2 - 26~图 2 - 29)。活化的羧基可与羟基、氨基反应。氨基功能化探针可与活化的羧酸和磷酸、异硫氰酸酯、环氧化物反应。马来酰亚胺功能化探针可与疏基反应形成稳定的硫醚键。炔基功能化探针可通过点击化学反应与叠氮化合物反应。其中,最常用的偶联策略是利用 EDC/Sulfo - NHS 双偶联试剂活化羧基并与伯胺反应,形成稳定的酰胺键。

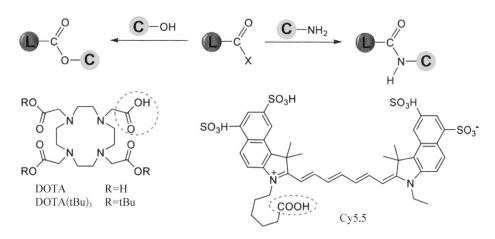

图 2 - 26 羧基功能化分子影像探针的例子

金属放射性核素的标记策略主要基于共轭标记技术(见图 2 - 30)。共轭标记需要使用双功能螯合物(见图 2 - 31)。双功能螯合物由多齿配体组成,与所需的金属放射性核素结合具有高热力学和动力学稳定性,可与胺($R—NH_2$)、羧酸($R—CO_2H$)或异硫氰酸酯($R—NCS$)等官能团衍生,用于与生物活性靶向载体(如多肽和抗体)共价结合。

DTPA-Lys

NIR-5c

图 2-27　氨基功能化分子影像探针的例子

MDTPA

Fluorescein Diacetate
5-Maleimide

Atto-610
Maleimide

^{18}F-Benzamido-
-ethylmaleimide

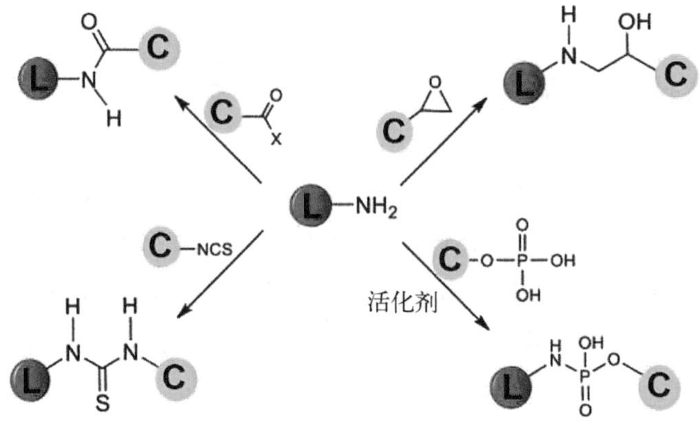

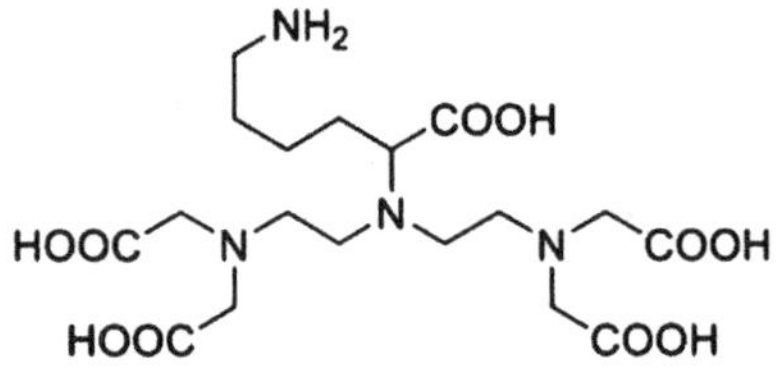

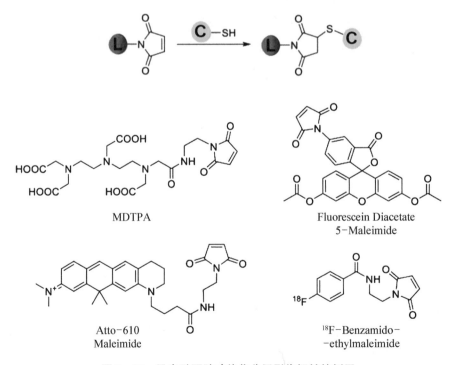

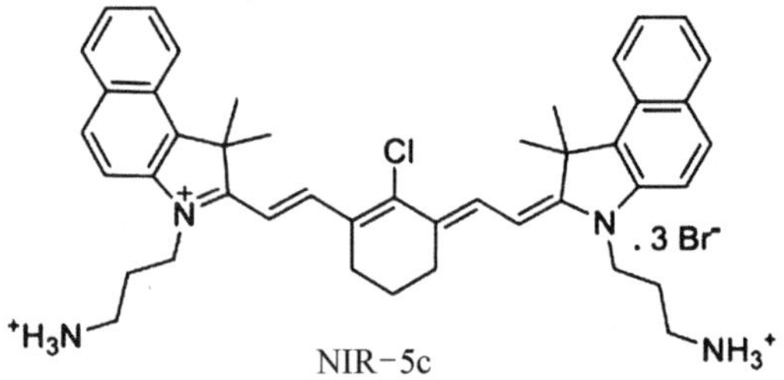

图 2-28　马来酰亚胺功能化分子影像探针的例子

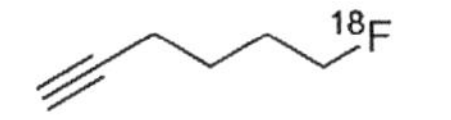

${}^{18}F-6-$fluorohex$-1-$yne

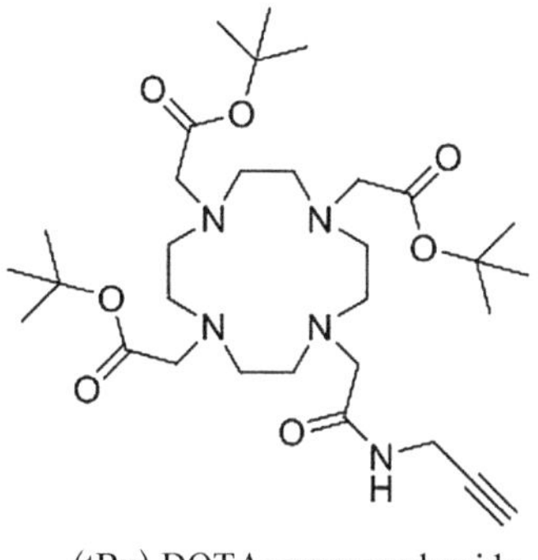

(tBu)₃DOTA-propargylamide

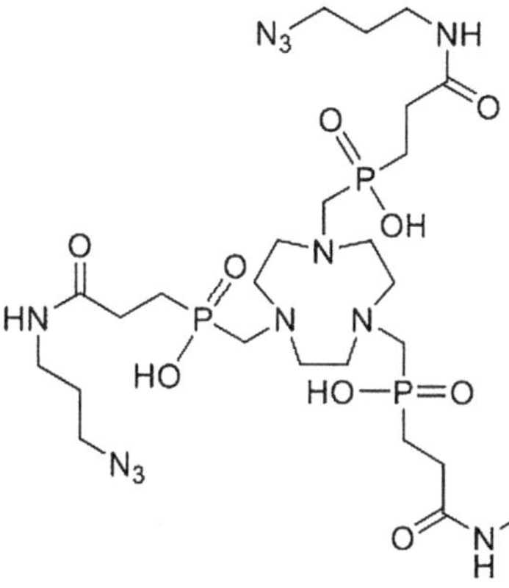

TRAP(azide)₃

图 2 - 29　炔基功能化探针的例子

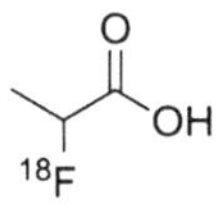

${}^{18}F-FPA$ 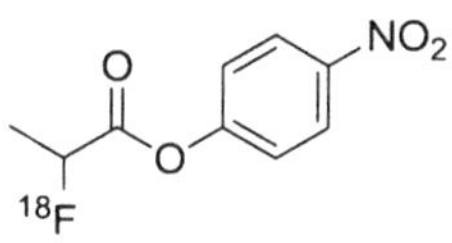　　　${}^{18}F-NPFP$ 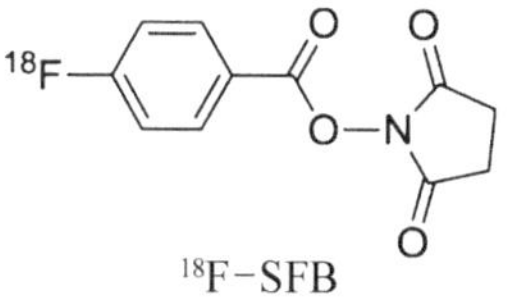　　　${}^{18}F-SFB$

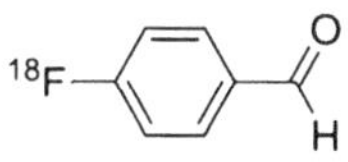

${}^{18}F-FBA$ 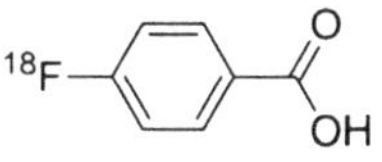　　　${}^{18}F-FBzA$ 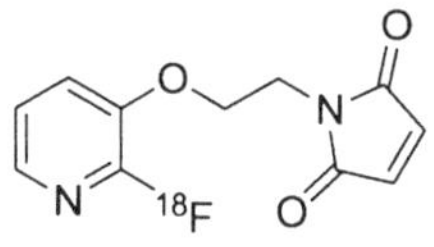　　　${}^{18}F-FPyME$

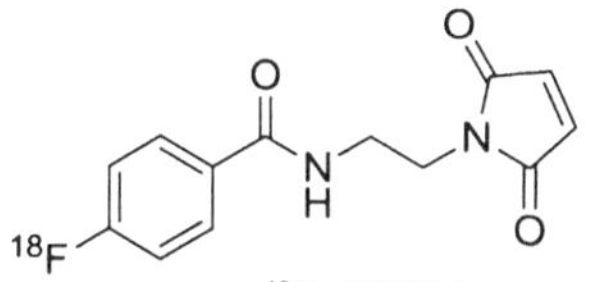

${}^{18}F-FBEM$ 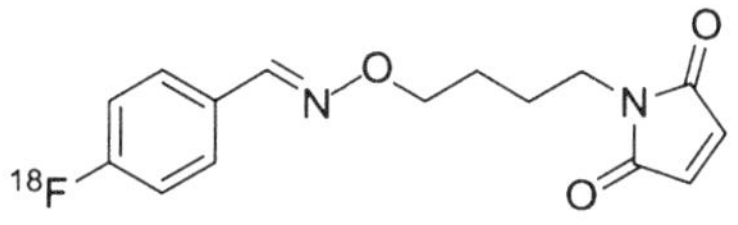　　　${}^{18}F-FBBO$

图 2 - 30　多肽和蛋白质放射性氟化用功能团的例子

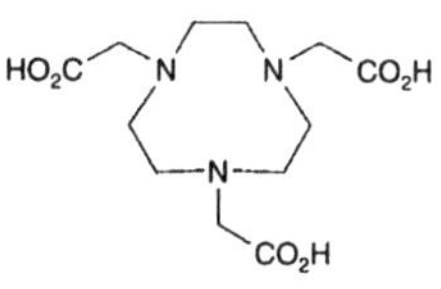

NOTA 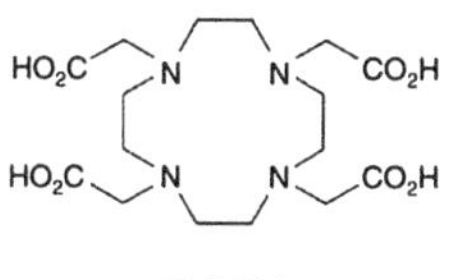　　　DOTA 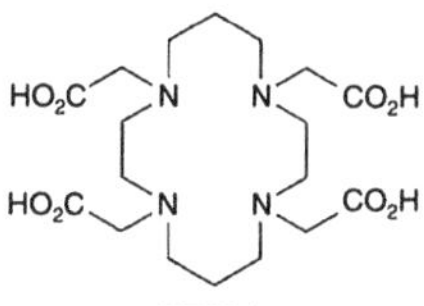　　　TETA 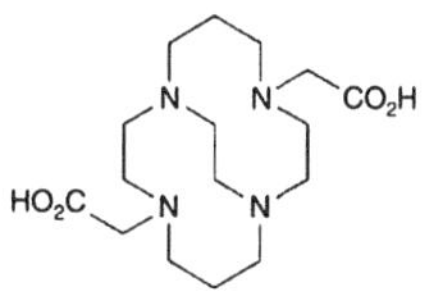　　　CB-TE2A

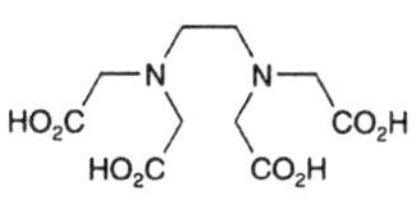

EDTA 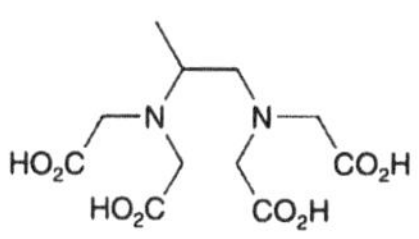　　　Me-EDTA 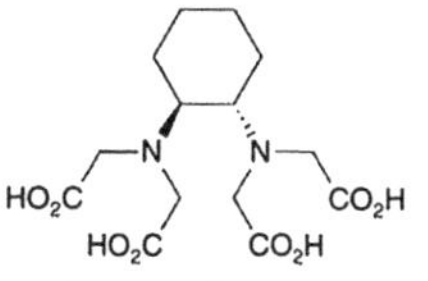　　　CHX-A″-EDTA 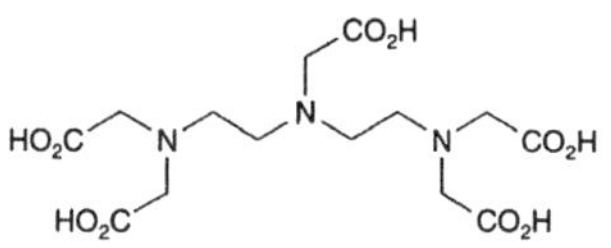　　　DTPA

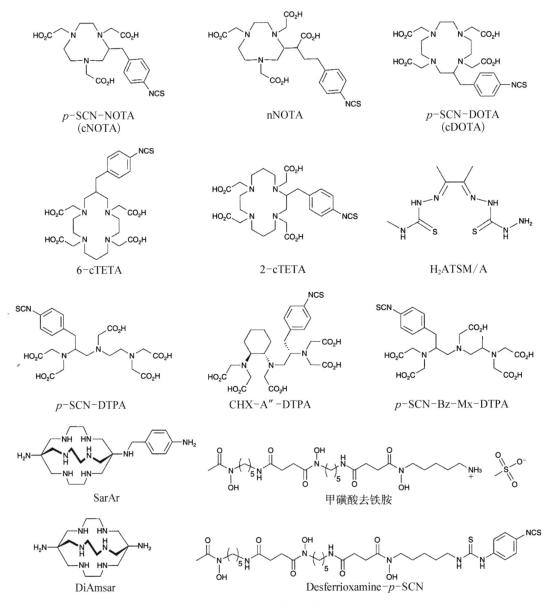

图 2 - 31 选择性双功能螯合物

1. EDC/Sulfo-NHS 的偶联策略

水溶性化合物碳二亚胺(EDC)可与水溶性化合物 N-羟基磺基琥珀酰亚胺(Sulfo-NHS)形成带有羧酸盐基团的活性酯官能团,通过形成 Sulfo-NHS 酯中间体提高 EDC 介导的反应的效率。Sulfo-NHS 酯在与含胺分子反应方面更有效。因此与使用单步 EDC 反应相反,使用该两步法可以实现更高的酰胺键形成产率(见图 2 - 32)。

Sulfo-NHS 酯是亲水性反应基团,其与靶分子上的胺可以快速偶联。非磺化 NHS 酯类相对不溶于水,并且在加入水溶液之前必须先溶解在有机溶剂中。与许多非磺化 NHS 酯类不同,Sulfo-NHS 酯通常呈水溶性且寿命更长,并且在水中不会快速水解。在可以攻击酯中羰基的胺亲核试剂存在时,Sulfo-NHS 基团迅速离开,与胺形成稳定的酰胺键。巯基和羟基也会与这种活性酯反应,但通过这种反应产生的硫酯和酯与酰胺键相比不稳定。将 Sulfo-NHS 加到 EDC 中进行反应的优点是增加活性中间体的溶解度和稳定性,该活性中间体最终与进行攻击的胺反应。EDC/Sulfo-NHS 偶联反应是高效的,并且与仅用 EDC 获得的结果相比,EDC/Sulfo-NHS 偶联反应显著提高了结合产率。

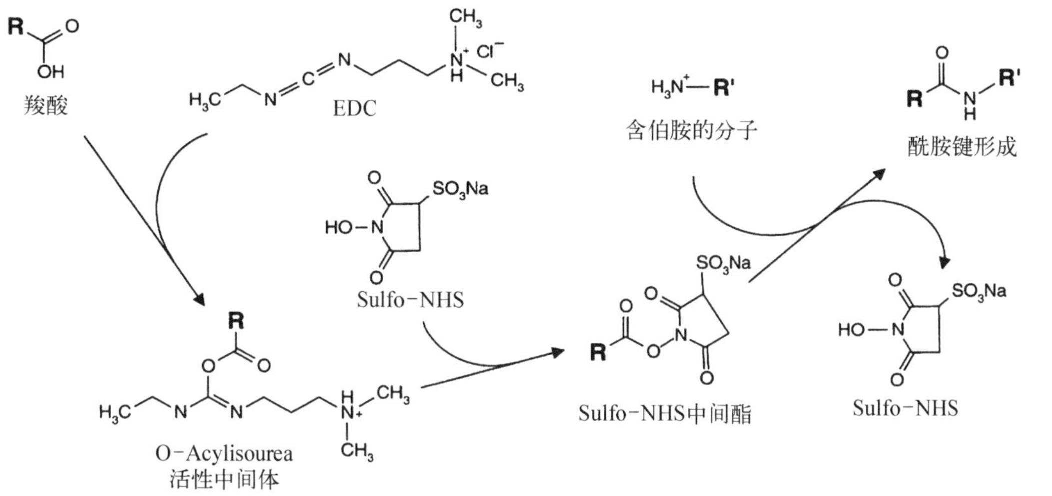

图 2-32　EDC/Sulfo-NHS 偶联策略

2. 叠氮-炔环加成(点击化学)策略

2022 年的诺贝尔化学奖授予了美国科学家 Carolyn R. Bertozzi、丹麦科学家 Morten Meldal 和美国科学家 K. Barry Sharpless,以表彰他们在点击化学和生物正交化学方面的贡献。

点击化学这一合成概念,是由 Sharpless 在 2001 年引入的,主旨是通过小单元的拼接,快速可靠地完成形形色色分子的化学合成。它尤其强调开辟以碳—杂原子键(C—X—C)合成为基础的组合化学新方法。随后,Sharpless 和 Meldal 于 2002 年发现,在还原剂和/或稳定配体的存在下,叠氮化合物和炔烃之间在铜(Ⅰ)催化下发生环加成反应,形成类似酰胺键的稳定三唑部分[1,4-二取代(反)-1,2,3-三唑],称为铜催化环加成反应[copper(Ⅰ)-catalyzed azide-alkyne cycloaddition,CuAAC]。该反应具有高效性和相对快速的动力学,已广泛应用于生物结合和有机合成,包括生物分子(如蛋白质、聚糖、脂质、核酸)的标记/成像、生物活性分子类似物库的生成等。虽然通过加入铜催化剂可以加速反应,把反应温度降低到室温,然而由于金属催化剂或者试剂的毒性问题,无法将其直接用于生物细胞体系。

为了解决该问题,Bertozzi 等于 2004 年开发出了应变促进叠氮-炔烃的环化加成反应(strain-promoted azide-alkyne cycloaddition,SPAAC),它不需要使用金属催化剂、还原剂或稳定配体。相反,该反应利用环应变成为环辛炔释放的焓形成稳定的三唑。尽管 SPAAC 的反应动力学比铜催化环加成反应慢,但它在活细胞中的生物相容性很好;迄今为止,该反应已广泛应用于杂化和嵌段聚合物形成、代谢工程、纳米探针功能化、寡核苷酸标记等领域。此外,常用的点击化学还包括逆电子需求的狄尔斯-阿尔德反应(inverse-electron-demand Diels-Alder reaction,IEDDA)、光点击反应(如烯烃-四氮唑反应)和肟连接反应等(见图 2-33~图 2-35)。

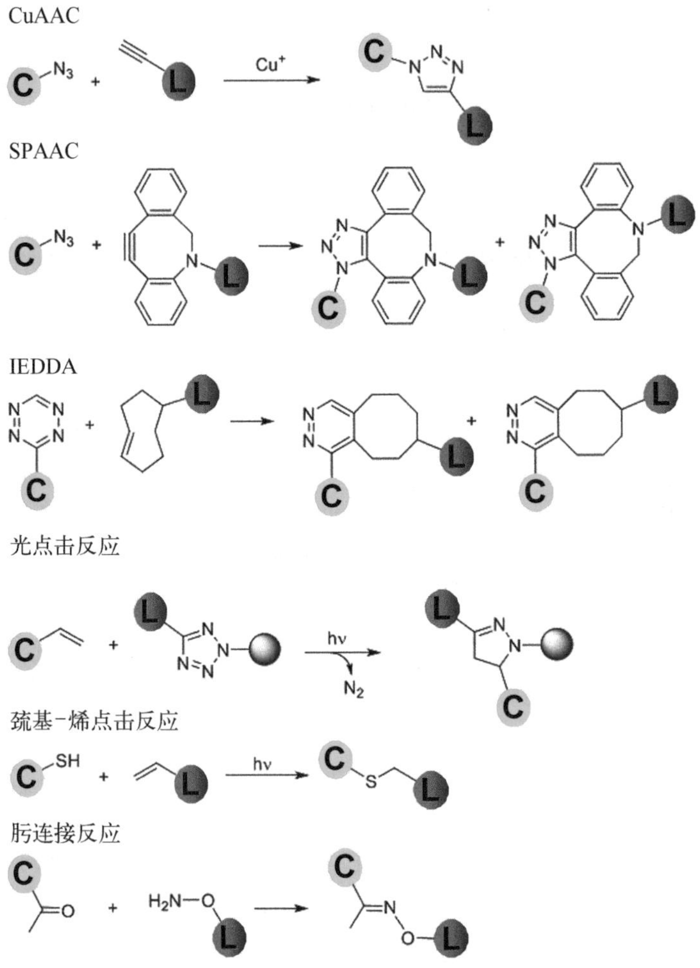

图 2-33 点击化学偶联策略

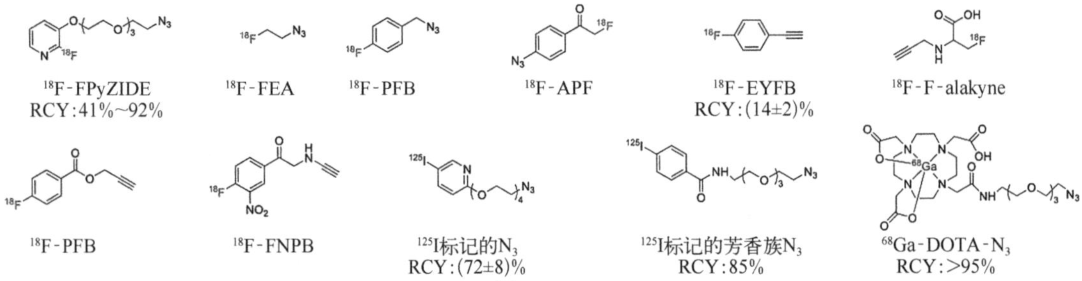

(a)

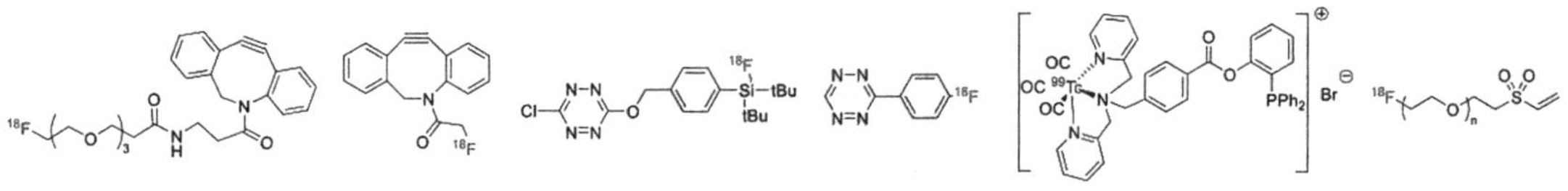

^{18}F-TEG-DBCO
RCY：(34±5)%

^{18}F-cyclooctyne
RCY：21%~35%

^{18}F-SiFA-OTz
RCY：(78±5)%

^{18}F-F-Tz
RCY：14%~31%

^{99m}Tc-Tc-phosphane
RCC：87%

^{18}F-vinyl sulfones
RCY：21%~91%

(b)　　　　　　　　　　　　　　　　　(c)　　　　　　　　　　　(d)

图 2-34　^{18}F、^{125}I、^{68}Ga 和 ^{99m}Tc 放射性标记支架的化学结构

（a）用于铜催化环加成(CuAAC)反应的叠氮化物/炔放射性标记分子；（b）用于 SPAAC 反应的放射性标记环辛及其类似物；（c）IEDDA 反应中使用的放射性标记四嗪衍生物；（d）被用于其他新的点击化学反应的放射性标记化合物

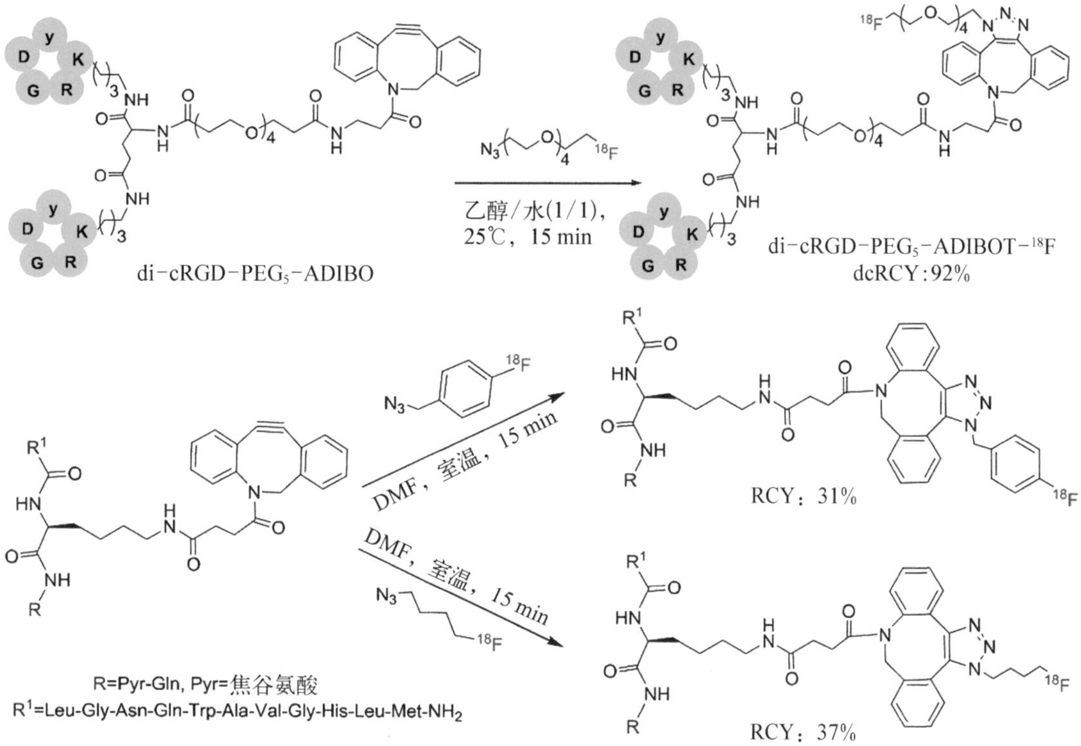

图 2-35　利用 SPAAC 反应，^{18}F 标记 di-cRGD 以及 GRPR 靶向蛙皮素(bombesin)类似物

3. 双模态 PET/SPECT-NIR 探针的设计策略

针对全身 PET/SPECT 和荧光引导手术(fluorescence-guided surgery，FGS)的靶向双模态分子影像探针在改善手术流程方面具有显著的潜力。其中，^{18}F 原子尺寸小，是目前临床 PET 最常用的放射性核素。双模态探针可以通过 ^{18}F/^{19}F 交换或 ^{18}F 捕获反应将放射性核素纳入。BODIPY 荧光团的 ^{18}F/^{19}F 交换反应提供了一种不改变化学结构而赋予荧光染料双模态功能的方法。例如，在 SnCl$_4$ 存在的情况下，通过 ^{18}F/^{19}F 交换反应合成了 ^{18}F 标记的 BODIPY-C16/甘油三酯[见图 2-36(a)]。该探针是一种双模态荧光/PET 探针，可在体外和体内选择性检测棕色脂肪细胞的分布，为阐明棕色脂肪在全身能量代谢中的作用提供了可能。对于在其结构中不具有可交换氟化物原子的荧光团，一种潜在解决方案是将氟捕获基团结合到荧光团上,类似于添加螯合基团从而捕获放射性金属阳离子。例如,硼酸盐用作 F⁻ 俘获基团,并通过酰胺化反应与近红外染料 Cy5 缀合。然后,在 H¹⁸F 存在的情况下,硼酸盐转化为三氟化芳基硼,从而实现¹⁸F 标记[见图 2-36(b)]。

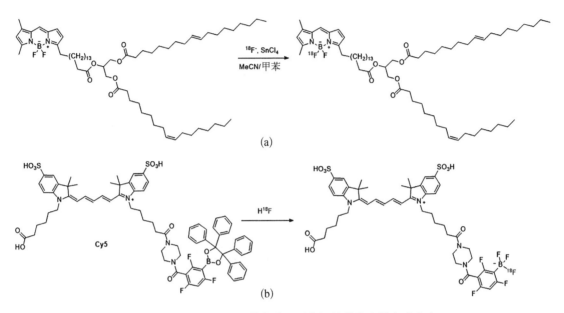

图 2-36 荧光/PET 双模态分子影像探针的代表性合成方案

(a) 合成¹⁸F 标记的 BODIPY-C16/甘油三酯;(b) 用硼酸盐作为¹⁸F 捕获基团合成的一种¹⁸F 标记的菁染料

从拓扑角度来看,双模态 PET/SPECT-NIR 探针可分为 4 类(见图 2-37)。在第 1 类中,荧光基团作为连接靶向基团和放射性核素基团的双功能组分。在第 2 类中,螯合剂或金属结合配体连接其他两种功能基团。在第 3 类中,靶向基团是连接元件。第 4 类探针由一个三功能连接基团连接。为了制备这些多组分制剂,将各种双正交反应与传统的酰胺键形成反应相结合。第 1 类策略需要双功能荧光探针。例如,双功能花菁荧光基团使用可点击的手柄连接 cRGD 靶向肽和¹⁸F,可通过一锅合成方法合成。第 2 类策略中的螯合剂元素是双功能的。例如,利用无铜点击化学将 IR-800CW 连接到螯合剂 MMC-共轭生长抑素类似物 MMC-TOC 上[17]。⁶⁴Cu 放射标记可对生长抑素受体亚型 2(somatostatin receptor 2,SSTR2)阳性的 AR42J 肿瘤小鼠进行全身 PET。大多数双模态分子影像探针属于第 3 类,其中靶向基团作为双功能团。这些靶向基团包括双标记单克隆抗体,如¹¹¹In-DOTA-girentuximab-IR-800CW[18]。最后,第 4 类利用精心设计的连接基团连接三个组分。例如,研究人员通过双功能连接基团将 NOTA(用于⁶⁸Ga 标记)和 bombesin 连接到 IR-800CW 上,开发了临床应用的第 4 类双模态分子影像探针。

4. 可激活双模态分子影像探针设计策略

大多数靶向双模态分子影像探针利用"始终打开"荧光基团,无论与目标蛋白结合与否,都能发射荧光,其缺点是需要很长的体内清除时间才能获得良好的信噪比,然而可以通过使用可激活或"开启"荧光基团来克服,这些荧光基团在被所需的酶或触发器激活之前保持各自的关闭状态或非荧光形式。这种激活方法可以加快获得有意义的图像对比度的速度。研究者使用 FRET–淬灭的双模态分子影像探针靶向一种在胶质母细胞瘤中过表达的酶(MMP-14),该探针由一个 MMP-14 底物肽和一个通过连接物连接的 MMP-14 结合肽组成。这些肽被连接到淬灭剂 QC-1 (LiCor Bioscience®)、荧光基团 IR-800CW 和螯合剂 NOTA 上用于 PET 标记。在富含蛋白酶的肿瘤环境中,IR-800CW 中的淬灭剂被酶裂解,从而观察到荧光开启(见图 2–38)。

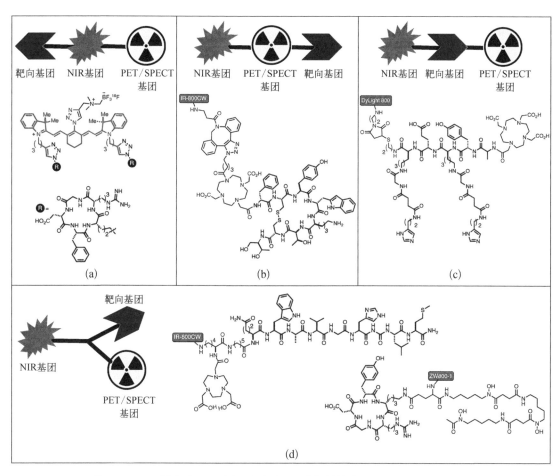

图 2–37　双模态分子影像探针(螯合剂/放射性核素和荧光基团)设计策略

(a) 双功能荧光基团;(b) 双功能螯合剂;(c) 双功能靶向基团;(d) 三功能连接基团连接螯合剂、荧光基团和靶向基团

5. 纳米探针表面偶联策略

纳米探针粒径小,比表面积大,原子配位不足,表面能高,存在表面原子活性高,极不稳定,容易团聚的缺陷。因此,为了提高纳米探针在体系中的分散性,增加纳米探针与其他组分的结合力,需要对纳米探针进行表面修饰及改性。

由于纳米探针具有独特的化学性质和暴露在其表面的官能团,可以使用许多方法来获得表面功能化。一般来说,表面修饰的第一阶段是使用同源或异质双功能偶联剂,添加一个有机官能团(R—NH₂、R—COOH 等),便于结合生物分子。例如,二氧化硅纳米探针最常用的偶联剂是氨基硅烷,它可在纳米探针表面引入一个氨基,用于下一次生物偶联。贵金属,例如金,可以通过使用巯基(见图2-39)或氨基基团的交联剂来功能化,这些交联剂能够与金属反应并产生共价键。利用硫醇衍生物(硫醇或巯基)与金表面之间固有的强相互作用可以在金纳米探针表面设计自组装[19]。这些双功能偶联剂,如硫代羧酸,在另一端有用于结合配体的官能团。通过使用配体交换策略,可以轻松地对金属氧化物进行修饰,该策略将原始表面替换为对下一步有用的官能团,如二醇、胺、羧酸和硫醇。碳基纳米探针含有大量 sp² 杂化碳原子,可用于生成官能团。通过发生氧化反应在纳米探针表面生成—COOH,—OH 和—C=O;通过发生卤化反应获得可进一步修饰的卤化碳,例如通过与胺基反应或通过环加成可以插入不同类型的官能团。

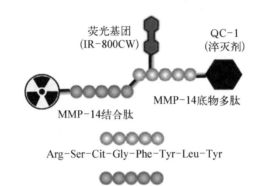

图 2-38　靶向 MMP-14 的可激活双模态分子影像探针

纳米探针表面修饰方法主要包括非共价修饰策略和共价修饰策略。非共价修饰策略基于大量的弱相互作用(静电、离子、疏水相互作用、吸收、氢键),尤其在金属和二氧化硅纳米探针中使用。非共价键的优点是相对简单,不影响所使用分子的结构及其与生物靶标的相互作用。但是,非共价修饰很容易受到不同变量的影响,如 pH 值和离子强度。共价修饰策略取决于纳米探针的组成,可以通过替代方法来获得。以稀土上转换发光(upconversion,UC)纳米探针为例。为了将油溶性 UC 纳米探针转换成水溶性的 UC 纳米探针,研究人员开发了配体交换法、配体吸引法、配体氧化法、聚合物包裹法、二氧化硅包覆法、主客体相互作用等方法来制备水溶性且表面含有活性基团(例如—COOH、—NH₂或者—SH)的 UC 纳米探针,实现了其与生物分子的偶联(见图 2 - 40)。

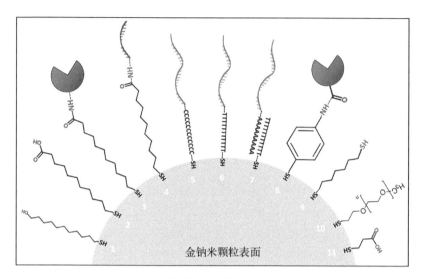

图 2 - 39　金纳米探针与硫醇衍生物的表面生物改性

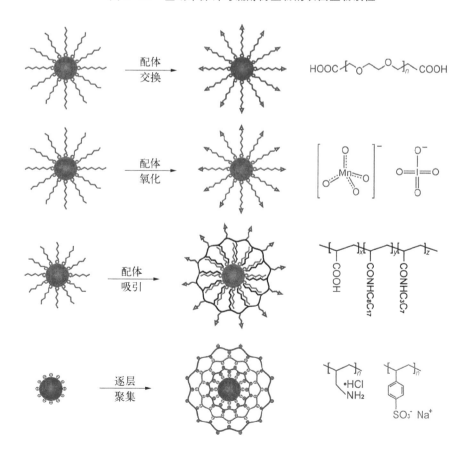

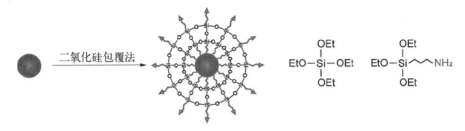

图2-40 纳米探针表面功能化的几种方法[20]

例如,通过用Lemieux-von Rudloff试剂(KMnO₄和NaIO₄的水溶液)来氧化表面为油酸的UC纳米探针,使油酸配体转换成壬二酸[HOOC(CH₂)₇COOH]配体,从而获得了水溶性的、羧酸功能化的UC纳米探针[见图2-41(a)]。进一步使用偶联试剂EDC和Sulfo-NHS,将PEG官能团连接到UC纳米探针表面得到UCNP-PEG-NH₂,然后与一个杂双官能化的偶联剂6-(马来酰亚胺基)己酸琥珀酰亚胺酯连接,产生一个马来酰亚胺官能化的表面,最后再与巯基化的c(RGDFK)偶联,得到RGD连接的UC纳米探针(RGD-UC纳米探针)(见图2-42)。另外,也可利用间氯过氧化苯甲酸作为环氧化试剂,将表面含有碳碳双键的油酸配体氧化为三元环氧化合物,然后在温和条件下使其与含有活性官能团的有机分子(如mPEG-OH)发生开环反应,在油酸分子上嫁接亲水性分子,使得UC纳米探针具有两亲性[见图2-41(b)]。

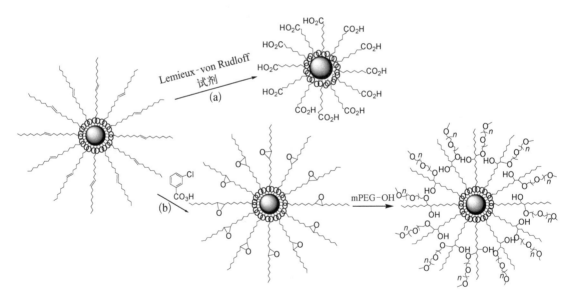

图2-41 合成不同纳米探针的方法。反应(a):从油酸配位的UC纳米探针到羧酸功能化的UC纳米探针的合成反应[21];**反应(b):环氧化法制备两亲性的mPEG-UC纳米探针**[22]

纳米探针表面修饰可以增强生物相容性和摄取。纳米探针的物理化学性质,如组成、大小、形状、表面电荷、表面疏水性/亲水性和表面化学基团,影响其毒性和摄取效率,利用PEG、右旋糖酐、壳聚糖等对其表面功能化可增强生物相容性。此外,纳米探针表面修饰是调节人体对其免疫反应的重要工具。纳米探针注射后在血液中流动,与许多特定的蛋白质相互作用,如调理蛋白、补体蛋白、免疫球蛋白、纤维连接蛋白和载脂蛋白(蛋白冠),这种相互作用可以改变纳米探针的行为,并引发免疫反应。纳米探针表面修饰可以促进它们从免疫系统中逃逸,并通过减少单核吞噬细胞系统(mononuclear phagocyte system,MPS)中单核吞噬细胞对其的清除来增加它们在血液中的半衰期。利用不同类型的分子修饰纳米探针表面,使纳米探针对免疫系统细胞"隐形",可以实现探针从免疫系统中的逃逸。为此,最常用的化合物是亲水聚合物,它结合水分子在纳米探针表面产生屏蔽,这一层水分子减少了与调理蛋白和/或巨噬细胞受体的相互作用,该策略可以增加纳米探针的循环时间,减少清除。此外,当纳米探针与质膜的组分相互作用时,它们主要通过内吞作用被细胞吸收,通常分为吞噬作用(巨噬细胞)和胞饮作用(所有细胞类型)。通过对纳米探针表面进行物理化学性质的修饰,可以促进细胞摄取。

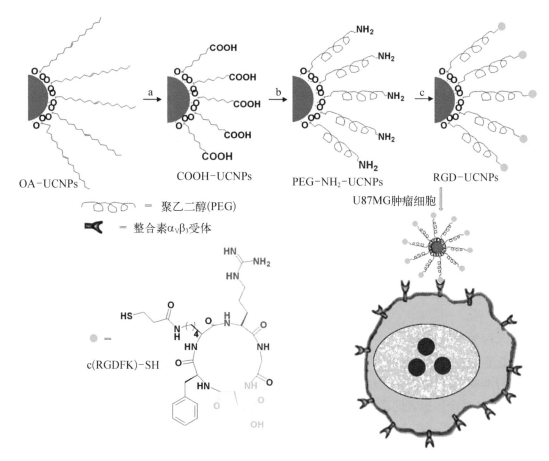

图 2-42　RGD-UC 纳米探针的合成。条件 a:环己烷、叔丁醇、水、5%(质量分数)K$_2$CO$_3$水溶液和 Lemieux-von Rudloff 试剂;条件 b:EDC、Sulfo-NHS、MES 缓冲溶液和 PEG(Mw=1 500);条件 c:6-(马来酰亚胺基)己酸琥珀酰亚胺酯、HEPES 缓冲溶液和 c(RGDFK)

　　纳米探针表面修饰可以增强被动摄取能力。PEG 修饰通常用于增强生物相容性,也可用于增加纳米探针的摄取。其他用于修饰纳米探针表面的分子涉及表面电荷的变化。一般来说,带正电荷的纳米探针比带负电荷的纳米探针具有更高的摄取能力和毒性。此外,纳米探针的表面电荷可以被选择性地改变从而调节细胞摄取。两性离子配体,如羧基甜菜碱和磺基甜菜碱,显示出各种正电荷和负电荷基团,允许调整电荷密度来优化溶解度,并避免蛋白冠的相互作用,使纳米探针在生物环境中高度稳定。这种修饰避免了纳米探针的非靶向摄取和调理作用,并增加了它们在靶组织(如癌细胞)中的积累[23]。研究表明,与 PEG 修饰的纳米探针相比,两性离子修饰的纳米探针更容易被摄取。使用细胞穿透肽(cell-penetrating peptides,CPPs)也可以增加纳米探针的摄取,这些分子由特定的氨基酸序列组成,通常具有多阳离子或两亲结构,可增强纳米探针的被动摄取能力。

纳米探针表面修饰赋予了探针被主动摄取的能力。纳米探针的主动靶向和细胞摄取主要是通过纳米探针修饰的表面配体与癌细胞中广泛过表达的受体之间的特异性相互作用来实现的。用于执行摄取的分子包括几个主要类别,其中最常用的是抗体(如抗 HER2 单抗、抗 EGFR 单抗、抗 HSPG2 单抗)、小肽(如 RGD 肽、GE11 肽、K237 肽)、蛋白质(如转铁蛋白、人血清白蛋白)、核酸适配体(aptamers)、碳水化合物(包括透明质酸、甘露糖、半乳糖和右旋糖酐等)和小分子(如叶酸)。通常通过共价相互作用进行偶联,将这些活性分子连接到纳米探针表面,以保持它们与目标受体结合的能力。

由于纳米探针和有配体修饰的纳米探针表面的高度可变性,不能遵循特定的方向对纳米探针进行功能化,需要考虑的问题包括:① 大分子的加入会改变纳米探针的大小,从而影响纳米探针的摄取;② 一些用于主动靶向的分子在功能化过程中其三维结构可能会改变,失去与目标分子结合的能力;③ 由于 pH 值和离子强度等环境条件的影响,与非共价键的共轭可能导致表面修饰不稳定;④ 配体在纳米探针表面的共轭密度和取向是增强摄取的关键参数;⑤ 毒性的降低可能是由于纳米探针摄取的减少;⑥ 带正电荷的纳米探针通常更容易被细胞内吞。

2.6　本章小结

纳米医学是分子医学的一个主要组成部分,其最终目标是使同时包含治疗成分和多模态成像标签的多功能纳米探针能够有效、特异地在体内递送药物,并随着时间的推移对治疗效果进行准确、定量的非侵入性评估。多功能纳米探针的主要应用可能不是疾病诊断,而是治疗学,即针对个体患者的诊断治疗[8]。迄今为止,大多数已开发的纳米探针还远未达到临床应用的最佳状态。在未来开发基于纳米探针的新型特异性靶向探针的研究中,需要同时优化许多因素,包括生物相容性、药物代谢动力学、靶向疗效、急性和慢性毒性、从网状内皮系统(reticuloendothelial system,RES)中逃逸的能力以及成本效益。

随着科学技术的发展,特别是医疗卫生的发展,分子影像技术在生物医学领域起着越来越重要的作用。分子影像探针、信号放大、高灵敏度探测是分子影像的三大要素。信号放大和高灵敏度检测都以完美的分子影像探针为基础,以最少量的探针实现最大的信号输出,即实现对兴趣分子的高对比度成像,是其最根本的研究目标之一。分子影像探针的设计与开发是分子影像发展的前提之一,也是分子影像前进的先决条件。目前,虽然科研工作者已设计出各种各样的分子影像探针,但只是处于试验阶段,与进入临床使用还有一定的距离。每种分子影像技术都或多或少存在一些缺陷。例如,超声成像的对比度和分辨率不够高;MRI的灵敏度仍显不足;光学成像中如何消除背景干扰以及增加光的穿透深度也是有待解决的问题;PET虽然是一种最先进的成像技术,但利用放射性的核素进行成像时,存在放射泄露的问题,这会对身体产生一定的危害,如何减少放射性核素的泄露是该领域亟待解决的问题。在此基础上,如何携带抗癌药物将肿瘤细胞杀死是分子影像探针另一个有待解决的问题。分子影像学本身是一门交叉学科,为了促进分子影像探针的持续设计和开发,需要细胞/分子生物学家的合作来识别和验证新的成像靶点,医学化学家/放射化学家的合作来设计、合成和表征分子影像探针,工程师/医学物理学家的合作来开发高灵敏度以及高分辨率成像设备和更好的成像重建算法等。总之,需要各个领域相互合作,设计出灵敏度更高、对人身体危害更小的分子影像探针用于临床,为人类健康服务。

 练习题

1. 分析下图中的分子影像探针的种类及其连接基团部分。

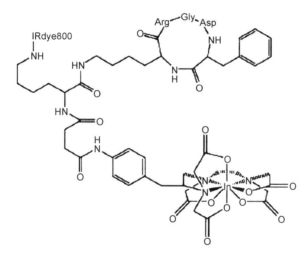

题图 2‐1

2. 结合分子影像探针及成像图片分析采用的分子影像技术类型。

(1)

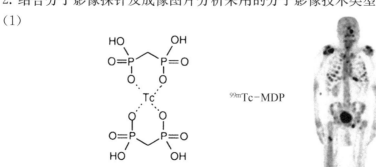

$^{99m}Tc–MDP$

(　　)

(2)

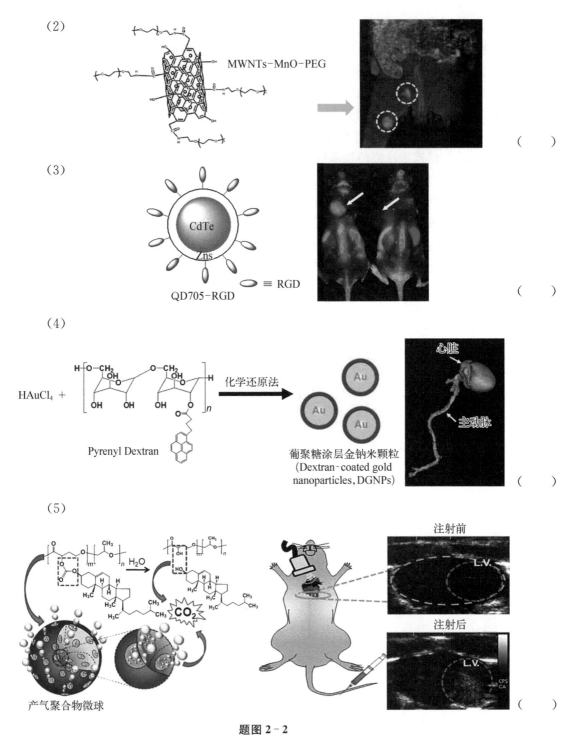

MWNTs-MnO-PEG

( )

(3)

QD705-RGD ⬭ ≡ RGD

( )

(4)

HAuCl₄ +

Pyrenyl Dextran

化学还原法

葡聚糖涂层金钠米颗粒
(Dextran-coated gold
nanoparticles, DGNPs)

心脏
主动脉

( )

(5)

产气聚合物微球

注射前
L.V.

注射后
L.V.

( )

题图 2-2

❓! 思考题

1. 分子影像探针的定义是什么呢？有哪些组成部分呢？

2. 分子影像探针的分类方法有哪些呢？

3. 分子影像探针的安全性评价有哪些呢？

4. 分子影像探针与生物体系会发生哪些相互作用呢？

5. 生物屏障有哪些呢？

6 分子影像探针的哪些物理化学性质会影响其与生物屏障的相互作用呢？

7. 分子影像探针的代谢途径有哪些呢？

8. 纳米探针相比小分子探针的优势特点有哪些呢？

9. 分子影像探针有怎样的设计要求呢？

10. 分子影像探针的设计方法及策略有哪些呢？

课外阅读

Grimm J，Kiessling F，Pichler B J. Quo vadis, molecular imaging? ［J］. Journal of Nuclear Medicine，2020，61(10)：1428 – 1434.

参考文献

［1］ Huang J, Pu K. Activatable molecular probes for second near-infrared fluorescence, chemiluminescence, and photoacoustic imaging ［J］. Angewandte Chemie International Edition, 2020, 59(29)：11717 – 11731.

［2］ Kang M S, Lee H, Jeong S J, et al. State of the art in carbon nanomaterials for photoacoustic imaging［J］. Biomedicines, 2022, 10(6)：1374 – 1401.

［3］ Grimm J, Kiessling F, Pichler B J. Quo Vadis, molecular imaging?［J］. Journal of Nuclear Medicine, 2020, 61(10)：1428 – 1434.

［4］ Chen H, Zhang W, Zhu G, et al. Rethinking cancer nanotheranostics［J］. Nature Reviews Materials, 2017, 2(7)：17024.

［5］ Cavaliere C, Tramontano L, Fiorenza D, et al. Gliosis and neurodegenerative diseases: the role of PET and MR imaging［J］. Frontiers in Cellular Neuroscience, 2020, 14：75.

［6］ Ono M, Saji H. Molecular approaches to the treatment, prophylaxis, and diagnosis of Alzheimer's disease: novel PET/SPECT imaging probes for diagnosis of Alzheimer's disease［J］. Journal of Pharmacological Sciences, 2012, 118(3)：338 – 344.

［7］ Wang Y-X J. Current status of superparamagnetic iron oxide contrast agents for liver magnetic resonance imaging［J］. World Journal of Gastroenterology, 2015, 21(47)：13400 – 13402.

［8］ He H Z, Zhang X D, Du L H, et al. Molecular imaging nanoprobes for theranostic applications［J］. Advanced Drug Delivery Reviews, 2022, 186：114320 – 114328.

［9］ Bai Y, Zhang Y, Zhang J, et al. Repeated administrations of carbon nanotubes in male mice cause reversible testis damage without affecting fertility[J]. Nature Nanotechnology, 2010, 5(9): 683 - 689.

[10] Liang G, Nguyen P K. Molecular probes for cardiovascular imaging[J]. Journal of Nuclear Cardiology, 2016, 23(4): 783 - 789.

[11] Charron C L, Hickey J L, Nsiama T K, et al. Molecular imaging probes derived from natural peptides[J]. Natural Product Reports, 2016, 33(6): 761 - 800.

[12] Feng H, Wang X, Chen J, et al. Nuclear imaging of glucose metabolism: Beyond F - FDG[J]. Contrast Media & Molecular Imaging, 2019: 7954854.

[13] Li G, Liu X, Chen X. Simultaneous development of zanubrutinib in the USA and China[J]. Nature Reviews Clinical Oncology, 2020, 17(10): 589 - 590.

[14] Wang W Z, Hu Z Y. Targeting peptide-based probes for molecular imaging and diagnosis[J]. Advanced Materials, 2019, 31(45): 1804827.1 - 1804827.8.

[15] Cheng Z, Wu Y, Xiong Z, et al. Near-infrared fluorescent RGD peptides for optical imaging of integrin $\alpha_v\beta_3$ expression in living mice[J]. Bioconjugate Chemistry, 2005, 16(6): 1433 - 1441.

[16] Zhao Y F, Pang B, Detering L, et al. Melanocortin 1 receptor targeted imaging of melanoma with gold nanocages and positron emission tomography[J]. Molecular Imaging, 2018, 17: 1 - 9.

[17] Liu Q, Huang J, He L, et al. Molecular fluorescent probes for liver tumor imaging [J]. Chemistry - An Asian Journal, 2022, 17(8): e202200091.

[18] Hekman M, Rijpkema M, Muselaers C, et al. Tumor-targeted dual-modality imaging to improve intraoperative visualization of clear cell renal cell carcinoma: a first in man study[J]. Theranostics, 2018, 8(8): 2161 - 2170.

[19] Yüce M, Kurt H. How to make nanobiosensors: surface modification and characterisation of nanomaterials for biosensing applications[J]. RSC Advances, 2017, 7(78): 49386 - 49403.

[20] Wang f, Liu X. Recent advances in the chemistry of lanthanide-doped upconversion nanocrystals[J]. Chemical Society Reviews, 2009, 38(4): 976 - 989.

[21] Chen Z, Chen H, Hu H, et al. Versatile synthesis strategy for carboxylic acid-functionalized upconverting nanophosphors as biological labels[J]. Journal of the American Chemical Society, 2008, 130(10): 3023 - 3029.

[22] Hu H, Yu M, Li F, et al. Facile epoxidation strategy for producing amphiphilic up-converting rare-earth nanophosphors as biological labels[J]. Chemistry of Materials, 2008, 20(22): 7003 - 7009.

[23] Böhmer V I, Szymanski W, Feringa B L, et al. Multivalent probes in molecular imaging: reality or future?[J]. Trends in Molecular Medicine, 2021, 27(4): 379 - 393.

教学目标

（1）阐述荧光成像的基本原理。

（2）列举荧光探针的分类方法。

（3）分析不同类型荧光探针的发光特点及应用。

3.1 荧光成像的基本原理及分类

3.1.1 荧光

根据 Jablonski 能级图，当染料分子吸收光子到达激发态（S_1）后，可通过释放光子的辐射形式回到基态（S_0）（产生荧光，用于荧光成像），也可通过振动弛豫的非辐射形式回到基态（产生热能，用于光热治疗、光声成像），还可通过系间窜越的形式回到基态（与氧气反应产生单线态氧等，用于光动力疗法等），这几种形式的光学行为各有用途。

如图 3-1 所示，当高能量光线照射荧光物质时，其分子或原子中的电子将吸收能量由基态（S_0）激发到激发态。激发态有两种电子态：一种为激发单线态（S），另一种为激发三线态（T）。电子处于高能级时不稳定，会放出能量，从高能级跃迁回到低能级。当电子从最低激发单线态（S_1）系间窜越到最低激发三线态（T_1），再从最低激发三线态（T_1）回到单线基态（S_0）时发射出光子，称之为磷光。当电子从最低激发单线态（S_1）回到单线基态（S_0）时会发射出光子，称之为荧光。

描述荧光性质的参数主要有以下 5 种。

（1）吸收光谱：荧光物质吸收光子后，由基态跃迁到激发态，测量不同吸收波长处的吸光度，得出的吸光度与吸收波长的关系曲线即为吸收光谱。

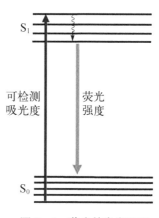

图 3-1 荧光的发光原理示意图

（2）激发光谱：荧光物质在不同波长的激发光作用下测得的某一波长处的荧光强度的变化情况，也就是不同波长的激发光的相对效率。

（3）发射光谱：固定荧光物质的激发波长，一般为最大吸收波长，根据荧光物质的发射光强度与发射波长作出的曲线即为发射光谱。

（4）斯托克斯（Stokes）位移：在外界光源的照射下，荧光物质自身发射一定波长的光，其发射光与吸收光的波长的差值即为斯托克斯位移。

（5）量子产率：量子产率是指发出光子数与吸收光子数的比值。尽管大部分物质都可以吸收光子，但其中仅有极少数物质能发射荧光。量子产率高的物质可以把能量通过荧光的方式释放出来。量子产率低的物质会通过其他途径把大量能量释放出来。

3.1.2 荧光成像

光学成像（optical imaging）技术具有无创、安全、可视化能力强、空间分辨率高、成本低等优点，可对生物分子、细胞、组织和生物体进行实时、多维的可视化监测，是生物医学领域中十分重要的研究手段。光学成像主要包括生物发光成像与荧光成像（fluorescence imaging，FLI）两种技术（见图 3 - 2）。

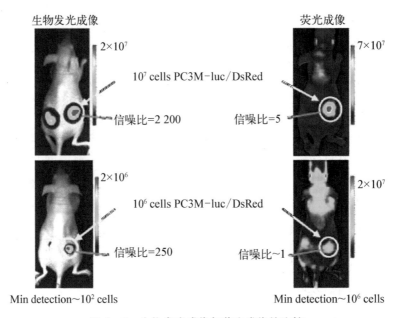

生物发光成像   荧光成像

2×10^7 10^7 cells PC3M-luc/DsRed 7×10^7

信噪比=2 200   信噪比=5

2×10^6 10^6 cells PC3M-luc/DsRed 2×10^7

信噪比=250   信噪比~1

Min detection~10^2 cells   Min detection~10^6 cells

图 3 - 2　生物发光成像与荧光成像的比较

生物发光成像是一类使用荧光素酶作为报告基因，导入细胞或体内表达荧光素酶，标记目的基因，当腹腔或静脉注射其底物荧光素时，产生发光现象的成像方式。由于哺乳动物体内没有荧光素酶，因此成像时背景噪声低，信噪比高，可灵敏地显示酶在体内的位置和数量。但是，荧光素酶必须在 ATP 及氧气存在的条件下，才能催化荧光素的氧化反应。因此，只有活细胞内才能成像，而且光的强度与标记细胞的数目呈线性相关。此外，生物发光成像需要在超低温条件下进行信号采集，成像时间较长。

　　荧光成像技术是利用光学检测器采集荧光探针发光进行实时成像的一种非侵入式的成像技术,具有成像速度快、灵敏度高、时空分辨率高、无辐射等优点。相比生物发光成像技术,荧光成像技术能够使用多种荧光探针实现多重标记。但是在荧光成像过程中,在受到激发光激发时,生物体中很多物质都会产生荧光,例如皮肤、毛发等组织。特别是当被标记的靶点深藏于组织内部,需要较高能量的激发光时,生物体会产生强的非特异性荧光。

　　相比生物发光成像,荧光成像技术的优势主要表现在以下 4 个方面。

　　(1) 荧光标记能力更强。荧光探针种类繁多,包括荧光蛋白、荧光染料、量子点、稀土发光材料等,可以对基因、蛋白、抗体、化合药物等进行标记。应用范围极广,可以对样本进行多色标记,一个样本可以同时获得多种细胞或药物的分布情况。

　　(2) 信号强度高。荧光成像的光子强度较生物发光成像更强,持续时间长,对电荷耦合器件(charge coupled device,CCD)的灵敏度要求相对较低,无须配套低温冷 CCD 即可获得清晰的成像结果。

　　(3) 实验成本低,成像过程简单。相比生物发光成像技术,荧光成像技术无须提前注射荧光素酶底物。只要有合适的激发光源照射,就可发出特定波长的发射光。只要荧光基团稳定,就可实现随时激发、发光、检测。

　　(4) 从活体到离体均可成像。生物发光成像只能在活细胞内完成,而荧光蛋白或荧光染料只需保持荧光基团稳定即可稳定发光,并可在活体或离体组织器官内进行观察。在实验前期荧光探针制备阶段,可以直接在微型离心管(EP 管)中进行成像观察。

　　荧光成像技术采用小动物活体荧光成像系统,小动物活体荧光成像系统主要包括 CCD 照相系统、光源、滤光片、麻醉系统和工作站等。操作方法如下：将有荧光标记的实验动物麻醉后放入成像暗室,在激发光照射下,收集荧光信号进行软件分析处理,可直接通过显示器观察数据和图像(见图 3 - 3)。

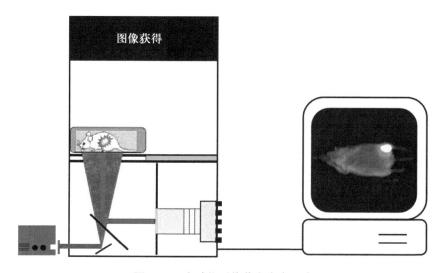

图 3 - 3　小动物活体荧光成像系统

荧光成像技术目前已经成功应用于外科手术导航,通过近红外(near infrared,NIR)荧光成像的引导,医生能更清晰地分辨肿瘤的边界、淋巴结转移情况、肿瘤和周围组织、血管和神经等重要结构的关系等[1]。荧光成像技术最初用于乳腺癌和结直肠癌患者的前哨淋巴结活检,随后此方法在外科肿瘤的各个领域中广泛应用,并成为指导癌症治疗的有效诊断工具。荧光成像技术在开刀手术、腹腔镜手术以及达芬奇手术中的广泛应用,使临床患者受益(见图3-4)[2]。

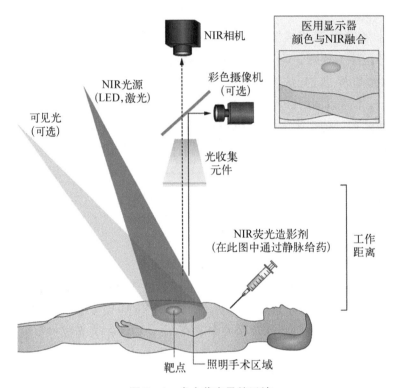

图3-4　术中荧光导航系统

传统的生物成像窗口为可见光区和近红外一区(NIR-Ⅰ),由于生物组织中不同组分(如水、脂质膜和亚细胞器等)的折射率存在差异,不同波长的光在穿过生物组织时会发生散射,该过程会将部分成像的光信号转变为杂散光而增加背景噪声,从而导致成像信噪比差。另外,生物组织内的许多生物分子所含的发色基团可以吸收激发光或发射光,并将其转换为热量,或者产生荧光而增加自体荧光背景干扰,导致组织穿透深度浅,成像信噪比低。

在过去的几年中,众多研究者致力于研究近红外二区(NIR-Ⅱ)荧光成像,NIR-Ⅱ荧光成像能够显著提高成像灵敏度、穿透深度和空间分辨率。研究表明,随着波长的增加,生物组织对光的散射强度会有所减弱,生物组织的自体荧光强度也会随着波长的增加而逐渐减弱。相较于可见光区(400～700 nm)和NIR-Ⅰ(700～900 nm)荧光成像,生物组织对NIR-Ⅱ(1 000～1 700 nm)的光具有更弱的吸收和散射以及更低的自体荧光,NIR-Ⅱ荧光成像因具有更深的组织穿透能力和更高的成像信噪比等极具竞争力的优势而受到人们的青睐[3]。对NIR-Ⅱ的探测普遍使用范围为900～1 700 nm的具有高量子效率的砷化铟镓(InGaAs)传感器,这种传感器原来广泛应用于工业检测、军事装备、安全防范等领域,也被称为短波红外传感器。

3.1.3　荧光显微成像技术分类

荧光显微成像技术需用到荧光显微镜。荧光显微镜是生命科学领域研究细胞、组织和生物体时空动力学行为不可或缺的工具。现有的荧光显微镜将成像分辨率从几百纳米提高至几纳米,实现了生物精细结构与精细动态过程的高分辨成像。然而,记录生物过程的质量不仅取决于光学设备的空间分辨率,还取决于时间分辨率、实验总持续时间、成像深度、可达到的荧光团密度、光漂白性和光毒性等。受样本健康和最大光子预算的限制,上述因素存在相互制约关系,不能同时优化。例如,减少曝光时间提高成像速度的同时会牺牲信噪比。荧光显微镜在亚细胞结构观测、活体生物超精密成像和分子结构研究领域的应用上仍存在一定局限性。目前,针对上述局限性主要有两类解决方法:第一类方法是优化显微镜硬件;第二类方法是使用提高显微图像质量的算法以及优化光路硬件,提高信息获取的效率。

光学显微成像技术本身具有高分辨率、高通量(高速)、非侵入、低毒性等特点,将其与荧光蛋白以及荧光染料等标记物在细胞中的定位和表达技术相结合,可以特异性地分辨生物体乃至细胞内部不同的结构与成分,并且能够在生物体和细胞仍具有活性的状态下对其功能进行动态观察。典型的荧光显微成像技术主要有基于扫描照明的光片荧光显微成像技术、共聚焦荧光显微成像技术、基于宽场照明(非扫描)的宽场荧光显微成像技术、光场荧光显微成像技术、采用超分辨技术的结构光照明荧光显微成像技术、受激发射损耗显微成像技术、单分子定位荧光显微成像技术等。

1. 宽场荧光显微成像技术

NIR-Ⅱ宽场荧光显微成像技术是当前大深度活体成像的研究热点,其在基础研究和临床应用方面都有巨大的潜力。对比可见光和 NIR-Ⅰ的成像,NIR-Ⅱ宽场荧光显微成像技术在活体层面具有更高的清晰度和更深的组织穿透深度。目前,NIR-Ⅱ宽场荧光显微成像技术在脉管显微造影、肿瘤精确分析、炎症准确追踪等生物应用上都获得一系列突破,相关研究对象包含啮齿类动物(如小鼠、大鼠)及灵长类动物(如狨猴、猕猴)等。在 NIR-Ⅱ宏观成像基础上,对组织微结构清晰成像的需求迫使分子影像探针持续发展,成像系统不断精进。随着仪器商业化和国产化突破,分子影像探针的安全性逐步提高,NIR-Ⅱ宽场荧光显微成像的应用价值将不断增加。

2. 共聚焦荧光显微成像技术

共聚焦荧光显微成像技术利用高度聚焦的激光束对样品逐点扫描成像,荧光信号经探测针孔滤波后被光电倍增管收集。针孔结构只允许激光焦点处激发的荧光通过探测针孔,这有效滤除了离焦信号,而且共聚焦荧光显微镜通过逐层扫描样品,可以实现三维成像。该技术利用以下 3 类显微镜进行成像。

(1) 活体共聚焦显微镜(in vivo confocal microscopy,IVCM)。该镜是一种广泛应用于研究活体眼表组织结构特征与功能变化的非侵入性图像诊断技术的辅助工具,可观察到眼表组织在细胞水平的损伤以及纵向监测其修复过程。近年来,越来越多的研究使用 IVCM 分析眼部疾病的病理变化过程,尤其是分析眼前段疾病。在角膜炎的鉴别、角膜营养不良的分型、角膜神经的再生修复、睑板腺和眼表疾病的评估、肿瘤疾病的早期诊断、青光眼的手术评价等方面，IVCM 均发挥一定的作用。IVCM 能快速获取高分辨率图像和微观结构，其临床应用仍在不断扩展。

（2）激光扫描共聚焦显微镜（laser scanning confocal microscope，LSCM）。该镜在传统的光学显微镜上加装了激光扫描装置，利用激光扫描束通过光栅针孔形成点光源，采用逐点扫描及共轭聚焦技术，对样本进行断层扫描，以获得高分辨率焦平面光学图像。与普通荧光显微镜相比，LSCM 具有一些明显的优势：① LSCM 利用逐点扫描及共轭聚焦技术有效地排除了焦点以外的光信号干扰，提高分辨率，显著改善视野的广度和深度；② 对于多重标记的样本，LSCM 区分不同颜色标志物的能力较普通荧光显微镜强；③ LSCM 除具有成像功能外，还有图像处理功能。

（3）共聚焦激光显微内镜（confocal laser endomicroscopy，CLE）。该镜于 2003 年始应用于临床内镜技术，相比传统内镜，其优势在于即时性的诊断及高清晰度的图像，无须活检即可在体获得完整消化道黏膜动态图像。目前应用于临床的 CLE 可分为两类：一类为传统整合式的基于内窥镜的共聚焦激光显微内镜（endoscope-based CLE，eCLE），其由普通白光内镜及镶嵌在头端的共聚焦内镜共同组成，镜头粗、不易弯曲，对某些部位的观察如贲门、胃体垂直部及胃角存在一定的困难；另一类则是装备了活动探头的探头式共聚焦激光显微内镜（probe-based CLE，pCLE），该内镜可以插入任何与之兼容的内镜钳道，可以对胃肠道黏膜进行实时的显微成像，并指导靶向活检。pCLE 作为一种新型的分子成像技术，较传统 eCLE 技术图像而言，更加清晰，干扰因素更小，扫描范围更广，但其问世时间尚短，在临床上尚无大样本、无多中心研究支持验证，加上检查成本高，目前推广应用较慢，然而这并不影响其成为一种替代病理活检的新型即时内镜技术的趋势。荧光对比剂的迅速发展也将加快 pCLE 技术的应用推广，pCLE 图像诊断各类疾病的标准规范逐渐统一，这使其未来发展值得期待。

3. 多光子荧光显微成像技术

多光子激发是指在具有高光子密度的入射光激发下，处于基态的分子/原子同时吸收多个光子后跃迁到激发态，经过弛豫过程跃迁到亚激发态，最后自发辐射回到基态，释放出频率略小于多倍入射光频率的荧光光子的过程。1990 年，Denk 等制成了第一台双光子激光扫描显微镜，多光子成像技术因其具有低侵入性、高穿透性、高空间分辨率等优势进入人们的视野。目前常见的多光子成像技术有双光子激发荧光（two-photon excited fluorescence，2PEF）和三光子激发荧光（three-photon excited fluorescence，3PEF）显微成像技术。

相较于单光子激发荧光、共聚焦荧光显微和宽场荧光显微等成像技术，多光子成像技术具有以下 4 个优点：① 多光子成像技术通常采用的激发光为波长较长的近红外光，相比可见光，近红外光在生物组织中的穿透能力更强，因此能够探测到生物组织中更深层的信息；② 多光子成像只有在激发光焦点附近的区域才能激发荧光，因此多光子成像技术具有天然的光学层析能力，能更好地对生物组织进行三维成像；③ 多光子成像在样品的非焦点区域不产生荧光，能自动抑制离焦信号，相比宽场荧光显微成像技术，多光子成像能达到近乎衍射极限的空间分辨率，因此能观察到组织内更细微的结构；④ 与共聚焦荧光显微成像技术相比，多光子成像技术不需要使用针孔滤波，荧光收集效率高。

2PEF 是目前最常见的多光子成像技术,无须复杂系统即可实现。许多活体内源性荧光基团或光学探针都具有双光子吸收效应,能用于双光子激发荧光显微成像。2PEF 易与其他光学手段如荧光寿命显微成像技术、光纤内窥成像技术、光片荧光显微成像技术等结合,实现更多维度信息的获取(比如样品信息),但其在多色成像、功能成像、成像深度等方面仍具有一定的局限性。例如,利用 2PEF 研究含有多种荧光团的样品时,难以同时实现多种荧光团的最优激发。另外,2PEF 虽然能对样品进行高分辨率成像,但其获得的仅仅是荧光强度信号,信息维度有限。此外,2PEF 在生物医学成像的应用常局限在细胞、离体样品或者活体表层,难以进行体内深层器官组织成像。

传统的 2PEF 发展已较为成熟,为了取得进一步的突破,从实际的生物医学应用出发,科研人员对 2PEF 在多色成像、功能成像、活体成像、成像深度等方面的不足进行了改进,例如多色双光子激发荧光显微成像能在亚细胞水平实现多种标记荧光团的实时动态监测;双光子荧光寿命成像(fluorescence lifetime imaging,FLIM)技术可以在进行高分辨三维成像的同时获取生物组织的生化特性信息,对生物组织功能和结构进行无标记精确定量表征;双光子光纤内窥成像技术能深入体内进行深层组织器官成像,与普通内窥镜相比有更高的分辨率,能观察到生物组织内亚细胞结构;相较 2PEF 而言,三光子激发荧光显微成像的穿透深度更深,分辨率及信噪比也大大提高。总之,多色双光子激发荧光显微成像、双光子光纤内窥成像、双光子激发荧光寿命显微成像和三光子激发荧光显微成像技术这几种多光子成像技术拓宽了传统 2PEF 的生物医学应用范围,具有极大的发展潜力。

受限于激光器、光纤、探测器等技术的发展,多光子成像技术在生物医学领域的应用仍面临着一定的挑战。例如,多色双光子激发荧光显微成像技术存在系统复杂,多种荧光团无法同时最优激发、双光子激发效率不高及光谱串扰等问题;双光子 FLIM 技术依旧面临着穿透深度受限的问题,而且双光子 FLIM 系统较复杂,对光源和探测器等有严格的要求,成本较高。再者,受组织自身荧光信号强度和系统探测效率的限制,双光子 FLIM 技术在数据的采集及处理上也十分烦琐、耗时;双光子光纤内窥成像虽然在向更小型化的方向发展,但对于活体内部组织器官实时成像而言,其尺寸仍不够小,而且在探测上对样品发射的荧光的收集效率并不高;三光子荧光显微成像技术的成像深度则受限于光源能量不高,目前用于三光子荧光显微成像的荧光探针数量较少且亮度有限。

随着激光技术的发展和光源能量利用的进一步提升,多色双光子激发荧光显微成像、双光子 FLIM 和三光子荧光显微成像的激发效率与成像深度也会得到进一步提高;光纤技术在信号传输、小型化方面的发展则能使多色双光子激发荧光显微成像、双光子光纤内窥成像、三光子成像的系统结构更加完善;微机电系统(micro-electro-mechanical system,MEMS)技术的发展能使双光子光纤内窥成像系统的尺寸更加合理;更高信号探测效率的探测器的发展能提高双光子 FLIM 技术对样品的荧光采集效率;数据采集处理技术的进步则能减少双光子 FLIM 技术的图像处理时间;荧光探针技术的发展可以为多色双光子激发荧光显微成像及三光子荧光显微成像技术提供更多的标记选择;开发量子效率更高的荧光探针也有助于增加多光子成像的深度。此外,不同种类的多光子成像技术的结合也能相互促进,从而大大拓宽其应用范围。随着科研人员的不懈努力,未来激光、光纤、探测器、荧光探针等技术将取得长足的发展,促进多光子成像技术在生物医学应用上取得更多进展。

4. 光片荧光显微成像技术

经典的宽场荧光显微(wide-field fluorescent microscopy,WFFM)具有结构简单、成像速度快的特点,但因其采用落射式照明,无法有效区分在焦信号和离焦背景,不具备三维层析成像能力。激光扫描共聚焦显微技术利用高度聚焦的激光三维逐点扫描样品激发荧光,利用针孔过滤离焦背景信号,从而仅让在焦荧光信号被探测器收集,最终实现三维层析成像。但逐点扫描成像模式使得系统时间分辨率受到了很大的限制,并且因其在强聚焦后会产生较强的光毒性(光对细胞的损伤)和光漂白性(荧光染料因过度激发而失效),LSCM 不适合长时间观测活体生物样品。光片荧光显微成像技术也称作选择平面照明显微(selective plane illumination microscopy,SPIM)或正交平面荧光光学切片显微(orthogonal planar fluorescence optical section microscopy,OPFOSM)成像技术,是一种新型的三维显微成像技术。该方法采用正交光路设计,用一层薄光片从侧面激发样品,并在垂直于光片的方向上利用显微物镜和数字相机拍摄样品的二维荧光图像,通过轴向扫描光片或移动样品逐面成像,即可获取不同深度处的层析图像,并实现样品的三维信息重构。它具有三维成像速度快、对比度高、光损伤小的优点,尤其适合对活体生物样品进行长时间三维成像。

5. 结构光照明显微成像技术

结构光照明显微成像(structure illumination microscopy,SIM)利用包含条纹的调制光束照明样品,通过改变照明图案的方向和相位,得到多张成像结果,然后依靠图像重建算法获得超分辨图像。结构光照明显微成像系统的空间分辨率是普通宽场显微镜的 2 倍,能在低照度的情况下对活细胞进行长时间成像,因此是活体生物成像领域应用最广泛的超分辨显微系统。

6. 受激发射损耗荧光显微术

作为主要的超分辨显微成像工具,受激发射损耗荧光显微镜在生物成像领域有着重要作用。该显微镜在共聚焦显微系统高斯分布光束照明的基础上增加了一束环形损耗光(抑制激发光外围的荧光分子),通过受激发射来淬灭激发态的荧光分子,从而达到超分辨的目的。

7. 结合超分辨的光片荧光显微成像技术

超分辨荧光显微技术的研究几乎与光片技术同时起步,有研究者就提出了受激发射损耗荧光显微术,通过激发光激发一个点的荧光基团,再用损耗光损耗基团外围的荧光分子,淬灭其荧光以达到减小点扩展函数的尺寸、提高分辨率的目的。这一技术对损耗光在焦平面的光强分布具有较高的要求。其后,Hell 团队一直致力于优化损耗光的光强分布研究,开发出了基于空间光调制的损耗光产生装置。用该装置对突触结合蛋白进行观察,横向分辨率达到了 40~60 nm。同年,他们还相继开发了另外两项超分辨技术,即光激活定位显微技术(photoactivated localization microscopy,PALM)和随机光学重建显微技术(stochastic optical reconstruction microscopy,STORM),通过稀疏激发的方式将空间域密集分布的荧光分子在时间域分开,以达到单分子定位的目的,其横向分辨率可达 20 nm 左右。

SIM 技术利用特殊调制光照明样品,通过解调出照明光强与荧光信号强度的非线性关系中的高频信息实现超分辨。但传统的结构光超分辨显微技术只能提升 2 倍的分辨率,而饱和结构光照明显微技术(saturated structured illumination microscopy, SSIM)则是利用荧光样品发射的光子饱和度作为非线性效应,其在频域会产生多阶高次谐波,经频谱拓展从而获得高分辨图像。结构光照明技术的优点是采集时间短、激发光功率低、方便对活体样品进行高速成像,因此其在生物医学成像上得到了广泛应用。近年来,研究人员在第一种超分辨路线的基础上发展起了一类利用荧光分子或量子点的闪烁漂白特性的超分辨技术。例如,有研究者提出了一种利用贝叶斯分析方法分析大量荧光分子的闪烁和漂白信息的超分辨算法(3B 方法),该方法利用荧光分子闪烁漂白以及重复出现的信息,允许荧光分子的大量重叠,不需要多种波长激发,亦无须特殊的荧光分子,因其激发光强度相对较低和采集时间短的优势而受到了广泛关注,利用该技术对贴壁细胞的黏着斑蛋白进行成像分析,分辨率可达到约50 nm。有研究团队提出了利用量子点的随机闪烁光学超分辨涨落技术(super-resolution optical fluctuation imaging, SOFI),该技术通过采用不同波长量子点标记同一细胞结构,有效地减少了超高荧光密度下高阶成像伪影,更加真实地还原了样品的细节信息及结构,同时提高了成像速度,是一种全新的研究活体生物样本超分辨成像技术。

从光片荧光显微成像技术的兴起,到与超分辨技术的结合,研究者们致力于提高荧光显微成像技术的分辨水平。高斯光片照明的分辨率已达到接近细胞水平,而将其与超分辨技术结合更可实现衍射极限分辨率的突破,这将使得对细胞内部的微管蛋白和细胞核异染色质蛋白的层析成像成为现实,但生命科学研究领域的需求远不止于此,对大样品的深组织进行光片超分辨成像将成为今后光片显微镜的发展方向。

光片照明提供的更高的轴向分辨率以及超分辨技术带来的横向分辨率的提高,有利于实现光片技术与超分辨显微技术的融合,开发出基于常规荧光标记、无须照明控制并可同时进行三维超分辨显微观察的新技术、新方法,这将是未来光片超分辨显微镜发展的方向。

3.2　荧光分子影像探针分类及性能比较

3.2.1　荧光探针及分类

在紫外—可见—近红外区有特征荧光,荧光性质(激发和发射波长、强度、寿命、偏振等)可随所处环境的性质(如极性、折射率、黏度等)的改变而改变的一类荧光分子,称为荧光探针。荧光探针是荧光成像的基础,其可按特点、尺寸大小、发射波长范围等进行分类。

1. 按特点分类

荧光探针按特点可分为非特异性荧光探针和特异性荧光探针。特异性荧光探针与分子靶点特异性结合,成像效果更好(见图 3-5)。特异性荧光探针包括靶向型和可激活型荧光探针。最常见的荧光探针通常由肿瘤靶分子和荧光基团组成。然而,这种"常亮"的探针无论是否和靶组织结合,都会持续发出荧光信号,因此大概率会产生较高的背景信号。在病灶部位被特异性激活的荧光探针因其具有较高的信噪比而引起了研究者们的关注。

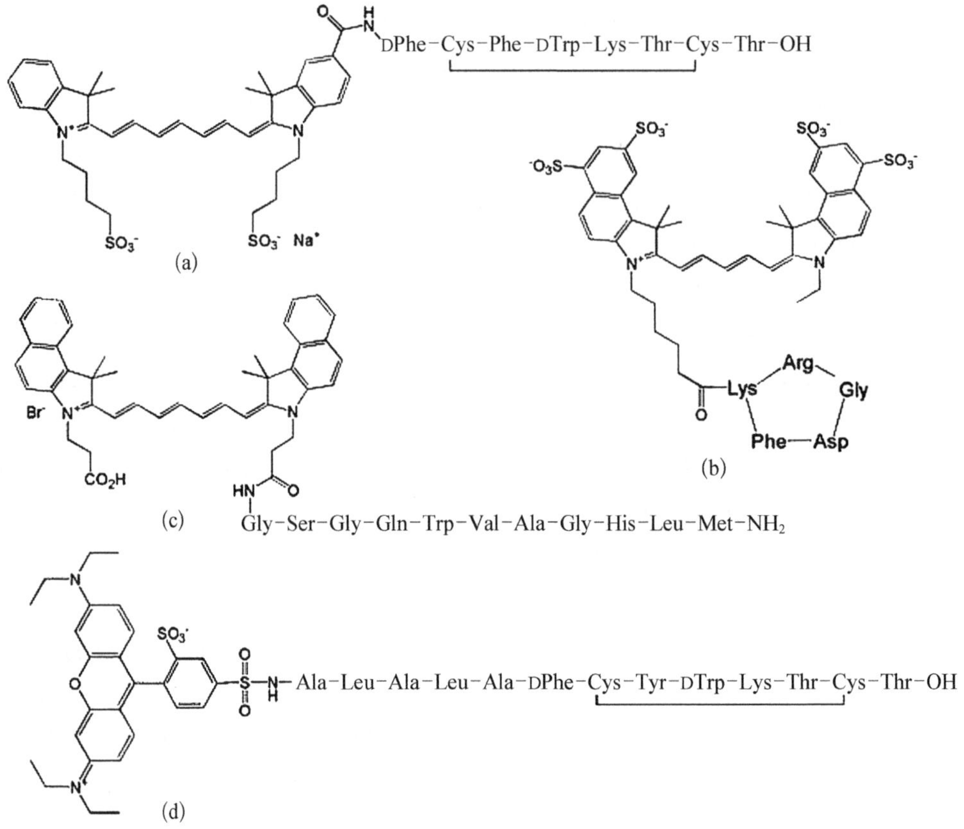

图 3 - 5 特异性荧光探针举例

(a) ITCC-octreotate;(b) Cy5.5-RGD 肽;(c) Cybesin(cypate-bombesin 肽类似物);(d) 磺酰
罗丹明 B-ALALA-octreotate

2. 按尺寸大小分类

按尺寸大小进行分类,荧光探针可分为小分子荧光探针、荧光蛋白探针、荧光纳米探针等。

小分子荧光探针包括有机染料(FDA 批准临床用近红外荧光探针吲哚菁绿 ICG、Cy 系
列)、金属配合物等(见图 3 - 6)。

荧光蛋白探针包括绿色荧光蛋白(GFP)、红色荧光蛋白(DsRed)等。Osamu Shimomura,
Martin Chalfie 和 Roger Youchien Tsien(钱永健)三位科学家因发现并开发了绿色荧光蛋白
(GFP)的应用而获得了 2008 年诺贝尔化学奖[4]。钱永健让科学界更全面地理解了绿色荧
光蛋白的发光机理,他通过改变其氨基酸排序,合成能吸收、发射不同颜色光的荧光蛋白,改
造了绿色荧光蛋白,为同时追踪多种生物细胞变化的研究奠定了基础。已报道的荧光蛋白
光谱分布于整个可见光区,它们广泛应用于基因的表达调控、蛋白质空间定位与转运、蛋白
折叠、信号传导、蛋白酶活性分析、生物分子相互作用等研究领域。在 GFP 的 238 个氨基酸
的序列中,第 65 至 67 个氨基酸(丝氨酸—酪氨酸—甘氨酸)残基,可自发形成一种荧光团
(见图 3 - 7)。GFP 的激发光谱分别在 395 nm 和 475 nm 处有两个峰,其荧光发射峰位于
509 nm。荧光量子产率为 0.79。

荧光纳米探针包括量子点、稀土上转换发光纳米探针、聚合物点、聚集诱导发光纳米探针等。

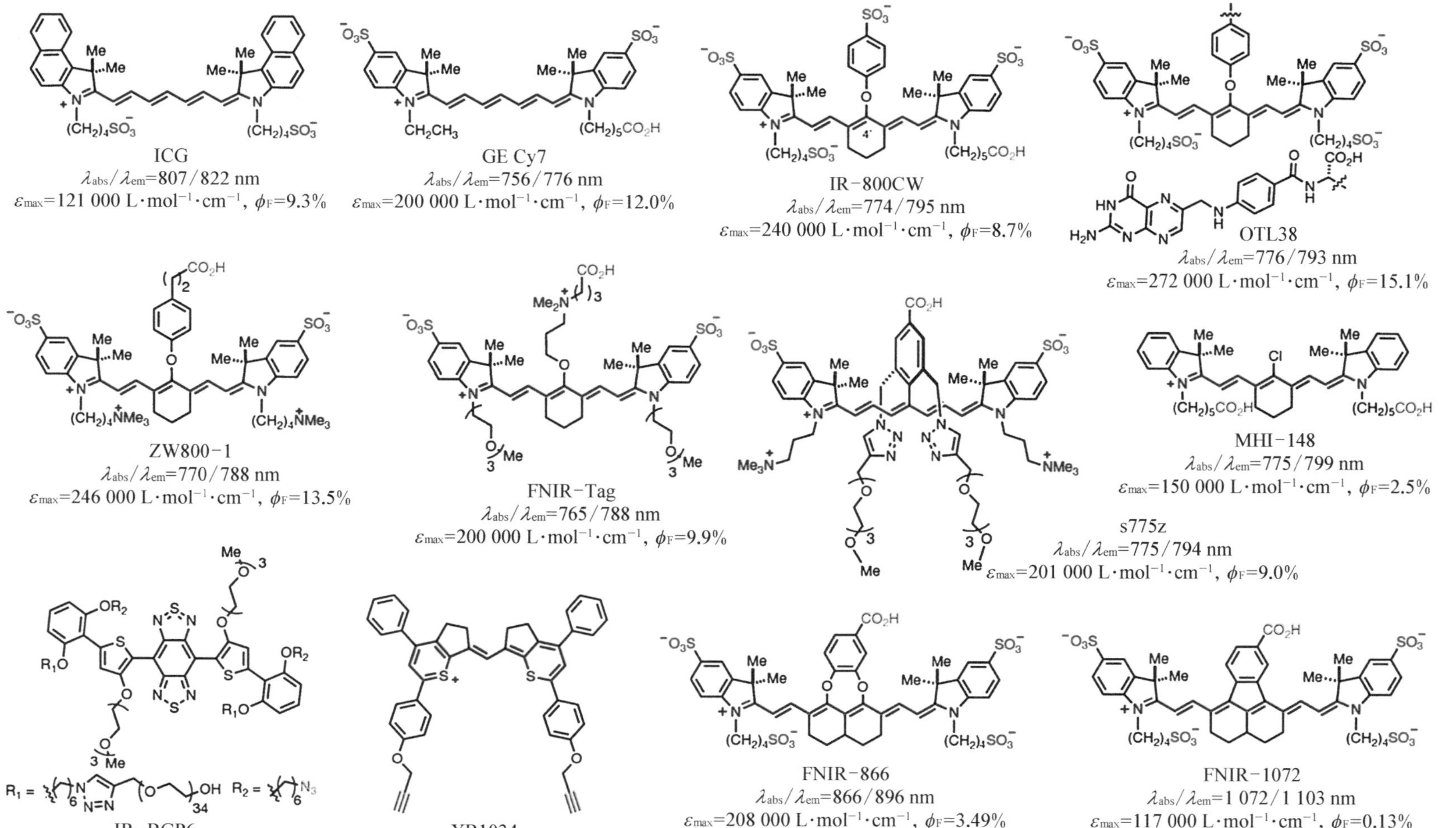

ICG
$\lambda_{abs}/\lambda_{em}$=807/822 nm
ε_{max}=121 000 L·mol^{-1}·cm^{-1}, ϕ_F=9.3%

GE Cy7
$\lambda_{abs}/\lambda_{em}$=756/776 nm
ε_{max}=200 000 L·mol^{-1}·cm^{-1}, ϕ_F=12.0%

IR−800CW
$\lambda_{abs}/\lambda_{em}$=774/795 nm
ε_{max}=240 000 L·mol^{-1}·cm^{-1}, ϕ_F=8.7%

OTL38
$\lambda_{abs}/\lambda_{em}$=776/793 nm
ε_{max}=272 000 L·mol^{-1}·cm^{-1}, ϕ_F=15.1%

ZW800−1
$\lambda_{abs}/\lambda_{em}$=770/788 nm
ε_{max}=246 000 L·mol^{-1}·cm^{-1}, ϕ_F=13.5%

FNIR−Tag
$\lambda_{abs}/\lambda_{em}$=765/788 nm
ε_{max}=200 000 L·mol^{-1}·cm^{-1}, ϕ_F=9.9%

s775z
$\lambda_{abs}/\lambda_{em}$=775/794 nm
ε_{max}=201 000 L·mol^{-1}·cm^{-1}, ϕ_F=9.0%

MHI−148
$\lambda_{abs}/\lambda_{em}$=775/799 nm
ε_{max}=150 000 L·mol^{-1}·cm^{-1}, ϕ_F=2.5%

IR−BGP6
$\lambda_{abs}/\lambda_{em}$=736/1 047 nm
ε_{max}=8 100 L·mol^{-1}·cm^{-1}, ϕ_F=1.5%

XB1034
$\lambda_{abs}/\lambda_{em}$=982/1 044 nm
ε_{max}=37 100 L·mol^{-1}·cm^{-1}, ϕ_F=3.2%

FNIR−866
$\lambda_{abs}/\lambda_{em}$=866/896 nm
ε_{max}=208 000 L·mol^{-1}·cm^{-1}, ϕ_F=3.49%

FNIR−1072
$\lambda_{abs}/\lambda_{em}$=1 072/1 103 nm
ε_{max}=117 000 L·mol^{-1}·cm^{-1}, ϕ_F=0.13%

图 3-6　在近红外和短波红外区域具有最大吸光/发射的小分子荧光探针举例(蓝色、红色和绿色分别表示阳离子、阴离子和官能团)

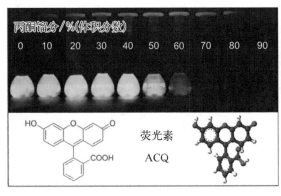

图 3-7 GFP 荧光团咪唑啉酮的结构

2016 年,*Nature* 杂志刊登了 *The Nanolight Revolution is Coming*,这篇科学特别报道介绍了支撑纳米光学革命的四大荧光纳米探针体系,包括量子点、聚合物点、聚集诱导发光纳米探针和上转换发光纳米探针[5]。这些高性能的多功能荧光纳米探针,具有各自独特的光物理化学性质,为探索生命规律、研究疾病机理创造了可能,在生物医学成像及临床研究中对疾病的诊治中具有重要的意义。

聚集诱导发光(aggregation-induced emission,AIE)是指荧光探针在聚集态下荧光增强的现象。传统染料中,荧光探针在聚集态下会发生荧光减弱甚至猝灭,这种现象就是聚集荧光猝灭(aggregation-caused quenching,ACQ)现象。π-π 堆积是传统荧光团发生聚集猝灭的重要原因。它的形成有两个必要条件:两个相邻 π 共轭体系有一定重叠,且间距小于 3.6 Å。唐本忠院士课题组在 2001 年首次发现,随着聚集程度的提高,六苯基噻咯(hexaphenylsilole,HPS)分子的荧光强度不降反升,并将这一独特的荧光现象命名为聚集诱导发光(见图 3-8)[6]。以四苯基乙烯为例,在溶解状态下,分子中的苯环相对自由,容易发生旋转。溶液中的分子进入激发态以后,这些分子内运动很容易消耗激发态能量,导致辐射跃迁所占比例降低。分子进入聚集态后,这些分子内运动受到抑制,原本被这些运动消耗的能量通过辐射跃迁释放,表现出更强的荧光。而结构相对刚性的分子则没有这一过程,同时由于刚性结构容易形成如分子间的 π-π 相互作用等弱相互作用,易诱发形成弱荧光或者无荧光的激基缔合物,而表现出荧光的猝灭。

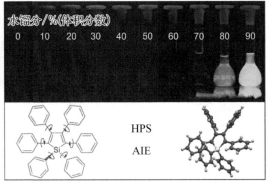

图 3-8 聚集荧光猝灭(ACQ)与聚集诱导发光(AIE)

AIE 机理主要包括分子内旋转受限、分子内共平面、抑制光物理过程或光化学反应、非紧密堆积、形成 J-聚集体以及形成特殊激基缔合物等。其中,分子内旋转受限(restriction of intramolecular motion,RIM)包括分子内转动受限(restriction of intramolecular rotation,RIR)和分子内振动受限(restriction of ntramolecular vibration,RIV)。AIE 体系通常有两个特征:① 有的化合物在自由状态下,其因分子运动产生的非辐射衰变渠道非常活跃,而在聚集态下这些非辐射衰变渠道被关闭；② 有的化合物在单分子状态下辐射衰变受抑制，而聚集能提高辐射跃迁的概率。

3. 按发射波长范围分类

不同波长的光在穿过生物组织时由于生物组织中不同组分的折射率存在差异而发生散射增加背景噪声，导致成像信噪比差。但随着波长的增加，生物组织对光的散射强度会减弱。另外，生物组织内的一些荧光团会产生自发荧光干扰，导致成像信噪比低。随着波长的增加，生物组织的自发荧光强度也逐渐减弱。因此，结合组织的散射系数，吸收和自体荧光，相比于可见光区（400～700 nm），生物组织对近红外光 700～1 700 nm 具有更弱的吸收和散射以及更低的自发荧光，因此，700～1 700 nm 是最适合生物成像的荧光波长范围，这一范围也称为生物组织窗口[3]。其中，700～900 nm 称为近红外一区（near-infrared Ⅰ，NIR-Ⅰ），1 000～1 700 nm 称为近红外二区（near-infrared Ⅱ，NIR-Ⅱ）。目前已开发了一系列基于有机和无机探针的 NIR-Ⅱ荧光探针，包括有机小分子染料、基于小分子染料的有机纳米探针、AIE、共轭聚合物、量子点、稀土纳米探针和单壁碳纳米管等（见图3-9～图3-11）[7]。由于近红外二区成像具有更少的组织自发荧光、更高的成像分辨率及更深的穿透深度等优势，NIR-Ⅱ荧光探针表现出巨大的临床转化潜力和广阔的应用前景。

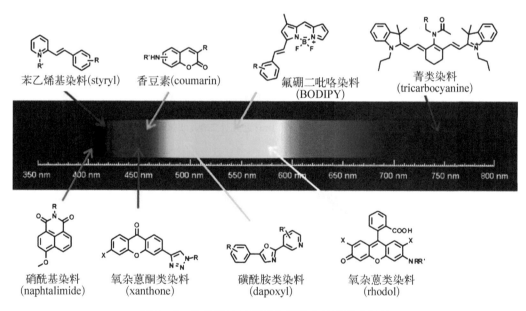

图3-9　按发射波长范围分类的小分子荧光探针

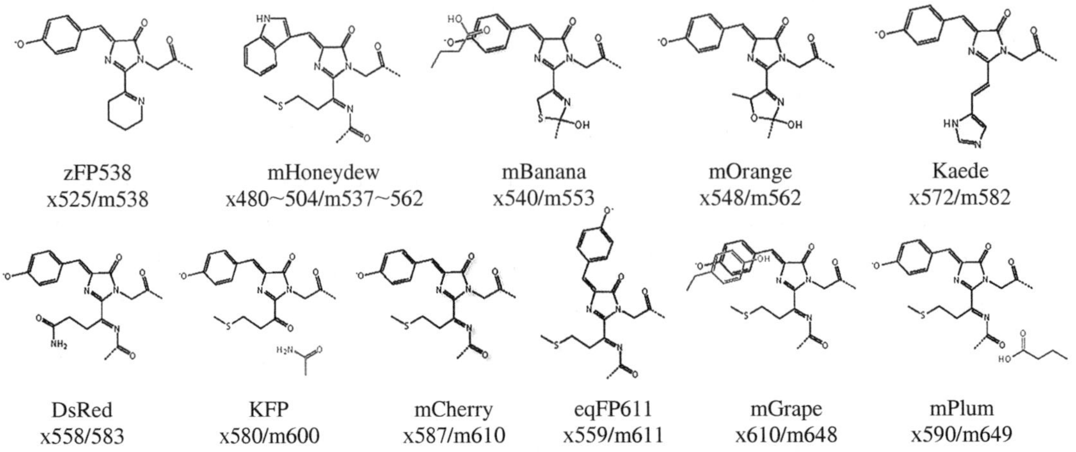

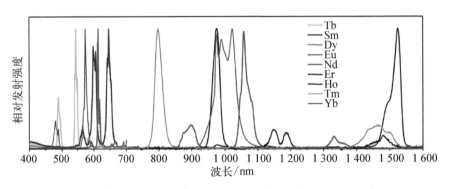

zFP538
x525/m538

mHoneydew
x480~504/m537~562

mBanana
x540/m553

mOrange
x548/m562

Kaede
x572/m582

DsRed
x558/583

KFP
x580/m600

mCherry
x587/m610

eqFP611
x559/m611

mGrape
x610/m648

mPlum
x590/m649

图 3-10　按发射波长范围分类的荧光蛋白

图 3-11　稀土荧光探针按发射波长范围分类(可见光区:400~700 nm;
近红外一区:700~900 nm;近红外二区:1 000~1 700 nm)

3.2.2　荧光探针性能比较

目前,临床批准的荧光探针主要有 4 种(见图 3-12),吲哚菁绿(indocyaninegreen,ICG,发射波长为 800~850 nm)、亚甲基蓝(methylene blue, MB,发射波长为 685 nm)、5-氨基酮戊酸(5-ALA,发射波长为 635 nm)和荧光素钠(发射波长为 512 nm),这 4 种都是有机小分子结构,主要用于可见光和 NIR-Ⅰ成像[8]。有机荧光探针具有明确的化学结构,并且易于代谢、生物相容性好,因此极具吸引力,有着较好的发展前景。例如,氟硼二吡咯化合物 BODIPY 染料具有高的量子产率、优异的化学和光物理稳定性,在分子成像和药物递送方面发挥着重要作用[9]。经典的 BODIPY 吸收波长范围为 500~600 nm,并且具有相当小的斯托克斯位移(15~30 nm)。基于 BODIPY 的强吸电子性质,引入给电子基团可促使其吸收和发射波长红移。

花菁类荧光团合成过程相对简单,通过延长聚次甲基链、增加杂环的供体强度,可使发射波长红移。D-A-D 型荧光团具有较大的斯托克斯位移(约 200 nm)和较高的成像质量,在 1 000 nm 以上具有优异的光致发光和电致发光性能。此外,通过调节 D-A-D 型荧光团的受体和供体结构可以有效地改变吸收和发射光谱特征。这类小分子染料具有生物相容性好、循环时间短、体内代谢快等优点,避免了长期毒性问题,但存在量子产率较低、水溶性和生物体内稳定性较差等缺点。

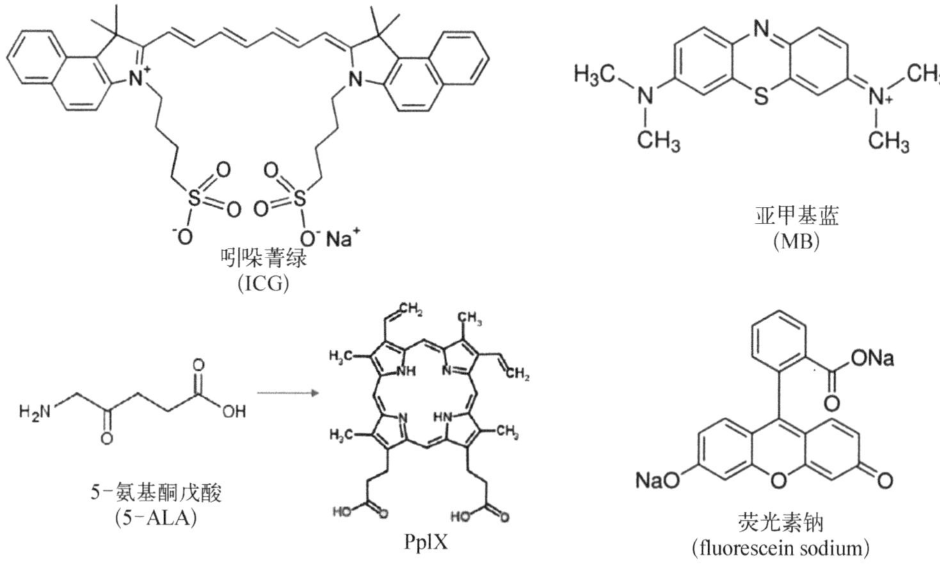

图 3－12　临床批准的荧光探针

共轭聚合物具有高度离域的 π-共轭主链和可配置的侧链,这赋予了它们可调节的光物理性质和多功能性。此外,共轭聚合物通常具有吸收系数大、荧光量子产率高、光稳定性好等优点,但也存在如分子质量和分子结构不确定性等问题。总体而言,有机荧光团具有优良的光学性能、良好的生物相容性、低毒性等特点,并且其理化性质可通过结构修饰来调节,因此在未来临床中有很大的应用前景。

与荧光素酶相比,荧光蛋白不需要与底物结合,只需由激发光照射,就能发出荧光,且性质稳定,能在细胞中稳定表达,便于进行活体细胞成像。从绿色荧光蛋白的发现以来,研究者们发现或改造了近百种光学或化学性质各异的荧光蛋白,但应用最广泛的荧光蛋白仍然是 GFP。GFP 通过蓝光激发,荧光发射峰位在 509 nm,所以其穿透深度有限。因此开发深红色或者近红外荧光蛋白对于活体生物成像而言更具价值。

与小分子荧光探针相比,无机荧光纳米探针如量子点和金纳米簇显示出较高的量子产率和较低的光漂白敏感性,常用于肝脏、肾脏、大脑和肺成像。然而,这些探针容易在肝/脾部位滞留和积累,不易从机体排泄。单壁碳纳米管(single-walled carbon nanotubes,SWCNTs)在 NIR-Ⅱ具有强荧光性,能实现深层组织穿透和高空间分辨率荧光成像[10]。但是,SWCNTs 的溶解度和生物相容性较差,这导致在表面改性之前无法直接用于生物成像。稀土纳米探针具有较大的斯托克斯位移、高的光稳定性、窄带和多峰的发射特性,并且,由于可通过掺杂不同的稀土金属离子来调节发射波长和延长的发光寿命,稀土纳米探针的发光涵盖了可见光区、近红外Ⅰ区和Ⅱ区,有着很广泛的应用前景[11]。荧光探针之间的性能比较如表 3－1 所示。

表 3 - 1　荧光探针之间的性能比较

	有机小分子	荧光蛋白	半导体量子点	稀土上转换发光纳米(UCNP)	聚合物量子点
激发光谱	激发波长范围较窄	激发波长范围较窄	激发波长范围宽	近红外激发	激发波长范围较窄
发射谱带	宽	宽	窄	窄	宽
光稳定性	弱	适中	较稳定	非常稳定	较稳定
毒性	由结构决定	低	重金属泄露	潜在的金属毒性	低

3.3　临床用近红外荧光分子影像探针 ICG 及其应用

吲哚菁绿 ICG 是一种已经获得国家药品监督管理局(National Medical Products Administration，NMPA)和美国食品药物监督管理局(Food and Drug Administration，FDA)批准应用于临床的近红外荧光探针。医学研究中最早应用 ICG 显影技术的时间可追溯至 20 世纪 50 年代,从早期作为心外科、眼科及神经外科手术的染料,到最近十几年将其荧光特性应用于组织血供评估、示踪淋巴结清扫(包括乳腺癌前哨淋巴结,非小细胞肺癌前哨淋巴结,子宫内膜癌前哨淋巴结,黑色素瘤前哨淋巴结等)、指导微创外科手术(包括消化外科、肝胆胰外科、结直肠外科、甲状腺外科、泌尿外科、胸外科)等可视手术操作,ICG 的应用领域不断扩展,并获得了较好的临床效果[12]。

ICG 通过外周静脉注射后,与低密度脂蛋白(low density lipoprotein，LDL)和高密度脂蛋白(high-density lipoprotein，HDL)中的磷脂亲水端结合。当 ICG 和脂蛋白的复合物进入肝脏后,ICG 只能被具有主动转运膜蛋白功能的肝细胞摄取,机体的其他细胞均无法摄取 ICG,从而使 ICG 聚集在肝脏荧光显影。研究结果显示,ICG 的摄取主要依靠有机阴离子转运体 1B3(organic anion transporting polypeptide 1B3，OATPlB)和钠离子-牛磺胆酸共转运蛋白(Na$^+$- taurocholate co-transporting polypeptide，NTCP)共同完成,毛细胆管中表达的多耐药相关蛋白 2(multidrug resistance-associated protein 2，MRP2)载体系统与 ICG 在体内的排泄相关。正常肝细胞可主动排泄 ICG,使其由胆管、经肠道以原型排出体外,并且不通过肠肝循环。当肝内有肿瘤病变组织或存在肝硬化时,由于肝组织内的胆道排泄功能受损,使得 ICG 滞留在病变组织,从而使病灶位置出现排泄延迟现象。ICG 静脉注射的半衰期为 3~4 min,入血后的 10~20 min 内即可被完全代谢。一般正常人静脉注射 ICG 后 20 min,即有 97% 的 ICG 从血中迅速排出,无肠肝循环及淋巴回流。ICG 排泄的快慢取决于肝细胞受损的量和肝细胞功能,从而可以间接估计肝细胞总量,反映肝储备功能。基于上述原理,ICG 可用于肝脏手术的肝段及半肝染色显影、肿瘤边界界定及肝断面胆漏等方面的侦测。

目前国内所用 ICG 规格多为 25 mg/瓶,使用灭菌注射用水作为溶剂。由于 ICG 水溶液的稳定性有限,必须在稀释 6~10 h 内使用。ICG 在全血中的最大激发波长为 805 nm,最大发射波长为 835 nm,非特异性背景荧光信号低,组织穿透性好,可以提供更高的信噪比,是临床上最常用的近红外荧光探针(见图 3 - 13)。此外,在 808 nm 波长激发下,利用 InGaAs - SWIR 探测器可以检测到 ICG 在水溶液中超过 1 500 nm 波长的发射(见图 3 - 14),可用于近红外二区成像。

静脉注射

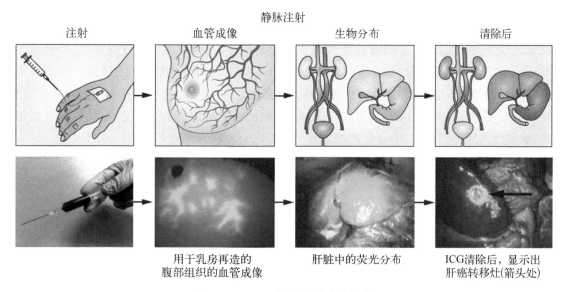

用于乳房再造的
腹部组织的血管成像

肝脏中的荧光分布

ICG清除后,显示出
肝癌转移灶(箭头处)

图 3 - 13　ICG 的吸收、分布和代谢

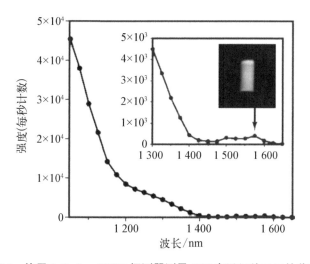

图 3 - 14　使用 InGaAs - SWIR 探测器测量 ICG 在近红外二区的荧光发射

3.3.1　ICG 荧光成像技术在微创外科手术中的应用

荧光胆道成像技术是近年来发展起来的一种适用于肝外胆管切开和腹腔镜胆囊切除术的导航工具。在这项技术中,医生将 ICG 直接注入胆囊进行近红外胆管造影,这样可以很好地显示胆囊管、胆囊边缘及胆囊管与胆总管交界处。

腹腔镜下 ICG 荧光成像能够实时识别包膜下肝癌,有助于评估切除范围。在术前 12～48 小时向患者静脉注射 ICG,在近红外光源照射下照亮肝脏表面,非肿瘤肝细胞迅速吸收 ICG。在肝功能正常无胆道梗阻情况下,ICG 在胆汁中排泄,几小时内从健康的肝实质细胞中消失。ICG 固定在肿瘤肝细胞和肝脏的病理区域,发出的荧光可检测肝细胞和非肝细胞肿瘤。

由于 ICG 在肝脏具有独特的摄取及排泄机制,因此,其可应用于术中初步判断肿瘤性质及分化程度。在荧光下,肝癌病灶可呈现 3 种荧光特征:全荧光型、部分荧光型、环形荧光型;分别对应高分化、中分化、低分化肿瘤(见图 3-15)。高分化的癌灶由于具有一定的 ICG 摄取能力,但胆道功能排泄异常,导致荧光染料聚集在病灶内呈现为全荧光型;低分化的癌灶对 ICG 摄取能力较低,导致荧光型号较弱,且周围正常组织受肿瘤压迫导致 ICG 延迟排泄,故表现为环形荧光型;中分化的癌灶介于两者之间表现为部分荧光型。

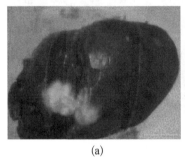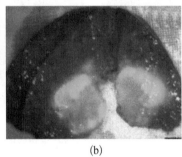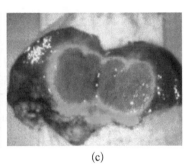

| (a) | (b) | (c) |

图 3-15 原发性肝癌不同荧光类型及大体标本切面
(a) 全荧光型;(b) 部分荧光型;(c) 环形荧光型

在腹腔镜胃切除术中运用 ICG 荧光成像,能够显示肿瘤位置,可更有效地保证切缘阴性,缩短手术时间,减少出血量,从而减少手术侵袭性。ICG 也流经淋巴管,可确定淋巴结切除范围。使用 ICG 荧光的腹腔镜胃肿瘤切除术可清除更多的淋巴结。

在腹腔镜左结肠癌手术期间,如果患者的内脏脂肪较多,血管分支不清晰,损伤风险高,需要烦琐的脂肪解剖和血管暴露。使用 ICG 荧光成像血管导航可缩短肠系膜下静脉和左侧结肠动脉结扎时间。因此,只要对肠系膜进行最小限度的解剖,即可快速切除和切断血管。

在胸外科中,胸腔镜下 ICG 荧光成像可用于前哨淋巴结定位、肺结节识别、肺节段间平面识别、肺大疱病变检测、胸导管成像等。

ICG 荧光成像技术也可在肾脏肿瘤、肾上腺肿瘤术中显示血管及分支,辨识肿瘤边界和阻断血管后标记肾脏缺血范围、淋巴引流。在复杂肾部分切除术中,实现肾脏缺血范围标记和肿瘤区域辨识,可帮助医生达到精准切除,还能实时判断术中出血并保护健康的肾组织。

在机器人辅助根治性前列腺切除术中,前列腺内 ICG 荧光沉积也有助于医生区分前列腺和神经血管束。在扩大盆腔淋巴结清扫术中加入游离 ICG,可显著提高机器人辅助前列腺切除术淋巴结的切除率,但其荧光成像存在衰弱性,需反复注射 ICG 进行成像,与新型分子影像探针联用可减少 ICG 荧光成像的限制。

此外，内镜下 ICG 荧光成像技术也存在一定的局限性，包括在体内光学不稳定、量子产率低、血液中混杂的漏损率及蛋白质结合后荧光消失等问题。ICG 荧光成像在肿瘤界限成像时会出现假阳性。此外，基于 ICG 的近红外一区成像的组织穿透范围被限制在 5～10 mm，不能看到肝脏更深的组织，会出现阴性结果。

3.3.2　ICG 荧光成像联合三维腹腔镜增强现实和混合现实技术导航肝切除术

随着数字智能化技术的发展，增强现实（augmented reality）和混合现实（mixed reality）技术已开始应用于手术规划及手术导航。通过增强现实和混合现实技术，将术前的三维可视化模型与三维腹腔镜术中实时手术场景进行非刚性配准，实现多模态图像融合与交互，能够进行精准的手术导航。从细胞分子影像学层面到大体的解剖学层面实现真正意义的手术导航。目前国内外已有相关的报道说明该技术取得了较好的手术效果。

术前可将完整重建的立体光刻（STereoLithography，STL）格式的三维可视化模型导入腹腔镜增强现实手术导航系统（三维腹腔镜增强现实手术导航系统，软件著作权号：No.2018SR840555），分别赋予肝脏、胆囊、肿瘤、肝动脉、肝静脉和门静脉棕色、绿色、黄色、红色、蓝色和天蓝色的颜色，模型透明度调整至 0.5；术中实时采集 ICG 荧光手术影像，输出line-by-line 格式的视频信号，并通过视频解析器解析后，由视频采集卡输入笔记本计算机，在手术导航系统中实现将三维模型与手术视频实时图像融合与交互，形成增强现实图像显示的效果，实现术中肝脏 ICG 手术影像与术前三维模型的实时导航。在游离肝周韧带前选择肝上下腔静脉窝和胆囊底部，同时结合肝脏边缘形状作为导航图像配准的标志定位点。由于手术操作过程中挑起或翻动肝脏会使肝脏形态发生变化，因此，在解剖、游离第一肝门血管时，可以将肝门部血管（门静脉分叉点、肝动脉或腹主动脉）作为固定标志点进行实时空间配准，指导第一肝门处血管的游离，进行实时导航（见图 3-16）。

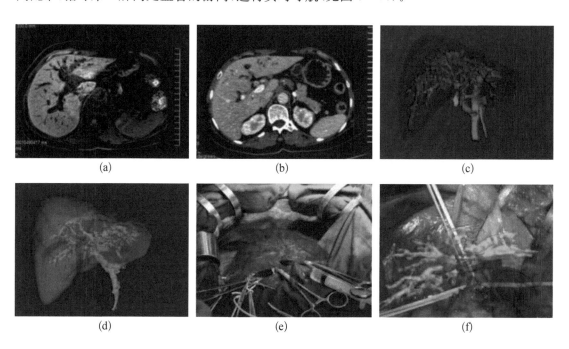

(a)　　　　　　　　　　(b)　　　　　　　　　　(c)

(d)　　　　　　　　　　(e)　　　　　　　　　　(f)

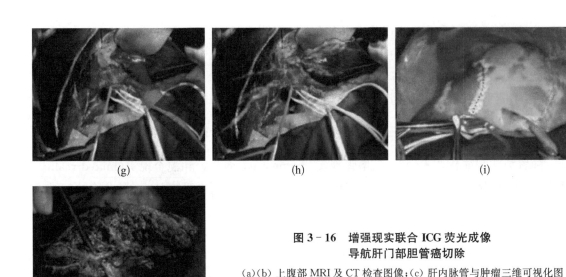

图 3-16 增强现实联合 ICG 荧光成像
导航肝门部胆管癌切除

(a)(b)上腹部 MRI 及 CT 检查图像；(c)肝内脉管与肿瘤三维可视化图像；(d)MI-3DVS 模拟左半肝切除术；(e)三维模型肝脏大体投影；(f)三维模型与 ICG 荧光成像融合配准导航；(g)(h)第一肝门三维模型脉管系统投影；(i)ICG 荧光成像显示左右半肝界线；(j)门静脉投影导航肝实质离断

作为一种新兴的多模图像手术实时导航技术，ICG 荧光成像联合增强现实和混合现实技术导航肝切除在实现术中复杂解剖结构可视化的基础上，结合 ICG 荧光成像进行肿瘤边界与解剖性肝切除肝段范围的界定，为手术医生提供更多手术信息，实现了从细胞分子影像学层面到解剖学层面的跨尺度手术导航。

3.3.3 ICG 荧光成像联合超声

引导射频消融局部消融治疗是治疗原发性肝癌的重要手段，主要包括射频消融（radiofrequency ablation，RFA）、微波消融（microwave ablation，MWA）、冷冻治疗、高功率聚焦超声消融（high intensity focused ultrasound，HIFU）以及无水乙醇注射治疗（percutaneous ethanol injection，PEI）等。对于无法耐受大范围肝切除的患者，尤其是病灶范围在单个直径不大于 5 cm 的肿瘤或 2～3 个最大直径不大于 3 cm 的肿瘤，无血管、胆管和邻近器官侵犯以及远处转移时的患者，可以通过消融达到治疗目的。对于一些特殊位置的肿瘤，单纯依靠经皮超声或 CT 引导穿刺存在盲区；容易对靠近胆囊、心脏、胃肠道、膈肌的部位造成损伤。ICG 荧光成像可发挥其对微小肝癌特异性荧光显影的优势，作为肝脏肿瘤消融导航的新策略，对浅表瘤灶，在 ICG 定位下实时监测消融处理，对深部瘤灶，可结合术中超声定位进行消融处理，达到完全消融肝内病灶的目的。

3.4 稀土发光纳米分子影像探针及其应用

3.4.1 稀土发光探针

稀土是化学周期表中镧系元素与同属 IIIB 族的钪（Sc）、钇（Y）共 17 种金属元素的总称。其中镧系元素为镧(La)、铈(Ce)、镨(Pr)、钕(Nd)、钷(Pm)、钐(Sm)、铕(Eu)、钆(Gd)、铽(Tb)、镝(Dy)、钬(Ho)、铒(Er)、铥(Tm)、镱(Yb)和镥(Lu)。镧系元素的电子组态为$1s^2 2s^2 2p^6 3s^2 3p^6 3d^{10} 4s^2 4p^6 4d^{10} 4f^n 5s^2 5p^6 5d^m 6s^2$,其中,$n=0\sim14$;$m=0$或1。稀土元素原子结构特殊,内层4f轨道未成对电子多、原子磁矩高、电子能级极其丰富,几乎可以与所有元素发生反应,形成多价态、多配位数(3~12个)化合物,具有许多优异的光、电、磁、核等特性,称为"工业黄金""新探针之母"。工业上,稀土发光探针在荧光、磁性、激光、光纤通信、储氢能源、超导等领域有着不可替代的作用;军事上,稀土发光探针常常位于高科技武器的核心部位;生活中,手机屏、LED、计算机、数码相机等消费电子产品都需使用稀土(见表3-2)。

表 3-2 稀土元素的基本性质

原子序数(Z)	名 称	缩写	基态构型	金属半径/pm	Re^{3+}电子构型	应 用
21	scandium 钪	Sc	$[Ar]3d^1 4s^2$	164.06	$[Ar]$	基质材料,催化,磁铁,铁电性,压电
39	yttrium 钇	Y	$[Kr]4d^1 5s^2$	180.12	$[Kr]$	基质材料,催化,铁氧体磁性,超导性,铁电性
57	lanthanum 镧	La	$[Xe]5d^1 6s^2$	187.91	$[Xe]4f^0$	基质材料,催化,超导
58	cerium 铈	Ce	$[Xe]4f^1 5d^1 6s^2$	182.47	$[Xe]4f^1$	敏化剂,催化,铁磁性
59	praseodymium 镨	Pr	$[Xe]4f^3 6s^2$	182.79	$[Xe]4f^2$	量子切割,铁磁性,催化
60	neodymium 钕	Nd	$[Xe]4f^4 6s^2$	182.14	$[Xe]4f^3$	敏化剂,下转换发光
61	promethium 钷	Pm	$[Xe]4f^5 6s^2$	181.10	$[Xe]4f^4$	放射性
62	samarium 钐	Sm	$[Xe]4f^6 6s^2$	180.41	$[Xe]4f^5$	磁性,催化
63	europium 铕	Eu	$[Xe]4f^7 6s^2$	204.18	$[Xe]4f^6$	下转换发光,催化,磷光
64	gadolinium 钆	Gd	$[Xe]4f^7 5d^1 6s^2$	180.13	$[Xe]4f^7$	基质材料,MR 成像,磁性,催化
65	terbium 铽	Tb	$[Xe]4f^9 6s^2$	178.33	$[Xe]4f^8$	上转换发光,磷光,铁磁性
66	dysprosium 镝	Dy	$[Xe]4f^{10} 6s^2$	177.40	$[Xe]4f^9$	MR 成像,铁磁性,催化
67	holmium 钬	Ho	$[Xe]4f^{11} 6s^2$	176.61	$[Xe]4f^{10}$	上转换发光,MR 成像
68	erbium 铒	Er	$[Xe]4f^{12} 6s^2$	175.66	$[Xe]4f^{11}$	上转换发光,光催化,MR 成像,NIR Ⅱ 成像
69	thulium 铥	Tm	$[Xe]4f^{13} 6s^2$	174.62	$[Xe]4f^{12}$	上转换发光,光催化
70	ytterbium 镱	Yb	$[Xe]4f^{14} 6s^2$	193.92	$[Xe]4f^{13}$	敏化剂,MR 成像,NIR 成像
71	lutetium 镥	Lu	$[Xe]4f^{14} 5d^1 6s^2$	173.49	$[Xe]4f^{14}$	基质材料

稀土发光探针是稀土的一个重要应用领域。按照不同的用途,稀土发光探针主要分为3类:照明用稀土发光探针,显示用稀土发光探针,特种稀土发光探针。中国是世界稀土发光探针的主要产地,在照明领域,稀土灯用荧光粉产能曾经达到 2.5 万吨/年,全球约 90% 的节

能灯、60%的计算机、50%的电视机都出自我国。目前使用稀土发光探针的终端产品大多在我国生产,我国生产稀土发光探针的企业主要分布于江苏、广东、江西、甘肃、陕西、福建等地。

稀土发光探针具有如下优点:发光谱带窄,色纯度高,色彩鲜艳;转换效率高;发射光谱分布范围广(从紫外到红外);荧光寿命长(从纳秒跨越到毫秒6个数量级),磷光最长可达十多个小时;探针的物理化学性能稳定,能承受大功率的电子束,具有高能射线和强紫外光的作用等。

稀土发光探针的发光机制可以分为下转换发光和上转换发光。下转换发光是指稀土离子吸收一个高能光子后辐射一个或多个低能光子的发光现象,一般来说,下转换发光用的稀土激活剂为 Eu、Tb 等。上转换发光是指吸收两个或两个以上低能光子后辐射一个高能光子的非线性发光现象。有研究者在研究钨酸镱钠玻璃时意外发现,当基质探针中掺入 Yb^{3+} 时,Er^{3+}、Ho^{3+} 和 Tm^{3+} 在红外光激发的条件下,可见发光几乎提高了两个数量级,由此正式提出了"上转换发光"的观点。由于上转换发光所吸收的光子能量低于所发射的光子能量,这种现象违背斯托克斯定律,因而又称为反斯托克斯发光。

3.4.2 稀土纳米探针的制备

目前,制备稀土纳米探针的方法有很多种,主要分为共沉淀法、溶胶凝胶法、热分解法以及水/溶剂热法。

(1)共沉淀法。共沉淀法是将含有一种或者几种离子的可溶性盐溶液加入沉淀剂生成难溶性盐,再经过加热煅烧等后处理手段,得到纳米级的探针。共沉淀法的反应条件温和,操作简单,成本低,然而合成的纳米探针易出现严重团聚,不利于后续生物应用。

(2)溶胶凝胶法。溶胶凝胶法是利用有机金属盐或者卤化物为原料,首先形成溶胶,再聚合成凝胶,通过干燥煅烧等步骤得到所需纳米探针。该方法虽然操作简单,但是反应时间长,需要高温煅烧,导致纳米探针形貌、粒径等因素不可控,难以进一步修饰。

(3)热分解法。热分解法是由北京大学的课题组发明的一种以稀土三氟乙酸盐为原料制备上转换纳米探针的新方法。他们采用该方法合成了形貌均一、粒径可控的 LaF_3 纳米晶。该方法条件苛刻,需高温无水无氧操作,得到的粒子为油溶性,需要进一步改性修饰才能应用于生物研究。

(4)水/溶剂热法。溶剂热法或者水热法,其原理相似,均为在高温高压下裂解稀土前驱体,其是目前常用的稀土纳米探针合成方法。溶剂热法与水热法的区别在于两者溶剂不同,一种为油溶性溶剂,一般为油酸和十八烯体系;另一种为水相体系,反应溶剂多为水或者水与其他溶剂的混合液。溶剂热法合成的稀土纳米探针形貌、粒径可控,工艺较成熟,可以大量合成;其缺点为反应条件苛刻,需高温无水无氧,合成粒子为油溶性,若应用于生物医学,则需要进一步改性。水热法合成的稀土纳米探针,反应条件温和,操作简单,污染程度较低;其缺点为合成粒径不可控,容易团聚。综合以上制备方法,考虑各种因素,一般常采用水/溶剂热法或者热分解法合成稀土纳米探针,再经过进一步的离子掺杂、改性修饰等方法,得到功能化的稀土纳米探针,用于生物医学研究。

3.4.3　稀土上转换发光纳米探针及分类

上转换发光纳米(upconversion nanoparticle，UCNP)探针是一类特殊的稀土发光探针。与传统发光探针不同，UCNP 探针的发光机理遵循反斯托克斯定律，通过吸收两个或多个低能光子，发射一个高能光子，即将低频率低能量的激发光转化为高频高能的发射光。这一特殊的发光机理赋予了上转换发光纳米探针诸多优势：① 激发光一般为红外或者近红外光，活体组织穿透深度高且光损伤小；② 无光漂白现象，能够有效地避免自发荧光干扰，提高诊断检测的信噪比与灵敏度；③ 激发谱与发射谱带窄，发光稳定性好、强度高，探针毒性低、生物相容性良好等。因此，UCNP 探针在生物标记、检测以及疾病(如肿瘤)的影像诊断、治疗等方面具有巨大的应用潜力。

上转换发光机制主要包括激发态吸收(excited state absorption，ESA)、能量转移(energy transfer，ET)和"光子雪崩"过程(photon avalanche，PA)。其中，能量转移又可分为连续能量转移(successive energy transfer，SET)、交叉弛豫(cross relaxation，CR)和合作上转换(cooperative upconversion，CU)。不同的稀土离子一般具有不同的上转换发光方式，同一离子在不同的泵浦方式下也具有不同的发光机制。比如，Er^{3+} 在 800 nm 泵浦时容易得到上转换绿光发射，而在 970 nm 泵浦时，产生上转换绿光和红光的概率基本相等。

UCNP 探针一般是稀土离子掺杂的纳米探针，由基质、敏化剂与激活剂构成。基质一般由具有光学惰性的磷酸物、氧化物或者氟化物构成，由于稀土离子中 Y^{3+} 与 La^{3+} 无 4f 电子，Gd^{3+} 4f 电子层为半充满，Lu^{3+} 4f 电子层为全充满，它们是光学惰性的，因而常用作基质探针的掺杂离子；Yb^{3+} 由于具有较大的吸收截面，只有一个激发态，对近红外光吸收效率高，可以将吸收的能量有效地转移给激活剂，是 UCNP 中常见的敏化剂；具有多能级结构的发光中心的离子，如 Nd^{3+}、Pr^{3+}、Tb^{3+}、Sm^{3+}、Er^{3+}、Tm^{3+}、Ho^{3+} 等拥有丰富的发光能级，4f 能级的电子屏蔽效应使其发光寿命较长，常用作激活剂。目前，对于 Yb^{3+}-Tm^{3+} 与 Yb^{3+}-Er^{3+} 体系而言，$NaYF_4$ 与 $NaLuF_4$ 被认为是上转换发光效率较高的理想发光基质。

1. 金属离子掺杂的 UCNP/MRI 双模态分子影像探针

La 系稀土离子位于同主族，最外层电子结构相似，半径相近，经常用以掺杂到 UCNP 中。Gd^{3+}、Dy^{3+}、Ho^{3+}、Eu^{2+} 等离子具有顺磁性，Gd^{3+}、Eu^{2+} 常用作 T_1 分子影像探针，Dy^{3+}、Ho^{3+} 具有较大的磁矩，常用作 T_2 分子影像探针。其中，Gd^{3+} 由于电子层外有 7 个单电子，具有最高的单电子数和较强的顺磁性，经常掺杂到 UCNP 或者基质中，有良好的 T_1 性能。另外，过渡金属 Fe、Mn、Co 等金属的离子也具有不同的单电子数，经常作为顺磁性或者铁磁性离子掺杂到 UCNP 探针中，以提高其上转换发光与 MRI 性能。

2. Gd^{3+} 掺杂的 UCNP 探针

由于 Gd^{3+} 的 4f 电子层具有 7 个单电子，具有较强的顺磁性，与水分子的配位点最多，因而被广泛用作 T_1 分子影像探针。UCNP 中 Gd^{3+} 的掺杂，不但对 UCNP 探针的发光有较大影响，还会赋予其 MRI 性能。钆的掺杂对于 UCNP 探针的上转换发光与 MRI 具有正负晶格屏蔽效应，这对于合理构建所需磁共振荧光探针具有重要的指导意义。

3. Mn^{2+} 掺杂的 UCNP 探针

Mn^{2+} 最外层电子数为 5,具有顺磁性,Mn 基纳米探针常被用作 T_1 分子影像探针。Mn^{2+} 掺杂到 UCNP 中可以改善其发光性能,并赋予 UCNP 一定的 MRI 性能。例如,采用溶剂热法,合成 Mn^{2+} 掺杂的中空 $CaF_2:Yb^{3+}/Er^{3+}$ 上转换发光纳米探针,通过共价嫁接 Pt 前药从而响应肿瘤的还原环境,最终可实现 UC/MRI/CT 三模式介导下的肿瘤治疗。

4. Dy^{3+} 与 Ho^{3+} 掺杂的 UCNP 探针

Dy^{3+} 与 Ho^{3+} 同属于 La 系元素,虽然两者 4f 轨道的单电子较少,但是两者有较大的磁矩以及相对较短的电子弛豫时间,可以通过改变局部磁场的均一性,使得质子失去相位,产生不同的拉莫尔频率,进而缩短横向弛豫时间。Ho^{3+} 由于具有丰富的 4f 电子能级,常用作 UCNP 的激活剂,同时由于其具有较大的磁矩,可以用作 T_2 分子影像探针。

5. UCNP 探针与其他纳米探针结合构建复合纳米探针

除了将金属离子掺杂赋予 UCNP 磁共振影像的功能外,还可以将其他纳米探针与 UCNP 结合构建复合纳米探针,以获得良好的 MRI 性能。铁基纳米探针一般具有顺磁性、超顺磁性或者铁磁性,生物相容性好、毒性低,已广泛应用于 MRI 领域。UCNP 探针与铁基纳米探针复合构建的纳米探针可以实现 UC/MRI 等多模态成像,扩大其在生物医学领域的应用价值。例如,中空核壳结构的 $Fe_3O_4@NaLuF_4:Yb,Er/Tm$ 纳米复合物可以实现同一探针的 UC/MRI/CT 三模态成像功能。

3.4.4 稀土近红外二区荧光探针

近年来,稀土近红外二区荧光探针因具有光稳定性和化学稳定性好、发射半峰宽窄(10~20 nm)等诸多优势而受到人们的广泛关注。此外,由于稀土近红外二区荧光探针自体荧光的寿命短(小于 10 ns),且具有激发态寿命长且可调谐的独特优势,因此可将其从光谱域成像拓展至时间域成像(时间分辨成像),即荧光寿命多通道成像和时间门控成像,从而进一步削弱了背景荧光的干扰,显著提高成像的信噪比。具有近红外二区发射的发光中心主要有 Nd^{3+}(发射波长为 1 064 nm 和 1 330 nm)、Ho^{3+}、Pr^{3+}、Tm^{3+} 和 Er^{3+}(发射波长分别为 1 155 nm、1 289 nm、1 475 nm、1 525 nm)(见图 3 - 17)。

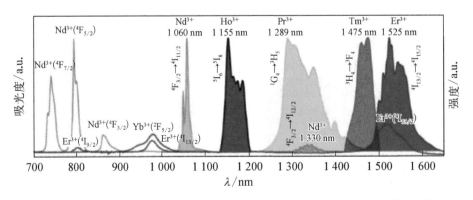

图 3 - 17 Nd^{3+}、Yb^{3+} 和 Er^{3+} 在近红外区的吸收光谱(实线标识)及 Nd^{3+}、Ho^{3+}、Pr^{3+}、Tm^{3+} 和 Er^{3+} 在近红外二区的发射光谱(颜色填充的实线标识)

稀土近红外二区荧光探针的发光体系分为以下 5 类。

(1) 单离子体系。因为 Nd^{3+} 或 Er^{3+} 在近红外一区和二区既有吸收截面又有荧光发射，因此其既可作为敏化离子来吸收激发光能量，又可充当发光离子发射近红外二区荧光。在 730 nm、808 nm 或 860 nm 波长的激光照射下，Nd^{3+} 捕获激发光的能量后，其处于 $^4I_{9/2}$ 基态的电子分别激发到 $^4F_{7/2}$、$^4F_{5/2}$ 或 $^4F_{3/2}$ 能级，而后处于 $^4F_{7/2}$ 和 $^4F_{5/2}$ 激发态的电子非辐射弛豫至 $^4F_{3/2}$ 能级，最后处于 $^4F_{3/2}$ 激发态的电子可分别辐射跃迁至 $^4I_{11/2}$ 和 $^4I_{13/2}$ 能级，并发射出 1 064 nm 和 1 330 nm 波长的近红外二区荧光。就 Er^{3+} 而言，$^4I_{15/2}$ 基态电子吸收 808 nm 或 980 nm 波长的激发光能量后被激发至 $^4I_{9/2}$ 或 $^4I_{11/2}$ 能级，而后非辐射弛豫至 $^4I_{13/2}$ 能级发生 $^4I_{13/2} \rightarrow {}^4I_{15/2}$ 跃迁，从而发射约 1 550 nm 波长的近红外二区荧光。

(2) Yb^{3+}-Ln^{3+} 体系(Ln＝Ho、Pr、Tm 或 Er)。在该体系中，Yb^{3+} 作为敏化离子，其 $^2F_{7/2}$ 基态电子吸收 980 nm 波长的激发光能量后激发至 $^2F_{5/2}$ 能级。在 Yb^{3+}－Ho^{3+} 共掺杂的纳米晶中，Yb^{3+} 吸收的能量可通过 $^2F_{5/2}(Yb^{3+}) + {}^5I_8(Ho^{3+}) \rightarrow {}^2F_{7/2}(Yb^{3+}) + {}^5I_6(Ho^{3+})$ 能量传递过程将能量传递至 Ho^{3+}，从而增加 $^5I_6(Ho^{3+})$ 激发态电子数，最后 Ho^{3+} 发生 $^5I_6 \rightarrow {}^5I_8(Ho^{3+})$ 辐射跃迁，发射 1 155 nm 波长的近红外二区荧光。在 Yb^{3+}－Pr^{3+} 或 Er^{3+} 共掺杂的纳米晶中，其能量转移过程与上述过程类似。最后 Pr^{3+} 和 Er^{3+} 分别发生辐射跃迁，产生 1 289 nm 和 1 525 nm 波长的近红外二区荧光发射。就 Yb^{3+}－Tm^{3+} 共掺杂的纳米晶而言，在经过双光子上转换过程后，Tm^{3+} 的基态电子激发至能量更高的 $^3F_2$ 和 $^3F_3$ 能级，而后非辐射弛豫至 $^3H_4$ 能级，最后辐射跃迁至 $^3F_4$ 而发射 1 475 nm 波长的近红外二区荧光。

(3) Nd^{3+}-Yb^{3+}-Ln^{3+} 体系(Ln＝Ho、Pr、Tm 或 Er)。该体系用 Nd^{3+} 和 Yb^{3+} 双敏化离子的共敏化策略将激发波长从 980 nm 调节至 808 nm。即 Nd^{3+} 的 $^4I_{9/2}$ 基态电子吸收 808 nm 波长的激发光能量后激发至 $^4F_{5/2}$ 能级，而后该能级的能量可以通过 $^4F_{3/2}(Nd^{3+}) + {}^2F_{7/2}(Y^{3+}) \rightarrow {}^4I_{9/2}(Nd^{3+}) + {}^2F_{5/2}(Yb^{3+})$ 能量传递过程将其传递给 Yb^{3+}，最后通过不同的能量传递过程将能量传递给不同的发光离子，其机理同 Yb^{3+}-Ln^{3+} 体系(Ln＝Ho、Pr、Tm 或 Er)。

(4) Er^{3+}-Ln^{3+} 体系(Ln＝Ho、Tm 或 Nd)。由于 Er^{3+} 在 1 525 nm 波长附近有着较大的吸收截面，因此也可以作为敏化离子吸收 1 525 nm 波长的激发光的能量，并经过三光子上转换过程将 Nd^{3+}、Yb^{3+} 或 Tm^{3+} 的基态电子分别激发至 $^4F_{5/2}(Nd^{3+})$、$^5F_5(Ho^{3+})$ 或 $^3F_2$ 和 $^3F_3(Tm^{3+})$ 激发态，而后经过不同的非辐射弛豫和辐射跃迁分别产生 1 060 nm(Nd^{3+}，$^4F_{3/2} \rightarrow {}^4F_{5/2}$)、1 330 nm($Nd^{3+}$，$^4F_{3/2} \rightarrow {}^4I_{13/2}$)、1 155 nm($Ho^{3+}$，$^5I_6 \rightarrow {}^5I_8$)和 1 475 nm($Tm^{3+}$，$^3H_4 \rightarrow {}^3F_4$)波长的近红外二区荧光发射。

(5) Tm^{3+}-Er^{3+} 体系。该体系中 Tm^{3+} 作为敏化离子可吸收 1 208 nm 波长的激发光的能量，经过双光子上转换过程将其基态电子分别激发至 $^3H_5$ 和 $^3F_3(Tm^{3+})$ 能级，之后通过能量传递过程将能量分别转移至 Er^{3+} 的 $^4I_{13/2}$ 和 $^4I_{9/2}(Er^{3+})$ 能级。$^4I_{9/2}(Er^{3+})$ 激发态电子非辐射弛豫至 $^4I_{13/2}$，最后发生辐射跃迁 $^4I_{13/2} \rightarrow {}^4I_{15/2}(Er^{3+})$ 而产生 1 525 nm 波长的近红外二区荧光。

3.4.5　稀土纳米材料的成像应用

1. 光谱域成像应用

相较于可见和近红外一区荧光成像,近红外二区成像受生物组织的散射和自体荧光的干扰更弱,因此近年来其引起了人们的广泛关注。同时,日益成熟的近红外二区光子检测技术和快速发展的纳米技术为充分探索近红外二区荧光探针的应用潜力提供了强大的技术支撑。特别是基于稀土近红外二区荧光探针的成像研究,因其具有发光波长可调谐、稳定性好、发射半峰宽窄等独特优势,近年来在光学成像上取得了令人瞩目的进展。

2. 时间域成像应用

时间域成像应用分为两种:一种是时间门控成像技术,该技术是经短脉冲激发光激发后捕获采集延迟一定时间后的荧光信号进行成像的时间分辨技术;另一种是荧光寿命显微成像技术,该技术是通过采集不同荧光寿命信号而进行分析成像的时间分辨技术。

(1) 时间门控成像技术可以通过调控延迟时间过滤激发光和短寿命的荧光信号并采集长寿命特异性的荧光信号,从而实现高信噪比的荧光成像。时间门控成像系统捕获采集脉冲激发光激发后随时间衰减的荧光信号,成像信号强度通常较弱。因此,开发量子产率高、寿命长的荧光探针可以在保证成像质量的前提下最大限度地降低所使用激发光的功率和探针的用量,从而减少对生物体的损伤,提高安全性。

(2) 荧光寿命显微成像技术是一种通过采集不同荧光寿命信号而进行分析成像的另一种时间分辨技术。稀土荧光探针的荧光寿命可调范围广(微秒至毫秒),因此其在生物成像、生物传感、荧光寿命多通路复合成像和高通量检测分析等领域有着巨大的应用前景。另外,由于荧光寿命不受激发光功率和组织穿透深度的影响而不需要进行不同深度的校准,因此其常被用作定量探针,为多编码定量检测体内分子或标志物奠定了基础。而且,由于其寿命不受组织深度和激发光功率的影响,设计开发刺激-响应型的荧光寿命成像探针可进一步提高成像信噪比。

3. 影响成像的因素

(1) 量子产率。量子产率高的荧光探针可以在保证成像质量的前提下最大限度地降低所使用激发光的功率和探针的用量,从而减少对生物体的光损伤和生物毒性,提高安全性。除了合理地选择基质、敏化离子和发光离子外,还可以通过设计优化荧光探针的结构来提高量子产率而增强其发光强度。通过在稀土近红外二区荧光探针表面外延添加一层或多层惰性壳层或活性壳层,可有效减弱溶剂分子对发光中心的猝灭作用。包覆的活性壳层还可以增加其对激发光的捕获能力,并提高其利用率,从而提高近红外二区荧光发射的强度。另外,通过在荧光探针外嫁接在近红外一区或二区具有较强吸收截面且与敏化离子吸收能级相匹配的染料分子而形成染料敏化结构,可以改善 4f-4f 电子跃迁禁阻导致的量子产率低的问题而增加跃迁概率,从而提高荧光强度。不仅如此,还可以通过调控稀土近红外二区荧光探针的结构、离子掺杂浓度、粒径、荧光共振能量转移和内部能量迁移过程等方法来调节其荧光寿命,以更好地实现荧光寿命多通道成像。

(2) 目标与背景信号的比值(target-to-background ratio,TBR)。目标与背景信号的比值是评价荧光成像质量的一个重要参数。近些年,研究者一直致力于设计开发新型荧光探针以提高 TBR,从而实现精准荧光成像。研究主要从 3 个方向进行:最小化背景荧光信号、最大化目标区域荧光信号及两者协同调控。病变组织的病理微环境与正常组织的生理环境明显不同,例如 pH 值、异常的氧化还原环境[H_2O_2、HClO、$ONOO^-$ 和谷胱甘肽(glutathione,GSH)等]或酶等,而这些病理参数正是各种疾病(如心血管疾病)的重要生物标志物。构建荧光强度对成像病灶部位的特异性响应的荧光探针可以实现背景荧光信号的最小化,目标区域荧光信号的最大化,是实现精准荧光成像的有效策略。

因具有高灵敏度、高信噪比和深组织穿透深度等特点,近红外二区荧光成像在肿瘤诊断、小分子体内检测、生物传感、免疫分析和防伪等领域展现了潜在的应用前景。在开发近红外二区荧光探针的研究中,因具有光稳定性和化学稳定性强、发射半峰宽狭窄(10～20 nm)、斯托克斯位移大和近红外二区发射波长及荧光寿命可调等诸多优势,稀土近红外二区荧光探针受到人们的广泛关注,其在光谱域成像及时间分辨成像领域具有广泛的应用潜力。然而,面向临床应用,稀土近红外二区荧光探针仍存在着一些亟待解决的问题。

(1) 如何提高稀土近红外二区荧光探针的量子产率。荧光探针的量子产率是决定其应用发展的重要因素之一,量子产率高的荧光探针可以在保证成像质量的前提下最大限度地降低使用激发光的功率和探针的用量,从而减少对生物体的损伤,提高其安全性。目前用于提高稀土荧光探针的量子产率策略主要包括:① 开发晶胞尺寸更大的基质探针和均匀掺杂的新方法以减少浓度猝灭效应;② 设计开发惰性壳层包覆的核壳结构以减少溶剂分子对发光中心的猝灭作用;③ 设计开发活性壳层包覆的核壳结构和染料敏化结构以提高其对激发光能量的捕获能力,从而提高激发光能量的利用率。然而,上述策略对量子产率的提升程度有限,因此,为了获得更高量子产率的稀土荧光探针,进一步探索开发提高稀土荧光探针量子产率的新策略就显得尤为重要。

(2) 如何开发激发与发射光均处于近红外二区的新型荧光探针。生物组织对处于近红外二区波段的光有着较低的散射及自体荧光,同时近红外二区荧光成像具有更深的组织穿透深度及高信噪比。激发光和发射光均对成像的质量影响较大,因此研发激发和发射光均处于近红外二区的荧光探针可进一步提升成像的质量。截至目前,用于近红外二区成像的稀土纳米探针绝大多数都是利用 Nd^{3+} 和 Yb^{3+} 作为敏化离子(808/980 nm 波长激发),仅有少数的 Er^{3+}(1525 nm 波长激发)敏化稀土探针。因此,现阶段仍需进一步开发在近红外二区激发和发射的稀土荧光探针。

(3) 如何发展提高稀土近红外二区荧光探针生物安全性的新方案。提高荧光探针的生物安全性是其临床应用的前提和基础。FDA 明确要求诊断剂必须在合理的时间内从人体彻底清除。纳米探针的体内代谢路径主要有经胆汁随粪便排出和经肾脏随尿液排出两种途径。然而,粒径的减小会直接影响稀土荧光探针的量子效率。因此,设计开发新型功能化生物分子修饰的稀土荧光探针,使其可以如脂质体和水溶性高分子等经胆汁代谢,进一步提高其生物安全性是未来该领域的重要发展方向之一,这对推动稀土近红外二区荧光探针在临床中的应用具有重要的意义。

3.4.6　稀土发光探针的未来方向

目前,稀土发光探针广泛应用于照明、显示、显像、医学放射、辐射场的探测和记录等领域,形成了很大的工业生产和市场规模,并正在向其他新兴技术领域扩展。

未来,可以以具有极大应用前景的高端应用稀土发光探针为对象,如半导体照明、高端平板显示、激光晶体与光纤、闪烁晶体探针等,建成具有国际先进水平的制造技术中试基地,加速推动我国稀土发光探针技术的整体提升,促进我国由稀土发光探针大国向强国转变。

同时,需要加强稀土发光探针在下游应用领域的开发,尤其是元器件方面的研发,例如在 LED 照明以及液晶显示器(liquid crystal display,LCD)、微 LED、有机发光显示器(organic light emitting display,OLED)、激光显示器等方面,形成具有中国核心知识产权的民族品牌,提高国际竞争力。

3.5　荧光共轭聚合物纳米分子影像探针及其应用

3.5.1　荧光共轭聚合物纳米探针

荧光共轭聚合物纳米探针(conjugated polymer nanoparticles)是具有 π-共轭体系的聚合物链在其不良溶剂中组装形成的有机纳米探针[15]。荧光共轭聚合物纳米探针主链一般具有单链-双链或三链交替结构,其中双链 p 轨道通过电子离域相互交叠,电子能够通过跃迁、隧道效应及相关机制沿着聚合物主链穿过交叠的 π-电子云。这些 π-共轭聚合物纳米探针的原始状态是宽禁带半导体,具有半导体性质,因此也称为半导体聚合物纳米探针(semiconducting polymer nanoparticles)。其中,荧光共轭聚合物纳米探针中有一类特殊的分支,称为荧光共轭聚合物点(conjugated polymer dots,Pdots),Pdots 需满足 3 个条件:聚合物组分在纳米探针中占比 50% 以上,以保证单粒子的高亮度;尺寸小于 50 nm;纳米探针结构内部是疏水物质。

采用纳米沉淀法可制备较小的 Pdots(5～50 nm),即将少量溶于良溶剂的聚合物注入正在搅拌的水中,利用聚合物在不同溶剂中溶解度的显著差异使有机分子聚集生长,得到分散在水中的 Pdots。典型的制备过程如下:首先将共轭聚合物和两亲性聚合物溶解于有机溶剂中(如四氢呋喃),然后在超声振荡的处理下,将上述溶液快速注入水中,此时由于亲疏水相互作用,聚合物链相互折叠卷曲发生纳米沉淀,最后除去有机溶剂,便可得到水分散性良好的 Pdots。采用沉淀法合成的 RET_1IR 如图 3 - 18 所示。

Pdots 保留了共轭聚合物纳米探针的光稳定性,荧光可调节,吸收系数大,荧光亮度高等特点。吸收截面与荧光量子产率的乘积是描述荧光强度的一种常见方式,由于较高的吸光系数和有效的粒子内能量传递,Pdots 通常表现出明显高于有机小分子染料的荧光亮度。此外,全有机的组成让其显示出生物惰性,大大降低了其对生物体的毒性问题[16]。Pdots 作为一类新型荧光纳米探针,在生物医学分子成像领域具有广阔的应用前景。

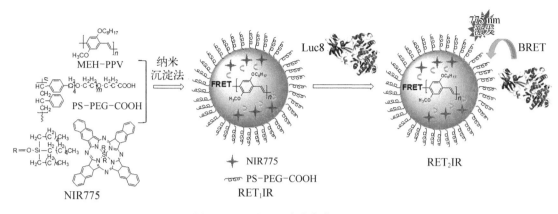

图 3-18　采用沉淀法合成 RET₁ IR

3.5.2　荧光共轭聚合物纳米探针在淋巴系统成像中的应用

1. 淋巴系统

淋巴系统是生物体内重要的防御功能系统,它遍布全身各处,由淋巴管(分为毛细淋巴管、淋巴管、淋巴干与淋巴导管)、淋巴组织(分为弥散淋巴组织与淋巴小结)、淋巴器官(如胸腺、骨髓、脾、扁桃体等)构成。一方面,淋巴系统引流淋巴液,清除机体内的异物、细菌等;另一方面,淋巴系统是身体防御的前哨,分散于身体各部分的淋巴结是一个滤过装置,可有效阻止经淋巴管进入的微生物。淋巴系统介导间质液(inter stitial fluid,ISF)的引流,调节免疫细胞的运输和监视,并在绝大多数哺乳动物组织中存在,这些组织包括肠、肺、心脏、肝脏、膈肌、皮肤、眼睛和包围中枢神经系统(central nervous system,CNS)的脑膜。

2. 淋巴管的结构与功能

淋巴管(lymphatic vessel)由毛细淋巴管汇合而成,管壁结构似静脉、管径较细、管壁较薄、瓣膜多呈"向心性开放"、外形呈串珠状[17]。淋巴管的管径纤细(直径通常仅有静脉的十几分之一),管壁透明,管腔常处于塌陷状态。

在正常的生理过程中,初始淋巴管收集携带组织废物和抗原的细胞外液。这些被收集的液体和免疫细胞构成淋巴,随后通过收集淋巴管运输到引流淋巴结,在那里可以启动适应性免疫反应。淋巴系统具有维持体液平衡、参与免疫防御、脂质代谢等重要生理功能。一些病理过程,如感染、慢性炎症和癌症,可导致淋巴管和引流淋巴结功能障碍,并导致免疫功能受损。淋巴管发育缺陷或由于感染、创伤等引起淋巴液回流障碍可导致淋巴水肿。淋巴管异常生长也参与了肿瘤转移、炎症、心血管疾病等疾病的发生与发展。深入了解淋巴管在生理与病理过程中的功能调控机制,对于人类健康及疾病的防治具有重要的意义。

开展淋巴管研究的前提和关键是准确识别淋巴管。理想的淋巴管分子影像探针应具有较高的淋巴系统趋向性,能迅速在淋巴管和淋巴结中聚集并停留较长时间,不被血管吸收,与周围组织有较高的可分辨性,且具有成本低、无毒性等特点。然而临床使用的淋巴管分子影像探针均存在局限性,不能很好地满足临床需要。因此,如何构建高效的淋巴管成像的探针,实现淋巴管的活体高分辨成像,并区分生理与病理过程中淋巴管的作用机制,都是亟待解决的关键科学问题。

3. 淋巴结成像

针对传统荧光探针的穿透深度较低和自发荧光干扰的问题,从共振能量转移角度出发,研究者构建了具有一(两)次共振能量转移的近红外发光共轭聚合物纳米探针 RET_1IR 和 RET_2IR。由于荧光共轭聚合物具有 $\pi-\pi^*$ 共轭的分子导线结构,可以使荧光响应信号放大百倍。其中,基于荧光共轭聚合物构建的 RET_1IR 探针在 778 nm 近红外发射峰的半峰宽仅为 20 nm,斯托克斯位移大于 300 nm,在 4℃ 的环境下具有长时间的胶体稳定性,这些特点使其在活体成像中体现出持续的光亮度、光稳定性、低背景和低毒性。而基于荧光共轭聚合物构建的具有两次共振能量转移接力的近红外发光共轭聚合物纳米探针 RET_2IR,同时具有荧光和生物发光的特性。与传统近红外荧光探针相比,该探针不需要外界激发光源,无自发荧光干扰,且发射光的波长在近红外区,极大地提高体内检测灵敏度(信噪比高于 100),穿透深度达 2 cm。这类荧光聚合物纳米探针水合粒径为 20~60 nm,表面带负电荷,具有双亲性,经尾静脉注射到小鼠体内,最多可同时检测到小鼠全身 12 个淋巴结(含两个深层淋巴结:肾淋巴结和髂淋巴结),小鼠的淋巴结解剖位置如图 3-19 和图 3-20 所示,比只能定位邻近淋巴结的临床淋巴系统分子影像探针显示出更大的优势(见图 3-21)。

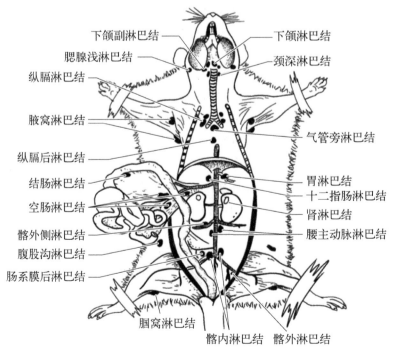

图 3-19 小鼠的淋巴结解剖位置(正面)

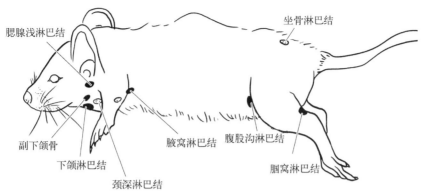

图 3 - 20　小鼠的淋巴结解剖位置(侧面)

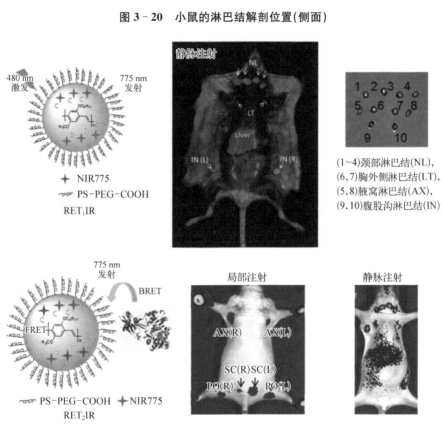

SC-坐骨淋巴结;PO-腘窝淋巴结。

图 3 - 21　构建的近红外发光共轭聚合物纳米探针的结构示意图及其淋巴结成像

4. 淋巴管成像

由于淋巴管的管径纤细(直径通常仅有静脉的十几分之一),管壁透明,管腔常处于塌陷状态,不易辨认。传统的淋巴管研究方法通常采用动物尸体解剖进行淋巴管灌注或对离体组织进行免疫组化染色的方式,不能对活体(在体)状态下的淋巴管结构及功能进行实时高分辨的成像。基于此,研究者在手术显微镜下,经淋巴结注射荧光共轭聚合物纳米探针(注射体积及速度:1~10 μL/min,成像时间:5 min~72 h),并利用新颖的探头式共聚焦激光显微内镜(probe based confocal laser endomicroscopy, pCLE),对毛细淋巴管网络(小于 10 μm)、集合淋巴管以及引流淋巴结进行快速成像(见图 3-22)。这类探针具有较高的淋巴系统趋向性,能迅速在淋巴管和淋巴结中聚集,并在该处停留较长时间。短时间内,探针在引流淋巴结的囊下窦巨噬细胞、髓质窦巨噬细胞以及髓索巨噬细胞区域均有分布。随着时间增长,探针在引流淋巴结的髓索中的分布增多,并能从输出淋巴管引流到下一站淋巴结。而且该探针性能稳定、不易渗漏、可满足反复多次成像,成像时间窗口较长,可成像出淋巴管瓣膜的位置及显微结构,其分辨率达 3.3 μm[18]。

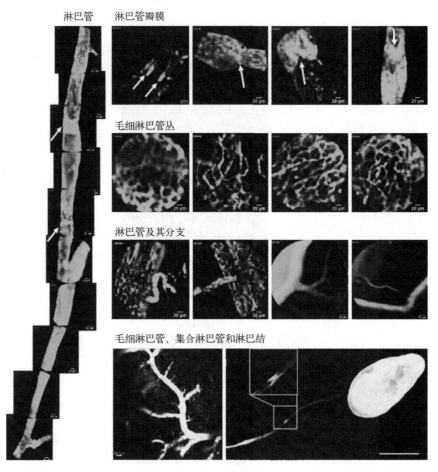

图 3-22　构建的荧光共轭聚合物纳米探针的结构示意图及其淋巴管系统成像

5. 肿瘤转移淋巴结快速成像

淋巴结转移是大多数原发肿瘤常见的转移方式。淋巴结的分期是决定大多数原发肿瘤治疗方案和预后的重要因素,对于患者术前淋巴转移程度的准确评估具有重要的临床意义。然而,目前临床上用于检测淋巴转移的探针(如 ICG、[18]F-FDG)和影像学方法(如 PET/CT、磁共振成像、超声成像等)尚不能有效识别正常的淋巴结与发生肿瘤转移的淋巴结。而系统淋巴结清扫术具有较大的创伤,术后后遗症的概率也上升,因无法确定部分早期癌症患者淋巴结状态而被动地进行不必要的淋巴结清扫。如果能够在术前、术中检测淋巴结转移的状态,准确地判断肿瘤的累及范围,将极大减轻患者的痛苦,提高其生活质量。要实现探针对转移淋巴结的特异性靶向成像,关键问题在于如何降低探针在正常淋巴结的摄取,提高其在转移淋巴结的摄取量。针对此问题,研究者开发了一系列水合粒径为 20～60 nm,表面带负电荷,叶酸修饰的双亲性的三模态荧光共轭聚合物纳米探针,用于多模态分子影像,以更好地进行淋巴结转移的靶向成像并区分正常的淋巴结与发生肿瘤转移的淋巴结。

在裸鼠脚垫淋巴结转移早期模型中,探针同时注射到肿瘤鼠的肿瘤侧脚垫及对侧脚垫中,探针经淋巴引流后可快速(注射后 5min 内)成像肿瘤侧的腘窝淋巴结和髂部淋巴结,而在对侧淋巴结没有检测到探针信号(见图 3-23)。结果表明,由于淋巴引流量增加,探针对肿瘤转移早期淋巴结的成像速度更快,摄取更多。相同条件下,探针对正常淋巴结的成像要比对转移淋巴结的成像晚一个小时以上。这一个小时的时间窗口,在手术过程中将帮助医生有效识别转移淋巴结。同时,在裸鼠脚垫淋巴结转移模型中,探针经脚垫瘤内注射到裸鼠体内,通过荧光成像检测到肿瘤同侧和对侧的 10 个转移淋巴结(见图 3-23)。与静脉注射相比,脚垫注射仅需要少剂量的探针,这有效降低了探针在肝的摄取及潜在的肝毒性。此外,脚垫注射探针能够实现快速、有效识别转移淋巴结和正常淋巴结的目标,且其在转移淋巴结的滞留时间长,可满足长时间观察检测的需求。此外,融合了近红外荧光成像、光声成像和磁共振成像的三模态分子成像技术,在活体层面实现对转移淋巴结的靶向成像,可用于成像介导的手术导航,实施对转移淋巴结的准确切除,保留正常淋巴结,提高患者生存质量,具有临床转化应用前景[19]。

6. 肿瘤转移早期淋巴管系统高分辨成像

转移是恶性肿瘤的重要生物学特征,与组织器官发育过程中的淋巴管生成相比,肿瘤内的淋巴管生长无序且分布不均。随着肿瘤的生长,淋巴管的数量也在增加、淋巴管的管壁结构发生改变,在有肿瘤细胞靠拢的地方会出现明显的间隙或缺口,有利于肿瘤细胞进入淋巴管腔。由于淋巴管在肿瘤转移与微环境调控中的重要作用,靶向淋巴管为恶性肿瘤的治疗提供新的途径。因此,研究者进一步对荧光共轭聚合物纳米探针的结构与功能进行修饰,以满足不同设备的需求。例如,研究者设计了高亮度的荧光共轭聚合物纳米探针以获得最佳的多光子成像效果;进行高浓度 NIR775 掺杂以获得最佳的光声成像效果;进行低浓度 NIR775 掺杂以获得最佳的近红外荧光成像效果;进行高浓度磷脂修饰的钆剂掺杂以获得最佳的磁共振成像效果。

每种成像方法都各有其特点,可相互补充。MRI、PAI 以及 NIR 结果均显示淋巴结的尺寸大小在肿瘤转移早期并无明显变化,且由于淋巴引流量增加,淋巴管成像更易于操作。但由于 MRI、PAI 以及 NIR 的空间分辨率受限,仍不能在体显示小尺寸淋巴管的明显结构变化。因此,利用探头式共聚焦激光显微内镜(pCLE)实时高分辨显微 2D 成像(活体分辨率达 3.3 μm)可观察到肿瘤淋巴管的毛刺、分支、扭曲和瓣膜的结构异常(见图 3-24)。进而利用多光子共聚焦显微镜和透明化技术 uDISCO,在更大范围内进行高分辨 3D 成像观测分析整个肿瘤淋巴结周边淋巴管复杂的结构环境,以及探针在淋巴管内的分布特点。研究者设计的基于荧光共轭聚合物纳米探针的五种成像方法(MRI、PA、NIR 荧光成像、pCLE 成像、多光子成像系统),实现了对肿瘤转移早期淋巴管系统的多尺度多模态成像,为探索淋巴管在肿瘤发展及转移中的作用机制提供了新的技术方法[20]。

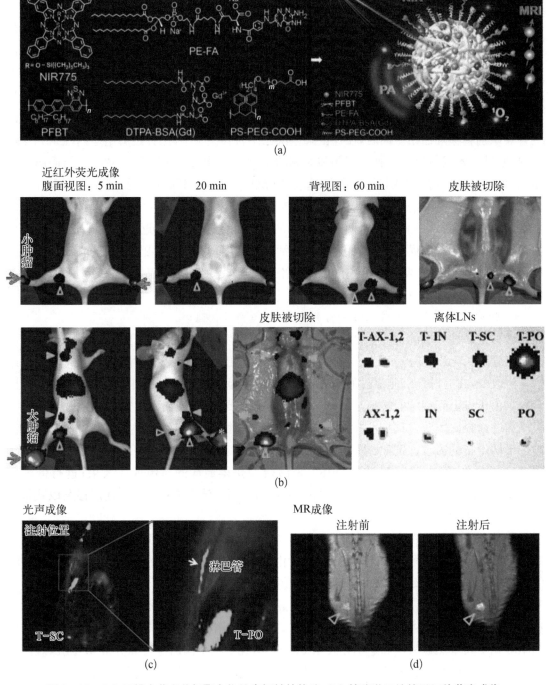

图 3-23 (a) 三模态荧光共轭聚合物纳米探针的构建；(b) 转移淋巴结的近红外荧光成像；
(c) 转移淋巴结的光声成像；(d) 转移淋巴结的 MR 成像

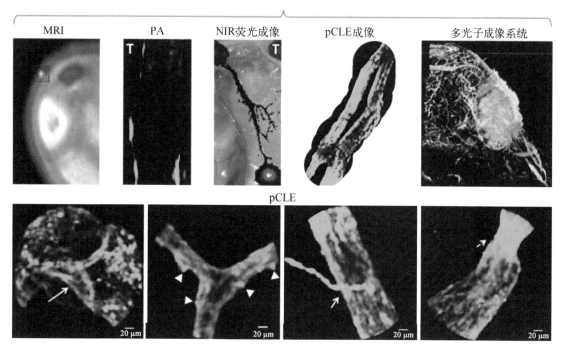

图 3 - 24　基于荧光共轭聚合物纳米探针的肿瘤淋巴管系统的多尺度多模态成像

3.6　手术导航用荧光分子影像探针

荧光分子影像技术的临床应用,为精准外科带来了新契机。荧光分子影像技术中的导航技术可在毫秒范围内可视化荧光探针的在体分布情况,从而辅助医生发现微小病灶、识别病灶位置与形态并进行精准切除[21]。国内分子影像技术起步虽稍晚于国外,但势头强劲,目前一些领域已处于国际领先地位。以中国科学院自动化研究所的团队为例,其在 2008 年就突破了国外产品"匀质算法"的瓶颈,创新性地提出"非匀质算法",并成功运用到自主研发的设备中,显著提高了肿瘤定位的精准性,这在国际上引起了极大的轰动。之后,中国科学院自动化研究所智能医学研究中心的分子影像重点实验室,在分子影像相关基础研究、应用转化等方面,引领着我国相关理论与技术的发展,该实验室是有重要国际学术影响力的基础研究与临床转化实验室。为了促进科技成果转化,2016 年,中国科学院分子影像重点实验室孵化了 DPM 公司(含北京数字精准医疗科技有限公司、珠海市迪谱医疗科技有限公司,以下简称 DPM),DPM 成为实验室的成果转化载体。在国内荧光分子影像企业中,DPM 具备从理论研究到临床转化的完整链条。其产品核心技术曾获国家"973 计划"项目、国家自然科学基金委重大科研仪器专项、科技部纳米专项等国家专项支持。目前形成了超眼、智眼、慧眼三大系列高端光学分子影像手术导航设备。

拥有高效的荧光探针是术中荧光成像能取得成功的必要条件。目前,被批准用于临床的荧光探针包括 5 -氨基酮戊酸(5-ALA)、亚甲基蓝、吲哚菁绿(ICG)等[2]。其中,ICG 是临床上最常用的近红外荧光探针,但是 ICG 稳定性较差,结构有待进一步优化,且其并不具有靶向性,在大多数肿瘤组织中无法有效富集。因此,研究者一直致力于开发各种新型靶向荧光探针,目前一些新型的靶向荧光探针已经进入临床试验阶段。

3.6.1 受体介导的靶向荧光探针

肿瘤细胞表面有一系列的受体,这些受体在肿瘤的生长中起着重要的作用。因此,这些过度表达的受体可以作为肿瘤特异性成像的靶点。受体介导的靶向荧光探针通常由荧光团和与肿瘤受体有高亲合力的靶向配体组成,这类靶向配体包括抗体、多肽和小分子化合物等。

(1) 整合素(integrins)是细胞表面的一种重要的黏附分子,主要介导细胞与细胞及细胞与细胞外基质之间的相互黏附,并介导细胞与细胞外基质之间的双向信号传导,对细胞的黏附、增殖、分化、转移、凋亡起到重要的调控作用,也在肿瘤的侵袭转移中发挥重要作用。RGD 肽是一类含有精氨酸-甘氨酸-天冬氨酸(Arg-Gly-Asp)的短肽,作为整合素和其配体相互作用的识别位点,介导细胞与细胞外基质及细胞之间的相互作用。肿瘤细胞或者新生血管可以特异表达某些整合素如 $\alpha_v\beta_3$,其能以一定的亲合力结合 RGD 肽,因此其成为肿瘤诊断和治疗的重要靶点。利用以 $\alpha_v\beta_3$ 为靶点的 RGD 多肽偶联荧光染料,可构建肿瘤术中荧光导航分子影像探针。例如,将环精氨酸-甘氨酸-天冬氨酸(cRGD)环肽与近红外染料 ZW800-1 共价结合(cRDG-ZW800-1),可用于肿瘤术中高效靶向成像(见图 3-25)。两性离子近红外荧光团 ZW800-1 拥有两个明显的优势:体内较少的非特异性结合与快速的肾脏清除。染料的化学结构和几何构型在近红外荧光团在生物体内的非特异性结合、细胞摄取和代谢清除中起重要作用。ZW800-1 的骨架结构包括七甲川链中间的一个由苯氧醚桥连接的刚性环己烯部分。此外,ZW800-1 分子表面净电荷为零,这种分子表面几乎平衡分布的电荷屏蔽了疏水的七甲川链。这一独特的结构不仅赋予了 ZW800-1 优异的荧光性能,还减少了其在肝脏的滞留和非特异性结合。cRDG-ZW800-1 目前正在进行 2 期临床试验,研究荧光导航手术在口腔癌和头颈癌患者中的可行性(NCT04191460)。

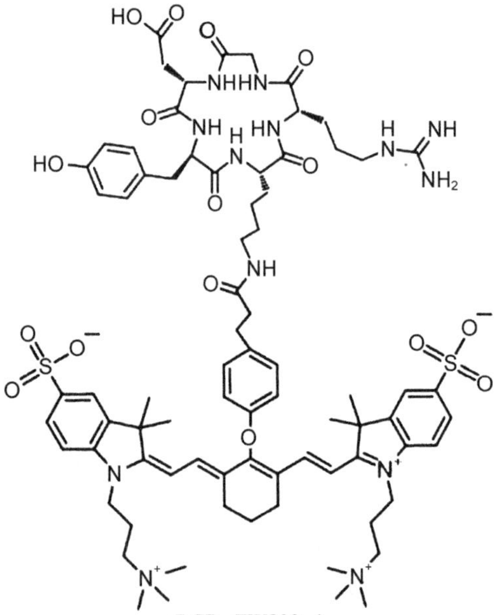

图 3-25 cRDG-ZW800-1 的结构式

(2) 叶酸受体 α(folate receptor alpha,FRα)主要在各种上皮肿瘤中高表达,90%～95% 的上皮卵巢癌细胞中都能观察到 FRα 的高度表达,而在正常细胞中其表达水平较低。2011 年,通过叶酸偶联异硫氰酸酯荧光素得到的 EC-17 探针首次应用于卵巢癌患者的术中肿瘤特异性荧光成像(NCT02000778)(见图 3-26)。借助于荧光导航系统,医生以 0.1 mg/kg 的剂量向患者注射 EC-17,检测到了 12 例患者的 57 处病变,其中 44 处经病理学验证为 FRα 阳性,并存在 7 处此前未被肉眼或触诊发现的病变。这些结果表明,靶向 FRα 受体的荧光成像探针 EC-17 可成功用于 FRα 阳性肿瘤的术中导航。由于 EC-17 的发射波长位于 500 nm,其有限的成像深度和较高的背景自发荧光使得 EC-17 无法成功探测到深度较深的病灶,导致其对于深层次组织的少量肿瘤的检测受限。

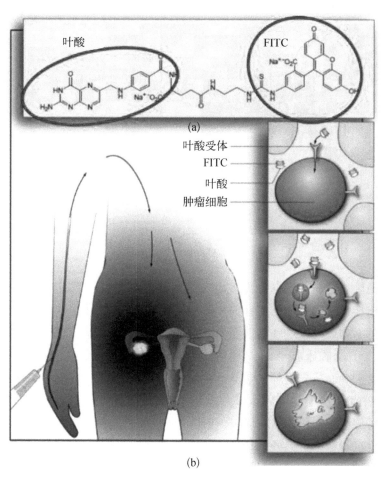

图 3-26　(a) 荧光探针 EC-17 的结构;(b) 靶向肿瘤细胞示意图:
荧光探针特异性识别叶酸受体 α 过表达的卵巢癌细胞

随着纳米技术的发展,在光稳定性、亮度、多功能可用性等方面具有显著优势的纳米级靶向荧光探针也开始进入临床试验阶段。例如,研究者开发的粒径为 6~7 nm 的超小靶向荧光核壳二氧化硅纳米探针(C dots),由交联 Cy5 的二氧化硅内核和表面修饰了短聚乙二醇(polyethy lene glycol,PEG)链(Mw 约为 500)外壳组成。与游离 Cy5 相比,C dots 中的 Cy5 在交联后成为相对刚性的结构,减少了振动弛豫等非辐射损失,呈现出更好的光稳定性和荧光强度(增加 2 倍以上)。此外,将[124]I 标记的环精氨酸-甘氨酸-天门冬氨酸-酪氨酸(cRGDY)靶向肽与 PEG 链偶联,获得了一种以整合素为靶点的荧光/PET 双模态分子影像探针([124]I-cRGDY-PEG-C dots)(见图 3-27)。首次临床试验的 PET 证实,[124]I-cRGDY-

PEG-C dots 耐受性良好,且在体内主要通过肾脏代谢,已被证实具有良好的安全性和生物分布特征。此外,在临床前的黑色素瘤模型的研究中也发现,C dots 可以准确鉴别转移性淋巴结。

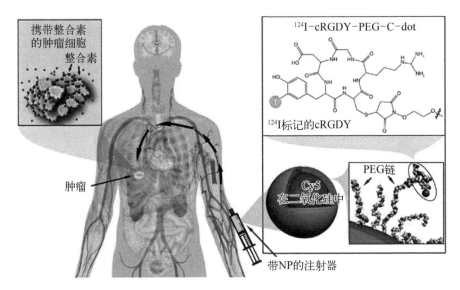

图 3 - 27　C dots 的结构示意图

受体介导的肿瘤靶向荧光探针大多由荧光团共价偶联对肿瘤有高亲合力的配体组成,有些需要引入连接臂结构来增加探针的水溶性或者减少偶联反应的空间阻力。通过优化连接臂和荧光团的结构还可以进一步改善探针在体内的药动学特征,提高其对肿瘤显影的特异性和灵敏度。目前,临床前/临床试验中的受体介导的靶向荧光探针存在一些缺陷,例如,其显影特异性受到肿瘤特异受体的表达水平限制。肿瘤具有异质性,有同一种肿瘤的不同患者(甚至同一个患者身上的不同区域肿瘤组织)的特异受体的表达水平不尽相同。因此,需要进行术前肿瘤组织活检,确定其特异受体的表达水平,来确定术中是否使用受体介导的荧光探针对肿瘤进行显影。另外,只有未靶向结合的探针在体内清除后,才能观察到探针在肿瘤部位的特异性显影,这一过程受探针的扩散速率和其在体内的清除率的限制。因此,这种探针一般不适合用于肿瘤的快速显影。

3.6.2　可激活型靶向荧光探针

受体介导的靶向荧光探针存在一个不可忽视的问题,即无论与目标组织的相互作用如何,荧光探针都始终发出荧光信号,因此其存在相当大的背景荧光信号干扰。不同于这些"常亮"的荧光探针,可激活型靶向荧光探针自身一般是猝灭状态,只在特定酶、pH 值或氧化还原电位的刺激下发出强烈的荧光,或者在这些刺激下,探针原本的共振荧光能量转移的状态发生变化,导致荧光发射波长的改变。这类探针更容易获得较高的肿瘤/正常组织的信噪比,这进一步提高了对肿瘤靶向成像的特异性和灵敏度。

目前,进入临床试验阶段的可激活型靶向荧光探针大多是酶可激活探针。酶可激活探针主要分为两大类,酶反应型探针和酶底物探针。酶反应型探针在目标区域被激活后会共价结合到反应的位点,而酶底物探针被酶激活后,其荧光团被释放,不与酶共价偶联。大多数肿瘤组织会使组织蛋白酶(cathepsins)和基质金属蛋白酶(matrixmetalloproteinases,MMPs)高表达,它们与肿瘤的侵袭和转移有密切的联系,临床前研究/正在进行临床试验的可激活类探针很多是基于这两种酶设计的(见图 3-28)。例如,研究者设计了一种组织蛋白酶反应型探针 BMV109。BMV109 由 Cy5 荧光团、Cbz-Phe-Lys 多肽连接臂(组织蛋白酶识别位点)、2,3,5,6-四氟对苯二酚亲电基团和猝灭基团四部分组成。在临床前的小鼠多发性肠道肿瘤模型中,通过静脉注射和病灶位置局部喷涂 BMV109 的方式获得的信噪比可分别达到 9 和 2.6。然而,由于酶反应型探针被激活后会和靶向酶共价结合,这种靶向标记的显影方式会限制荧光信号在靶点位置的不断放大,不利于进一步提高成像的特异性和灵敏度。

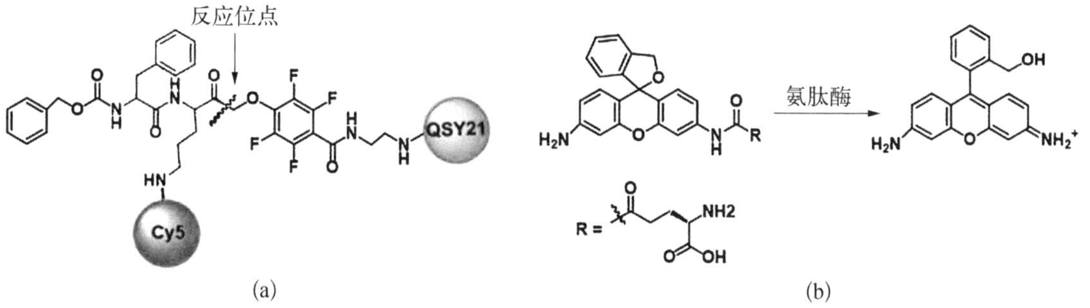

图 3-28 可激活型小分子靶向荧光探针的化学结构式及激活机理
(a) BMV109;(b) GCP-001

不同于酶反应型探针,酶底物探针被激活后,荧光团被释放,不与酶共价偶联,因此靶点位置的荧光信号可以随着时间和探针浓度的增加而不断放大,进一步提高成像特异性。科研人员基于羟甲基罗丹明绿(hydroxymethyl rhodamine green,HMRG)开发了一系列可激活的酶底物荧光探针,用于术中局部喷涂荧光导航,例如 γ-谷氨酰基 HRMG(gGlu-HMRG,商品名为 GCP-001)。由于分子内螺化作用,GCP-001 的荧光是猝灭的,但它可以被 γ-谷氨酰转肽酶(γ-glutamyl transpeptadase,GGT)快速激活而恢复荧光。多种肿瘤(包括宫颈癌和卵巢癌)细胞的表面都过表达 GGT。GCP-001 一旦在癌细胞表面遇到 GGT,便被水解转变为强荧光的 HMRG,引导肿瘤病灶的切除。研究者利用新鲜切除的人乳腺癌样本对 GCP-001 用于术中荧光成像的可行性进行了评估,结果表明,在局部喷涂 GCP-001 5 min 后,便可以通过荧光信号区分乳腺癌病灶和正常组织。目前,GCP-001 在日本进行临床试验,评估其荧光检测乳腺癌病灶的效果。

3.6.3 多模态荧光成像探针

每种影像技术都有其独特的优势与局限性,因此,结合多种影像技术的优势,构建基于荧光探针的双模态/多模态探针已经成为当前手术导航探针研究的趋势之一。

虽然在临床上双模态/多模态的荧光成像探针还没有得到批准,但已有一些双模态荧光探针进入了临床试验阶段。第一个进入临床试验进行肿瘤手术导航的双模态荧光探针是放射性核素[111]In 和近红外荧光染料 IRDye800CW 共同标记的吉伦昔单抗[111]Indium-DOTA-girentuximab-IRDye800CW（NCT024975599）。girentuximab 是靶向碳酸酐酶Ⅸ的单克隆抗体，碳酸酐酶Ⅸ在肾透明细胞癌中广泛过表达。可以通过利用这一荧光/PET 双模态分子影像探针进行术前 PET，确定深部肿瘤的位置信息，术中通过实时荧光成像显影肿瘤的边界，引导肿瘤切除。临床试验结果证明，术前 PET 对于深层肿瘤定位至关重要，因为肿瘤上覆盖的脂肪大大削弱了荧光信号，如果单纯靠术中荧光信号导航肿瘤切除，容易遗漏被覆盖的深部病灶。此外，双模态成像还可以帮助排除具有自发荧光的假阳性病变组织，例如囊肿内容物。通过类似的策略，研究者构建了[68]Ga 和 IRDye800CW 共同标记 Bombesi 肽（靶向胃泌素释放肽受体）的荧光/PET 双模态分子影像探针[68]Ga-BBN-IRDye800CW，用于胶质母细胞瘤的术前/术中导航（NCT02910804）。

3.6.4　诊疗一体化荧光探针

荧光探针在吸收光子后，发出荧光的同时还可以释放热量或产生单线态氧，从而可以对肿瘤进行光热治疗（photothermal therapy，PTT）或光动力疗法（photodynamic therapy，PDT）。目前获临床批准的诊疗一体化荧光探针 5-ALA 除了可以用于脑恶性胶质瘤手术导航外，还被批准作为第二代光敏剂用于肿瘤的光动力疗法（见图 3-29）。另外，利用近红外染料 ICG 进行肿瘤光热治疗也取得了很好的临床前研究结果。随着纳米技术的发展，荧光纳米探针可以同时装载治疗药物或其他造影剂，有望实现肿瘤多模态诊疗一体化。总而言之，开发用于影像指导的恶性肿瘤治疗的诊疗一体化荧光探针，逐渐成为分子影像领域的研究热点。

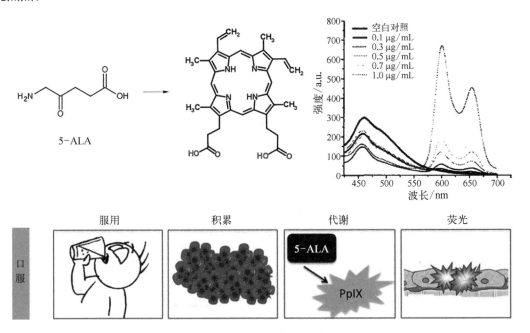

图 3-29　5-ALA 的结构式及发光原理

　　小分子荧光探针是一种很有临床转化潜力的肿瘤诊疗一体化试剂,通过共价偶联的策略,可将靶向递送、活体示踪、肿瘤治疗等功能整合于一体。例如,Meng 等通过二硫键连接特定结构的七甲川菁染料(Cy7)和罗丹明荧光团,构建了会对肿瘤微环境酸性 pH 值和高浓度 GSH 产生双响应的诊疗一体化探针 RhoSSCy。该探针是一个比率型荧光探针,同时具有光声信号,还能借助罗丹明和 Cy7 的光敏特性产生单线态氧来杀灭肿瘤细胞[22]。Zeng 等开发了一种水溶性的磺酸化 NIR-Ⅱ 小分子探针 H2a-4T,其与肿瘤抗体药-西妥昔单抗(靶向 EGFR)混合后可得到稳定的 H2a-4T@ Cetuximab 复合体,此复合物对结肠癌荷瘤小鼠具有很好的肿瘤靶向成像效果,并且具有较高的光热转换效率,实现了 NIR-Ⅱ 荧光成像引导的肿瘤光热治疗[23]。

　　单一光动力疗法较难达到非常理想的肿瘤治疗效果,开发新型的纳米体系用于荧光成像引导的肿瘤联合治疗可以取得更好的治疗效果。PDT 可以触发生物体的抗肿瘤免疫应答,但是机体的适应性免疫抵抗会削弱这一免疫反应,产生免疫耐受。研究证明,通过抑制吲哚胺 2,3-二加氧酶 1(indoleamine 2,3-dioxygenase 1, IDO-1)的活性可以克服适应性免疫抵抗,增强抗肿瘤免疫反应。基于此,研究者将 IDO-1 抑制剂的前体药物与聚乙二醇(PEG)化的光敏剂 PPa 结合,设计了一种能够响应肿瘤微环境(高浓度 GSH 与 MMP-2)并释放前体药物的囊泡体系,实现了荧光成像引导的光动力疗法[24]。这一荧光成像引导的肿瘤光动力/免疫联合疗法在小鼠结直肠癌肿瘤模型中显著地抑制了肿瘤的复发。

3.7　本章小结

　　近年来,术中荧光成像导航技术快速发展,随着新型荧光探针的发展,医生可以在术中更准确地区分肿瘤边界,识别残余肿瘤病灶,彻底切除病变位置。这些技术通过最大限度地提高肿瘤的切除效率和提高患者的生存概率,为肿瘤手术带来了革命性的进展。另外,由于具有更低的光子散射、吸收和组织的自发荧光,近红外二区荧光成像相比近红外一区成像在组织穿透深度、成像分辨率和信噪比等方面都显著提高。因此,虽然目前大多数处于临床试验阶段的荧光探针用于近红外一区成像,但可以预期在不久的将来,会有越来越多的近红外二区荧光探针进入临床试验。此外,随着分子影像探针设计理论与纳米技术的不断发展,研究者会设计开发出更多新颖的多模态及诊疗一体化的多功能荧光探针,多功能荧光探针将展现出巨大的临床转化潜力。由于一种全新的荧光探针的临床转化面临很多挑战,因此借鉴现有探针的设计理念和转化经验具有重要的意义。

练习题

　　1. 按激发模式分类,荧光属于(　　)类型。

　　A. 光致发光　　　　　　　B. 生物发光　　　　　　　C. 化学发光

　　2. 请说明针对 5 通道细胞荧光成像中荧光探针的选择策略。

| 细胞核 | 微管 | 高尔基体 | 应力纤维 | 线粒体 |

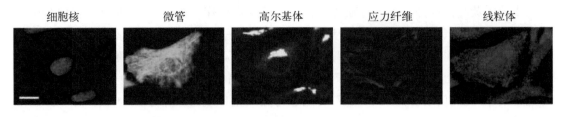

题图 3-2

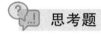

思考题

1. 荧光成像基本原理及特点是什么呢？
2. 不同类型荧光探针的发光特点及应用是什么呢？
3. 新型发光机制有哪些呢？
4. 近红外荧光探针 ICG 的临床应用有哪些呢？请举例。
5. 荧光探针在多通道细胞及小动物成像中会碰到哪些问题呢？
6. 术中荧光导航的作用、局限及解决方案是什么呢？

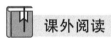

"中国稀土之父"——徐光宪

徐光宪（1920—2015 年），民盟盟员，中国科学院院士，2008 年国家最高科学技术奖获得者，著名化学家、教育家，被誉为"中国稀土之父"。长期从事物理化学和无机化学的教学和研究，涉及量子化学、化学键理论、配位化学、萃取化学、核燃料化学和稀土科学等领域，在稀土元素分离及应用中做出了重要贡献。他发现了稀土溶剂萃取体系具有"恒定混合萃取比"基本规律，在 20 世纪 70 年代建立了具有普适性的串级萃取理论。该理论已广泛应用于我国稀土分离工业，使我国实现了从稀土资源大国到生产和应用大国的飞跃。作为一名化学教育家，他撰写的教材《物质结构》自 1959 年出版以来，已修订再版印刷了 20 余万册，教育和培养了我国多代化学工作者。

参考文献

[1] van Beurden F, van Willigen D M, Vojnovic B, et al. Multi-wavelength fluorescence in image-guided surgery, clinical feasibility and future perspectives[J]. Molecular Imaging, 2020, 19(3): 1536012120962333.

[2] Ito R, Kamiya M, Urano Y. Molecular probes for fluorescence image-guided cancer surgery[J]. Current Opinion Chemical Biology, 2022, 67: 102-112.

［ 3 ］ Meng X D, Pang X J, Zhang K, et al. Recent advances in near-infrared-Ⅱ fluorescence imaging for deep-tissue molecular analysis and cancer diagnosis ［J］. Small, 2022, 18(31)：e2202035.

［ 4 ］ Sanders J K, Jackson S E. The discovery and development of the green fluorescent protein, GFP［J］. Chemical Society Reviews, 2009, 38(10)：2821 - 2822.

［ 5 ］ Lim X. The nanolight revolution is coming［J］. Nature, 2016, 531(7592)：26 - 28.

［ 6 ］ Luo J D, Xie Z L, Lam J W Y, et al. Aggregation-induced emission of 1 - methyl - 1, 2, 3, 4, 5 - pentaphenylsilole［J］. Chemical Communications (Camb), 2001(18)：1740 - 1741.

［ 7 ］ Lin H, Lin Z, Zheng K, et al. Near-infrared-Ⅱ nanomaterials for fluorescence imaging and photodynamic therapy［J］. Advanced Optical Materials, 2021, 9(9)：2002177.

［ 8 ］ Bhavane R, Starosolski Z, Stupin I, et al. NIR-Ⅱ fluorescence imaging using indocyanine green nanoparticles［J］. Scientific Reports, 2018, 8(1)：14455.

［ 9 ］ Huang L, Gao Z, Han G. Photoswitchable near-infrared-emitting boron-dipyrromethene (BODIPY) nanoparticles［J］. Particle & Particle Systems Characterization, 2017, 34(11)：1700223.

［10］ Diao S, Blackburn J L, Hong G, et al. Fluorescence imaging in vivo at wavelengths beyond 1 500 nm［J］. Angewandte Chemie International Edition, 2015, 54(49)：14758 - 14762.

［11］ Yu Z, Eich C, Cruz L J. Recent advances in rare-earth-doped nanoparticles for NIR-Ⅱ imaging and cancer theranostics［J］. Frontiers in Chemistry, 2020, 8：00496.

［12］ Esposito C, Settimi A, Cerulo M, et al. Efficacy of indocyanine green (ICG) fluorescent cholangiography to improve intra-operative visualization during laparoscopic cholecystectomy in pediatric patients：a comparative study between ICG-guided fluorescence and standard technique［J］. Surgical Endoscopy, 2022, 36(6)：4369 - 4375.

［13］ Gu Y, Guo Z, Yuan W, et al. High-sensitivity imaging of time-domain near-infrared light transducer［J］. Nature Photonics, 2019, 13(8)：525 - 531.

［14］ Fan Y, Wang P, Lu Y, et al. Lifetime-engineered NIR-Ⅱ nanoparticles unlock multiplexed in vivo imaging［J］. Nature Nanotechnology, 2018, 13(10)：941 - 946.

［15］ Lyu Y, Pu K. Recent advances of activatable molecular probes based on semiconducting polymer nanoparticles in sensing and imaging［J］. Advanced Science (Weinh), 2017, 4(6)：1600481.

［16］ Zhang J, Teng F, Tang S, et al. The effect of polymer dots during mammalian early embryo development and their biocompatibility on maternal health ［J］. Macromolecular Bioscience, 2020, 20(8)：e2000128.

［17］ Geng X, Ho Y C, Srinivasan R S. Biochemical and mechanical signals in the lymphatic vasculature[J]. Cellular Molecular Life Science, 2021, 78(16): 5903 - 5923.

[18] Li Y, Yang Y, Tang S, et al. High-resolution imaging of the lymphatic vascular system in living mice/rats using dual-modal polymer dots[J]. ACS Applied Bio Materials, 2019, 2(9): 3877 - 3885.

[19] Cao F, Guo Y, Li Y, et al. Fast and accurate imaging of lymph node metastasis with multifunctional near-infrared polymer dots[J]. Advanced Functional Materials, 2018, 28(16): 1707174.

[20] Zhang Y F, Li Y Q, Tang S Y, et al. Modified polymer dots for multi-scale multi-modal imaging of lymphatic system in tumor pre-metastasis[J]. Applied Materials Today, 2020, 21: 100863.

[21] Liu Q, Huang J, He L, et al. Molecular fluorescent probes for liver tumor imaging [J]. Chemistry, an Asian Journal, 2022, 17(8): e202200091.

[22] Meng X Q, Yang Y T, Zhou L H, et al. Dual-responsive molecular probe for tumor target imaging and photodynamic therapy[J]. Theranostics, 2017, 7(7): 1781 - 1794.

[23] Zeng X D, Xiao Y L, Li S S, et al. Near-infrared Ⅱ dye-protein complex for biomedical imaging and imaging-guided photothermal therapy[J]. Advanced Healthcare Materials, 2018, 7(18): 1800589.

[24] Gao A, Chen B, Gao J, et al. Sheddable prodrug vesicles combating adaptive immune resistance for improved photodynamic immunotherapy of cancer[J]. Nano Letters, 2020, 20(1): 353 - 362.

教学目标

（1）阐述光声成像的基本原理。

（2）列举光声探针的种类。

（3）分析光声探针的设计及应用。

4.1　光声成像概述

4.1.1　光声成像的基本原理、优势与挑战

1. 光声成像的基本原理

光声成像（photoacoustic imaging，PAI）以科学家贝尔于 1880 年报道的光声效应为基础（见图 4-1）。贝尔发现用周期性的光照射一个吸收体时，该物质吸收光会产生声信号，这种声信号的频率与入射光的调制频率相同，并且声信号的强度会随着样品吸收光的增加而增加。但由于当时没有强的光源和灵敏的探测器，光声效应在被发现后没有得到应用。直至 20 世纪 60 年代，随着微信号检测技术的发展，高灵敏微音器和压电陶瓷传声器的出现，以及强光源（激光器、氙灯等）的问世，光声效应及其应用研究又重新活跃起来。到了 20 世纪 90 年代后期，光声成像技术迅速发展，并广泛应用于生物医学领域。

当生物组织受特定波长的脉冲激光照射时，组织内的吸收体吸收光子的能量，使吸收体分子的电子从低能态跃迁到高能态，从而处于受激发状态，由于处于高能态的电子不稳定，在其从高能态向低能态跃迁的过程中，会通过辐射跃迁（即发光）或者无辐射跃迁（即放热）的形式释放能量。当激发光为短时脉冲或经过强度调制的连续变化激光时，通过非辐射衰变过程产生的热能能够导致组织局部温度升高并引起瞬间的热膨胀，进而产生超声波向外传播，这种超声波信号就是光声信号，这种现象即为光声效应。在光源参数不变的情况下，光声信号的强度、频谱与组织的光学、热学和弹性特性紧密相关。光声成像技术即通过检测光声信号，获取组织结构及生化信息，在重建组织结构图像的同时实现功能成像。这种技术

为研究生物组织的结构形态、代谢功能、生理特征以及病理特征等提供了非常重要的手段，在组织结构以及功能成像上有着非常广泛的应用前景。

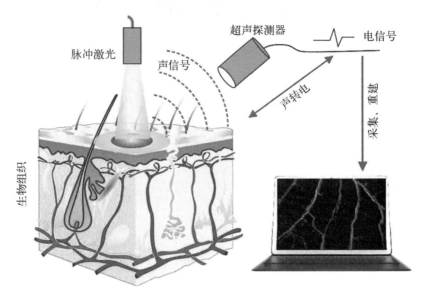

图4-1 光声成像原理图

光声成像技术将光学成像与超声成像巧妙结合，使两者优势互补。生物组织的构成分子如脱氧血红蛋白、氧合血红蛋白、黑色素、油脂和水分等成分的变化会显著影响组织的光学特性。因此，光学成像能够灵敏地反映生物体的功能信息。但由于光照射生物组织时表现出的强散射性，光学成像通常只能提供组织表层 1 mm 深度以内的高质量图像，难以满足医学上对深层组织的成像需求。而声波在组织中传播的散射强度比光波小 2~3 个数量级，因而可在生物组织特别是软组织中实现长距离传播，因此可以获得有较高空间分辨率的深部组织图像。然而超声成像获得的组织声阻抗等力学参数与组织的生化特性关联并不显著，因此，超声成像往往对比度不高，在功能成像方面存在一定的局限性。光声成像不仅具有纯超声成像的高穿透深度、良好空间分辨率的特性，还可以通过探测深层组织的光吸收特性来获得生物化学信息，进而反映其功能信息。例如，人体内重要的载氧物质血红蛋白能够强烈吸收可见光波段的电磁波。因此，以可见光作为光源，光声成像系统可通过检测血红蛋白从而对循环系统进行高质量显像。此外，由于氧合血红蛋白和脱氧血红蛋白对不同波段的电磁波吸收系数不同，采取双波长成像可以分别计算氧合血红蛋白和脱氧血红蛋白的相对含量，获得含氧量及动静脉血流的分布情况，从而反映组织的新陈代谢及功能状态。

2. 光声成像的优势

(1) 传统的光学成像组织渗透性差，一般只能做到表层成像。PAI 突破了目前光学显微镜的基本深度限制，可在深层组织中保持高水平的空间分辨率。基于 PAI 的成像深度分辨率通常大于 100 μm。例如，光声显微镜可以提供微米级的分辨率和毫米级的成像深度。在光声断层成像中，空间分辨率可扩展到数百微米，成像深度为厘米级。

（2）超声探头发射的单一频率的超声波被体内组织的粗糙表面散射时会形成一系列相干波，这些相干波互相干涉，会在超声成像时形成斑点噪声。PAI 对光学吸收高度敏感，能够基于生理特异性内源性和外源性对比进行解剖、功能和分子成像。由于血管提供了平滑的光学吸收边界，因此在光声图像中与超声有关的散斑伪影在很大程度上得到抑制。

（3）MRI 对钙化不敏感，对于骨骼系统以及胃肠道方面的检查也有一定的限制；一些体内有铁磁性植入物、心脏起搏器或有幽闭恐惧症等的患者不能进行 MRI 检查；此外，MRI 检查还存在时间较长、费用较高、设备普及度不高等问题。PET 需要使用放射性造影剂，目前常用的造影剂只有 ^{18}F-FDG，所以这也限制了其在不同领域的应用。PAI 可以提供高速和高分辨率成像，同时不需要重金属或放射性造影剂。PAI 具有开放式平台，不需要辐射屏蔽。PAI 可作为床边扫描仪或手持探头，或通过内窥镜等多种配置实现操作。

（4）X 射线成像具有辐射风险，同时 X 射线的密度分辨率有限，密度差异较小的组织器官和病变不易分辨。PAI 涉及非电离辐射，比 X 射线模式具有的安全风险更小，因此能够更频繁地使用和更密切地监测。在人类乳腺成像中，PAI 不受乳腺密度的强烈影响，患者不需要接受疼痛的颅脑或中外侧压迫。

3. 光声成像面临的挑战

与任何成像技术一样，光声成像也具有一定的局限性，包括以下 3 个方面。

（1）光穿透深度。激发光的光衰减通常会限制生物组织中 PAI 的成像深度，深度一般为 4～5 cm，使用具有更高水平脉冲能量的激光或提高超声波探测器的灵敏度可以进一步增加成像深度。尝试在光耗散限制内改进 PAI 技术的性能，这对许多应用来说已经足够，并且这样做是一种更有效的资源利用。尽管如此，一种光声断层扫描（photoacoustic computed tomography，PACT）的微波模拟——微波诱导热声断层扫描（thermoacoustic tomography，TAT）提供了另一种可能克服深度限制的方法。TAT 没有使用光来激发，而是使用微波，通过水分子的介电弛豫和离子电导率来产生热量。因此，TAT 可以揭示穿透深度更深的生物组织里的水和离子含量的差异。例如，1 GHz 微波在脂肪中的穿透深度（辐射强度下降到其表面值的 37%）约为 8 cm。

（2）声阻抗匹配。由于声阻抗不匹配，PAI 系统检测到的超声波会在软组织、骨骼和气体的界面处产生强烈的反射和失真。因此，脑成像研究者正致力于纠正或减轻这种由头骨扭曲引起的虚假光声信号。基于同样的原因，研究人员正在开发全光学超声探测器用于远离组织表面的非接触式声学检测。

（3）量化的准确性。光谱 PAI 的定量精度有待提高，对特定发色团吸收系数的精确测量依赖于对局部光通量的了解或准确估计，局部光通量与光声信号的强度成正比。然而，光在组织中的传播受到光谱依赖性衰减的影响，使得局部光通量难以预测，特别是在组织深部位置。为了补偿光通量的深度变化，一种解决方案是确定光谱域的光通量，并引入本征光谱 PAI 来解释波长相关的光衰减；其他解决方案包括使用漫射光学层析成像测量光通量或通过蒙特卡罗法模拟估算。为了提高定量测量的可靠性和准确性，还开发了同时具有通量补偿和运动校正的实时 PAI。

4.1.2　光声成像系统

1. 光声成像系统分类

PAI 已发展成多种模式,可提供生理特征的多尺度成像。主要包括 3 种主要成像系统:光声显微成像(photoacoustic microscopy, PAM),光声断层成像(photoacoustic computed tomography, PACT),光声内窥镜(photoacoustic endoscope, PAE)。在 PAM 中,使用二维光栅扫描光激发和超声检测双聚焦进行体积成像。在每个扫描位置,超声换能器沿激光激发的直线接收光声信号,记录声波到达时间,并沿深度方向产生一维图像。而 PACT 使用扩展激光束照射生物组织和超声换能器阵列,同时从多个角度检测光声波,是对时间分辨的超声信号的光学吸收器进行复杂的三角测量,从而重建 PACT 图像。PAE 从 PAM 和 PACT 演变而来,是这些模式的改编,它被设计用于内窥镜,可用于内部器官成像。市场上各种商用光声成像系统如图 4-2 所示。

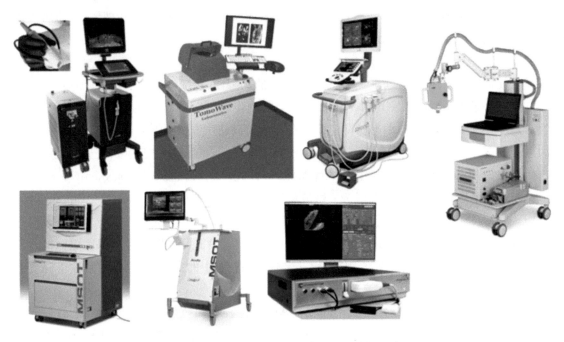

图 4-2　市场上各种商用光声成像系统的照片

(1) 光声显微成像。光声显微成像通过逐点扫描的方式获得图像,不需要采用重构算法求解光声传播的逆问题。根据扫描方式不同,PAM 可分为两种类型,超声分辨率 PAM 及光学分辨率 PAM。前者通过超声进行定位,可在几毫米到几十毫米的成像深度上获得几十微米量级的侧向分辨率;后者则采用会聚的激光束进行扫描,主要适用于深度小于 1 mm 的组织表层,最高可提供纳米级的侧向分辨率。配备具有高重复率的脉冲激光器和一个快速扫描仪来引导光学和声学光束,现代高速光学分辨率 PAM 系统在成像毫米尺度的三维区域时可以实现超过几赫兹的帧率。同时,高速 PAM 可在显微镜下动态成像,如可对非致命中风小鼠模型的血流重新分配进行成像。这种方法也可以利用手持设备小型化,用于人体皮肤成像。

（2）光声断层成像。光声断层成像采用非聚焦脉冲激光作为照射源，利用超声换能器阵列检测光声信号。由于光散射作用，组织内部受到均匀照射。不同深度组织的声信号到达换能器表面的时间存在差异，因此，利用时间分辨技术可以获得不同层析面的光声信号，再通过特定的算法重构，即可得到成像区域的光声图像。使用较低的超声频率进行检测时，PACT 受声波衰减的影响较小，但提供的分辨率水平相较 PAM 而言更粗糙。目前，PACT 已用于实时二维和三维成像。在覆盖较大的视场（field of view，FOV）（如整个人类乳房）时，PACT 可以在一次屏气（10～15 s）的范围内完成完整扫描。此外，PACT 也已用于监测半颅切除术患者在运动功能和语言任务中大脑的功能激活。

（3）光声内窥镜。光声内窥镜是一种特殊形式的 PAM，其特点在于对成像系统进行微型化，并采用特殊的扫描方式实现对内部器官的成像。PAE 首先由 Yang 等设计研发并用于动物研究[1]，目前已经证实在早期肿瘤检测及诊断黏膜下病变方面具有潜在的临床应用前景。

PAM 通常提供毫米级成像深度的显微和介观分辨率，而 PACT 在介观和宏观分辨率水平使组织成像深度达到几厘米。与 PAM 相比，尽管以更高的系统和计算成本为代价，PACT 通常提供更深的组织穿透，更大的视场（FOV）和更快的成像速度。在不同的 PAI 配置中，典型的成像深度与空间分辨率的比值大于 100，这使得 PAI 成为跨宽长度尺度的高分辨率模态。

（4）与其他成像方式结合。此外，光声成像（PAI）能够与其他成像技术结合，进行多模态和多对比度成像，提供更丰富的信息层次。共享相同的声学检测和数据采集系统，超声扫描仪与 PAI 所需的光学传输元件的组合基本上形成了超声和 PACT 设备的组合。PACT 提供的解剖、功能和分子对比可以自然地与超声图像共配准。PACT 还与荧光层析成像集成，从而同时采集光学吸收和荧光或生物发光信号。除此之外，PACT、PAM 还可以与光学相干层析成像、双光子和共聚焦显微镜结合，增加光学散射和荧光等成像对比。

2. 光声成像系统的发展

（1）更强、更快、更便宜的激光系统。在给定的激光脉冲能量下，成像深度和视场（FOV）大小之间存在权衡关系。目前在 PAI 系统中使用的大多数脉冲激光器并不是专门为这一应用设计的。这样可以使性能和成本之间更加平衡。例如，PACT 通常不需要短脉冲宽度（例如小于 10 ns）、窄谱线宽度或高相干的激光系统。因此，通过优化脉冲能量（如 10 J）和重复频率（如 10 Hz）的激光，PACT 系统不仅能够提供更大的视场（如直径12 cm），还具有同样深的穿透和高的捕获速度。

（2）更灵敏的声学探测器。随着超声探测器灵敏度的提高，PAI 有可能从更深的组织位置恢复较弱的信号。虽然压电换能器（piezoelectric transducers，PZTs）最常用于生物医学成像，但电容式微机械超声换能器（capacitive micromachined ultrasound transducers，CMUTs）和压电式微机械超声换能器（piezoelectric micromachined ultrasonic transducer，PMUTs）因具有体积小和与集成电路高度兼容的优势而发展迅速。其中，PMUTs 的机械阻抗较低，通常具有比传统 PZTs 更好的灵敏度。此外，虽然光学声学传感器（如 Fabry-Pérot 干涉仪）具有宽频带和高频率的高灵敏度，但这种传感器还有不足，如在可伸缩性、可用性和可靠性方面存在的局限性。

（3）图像重建算法。目前，反投影重建算法由于实现简单、性能可靠而得到广泛应用。尽管如此，使用迭代重建或机器学习的更复杂的算法正在开发中，以试图提高图像质量，特别是减少对密集空间采样的依赖，减少对完全无运动的研究参与者的需要，以及对均匀声学特性的偏好。

（4）微波诱导热声成像。脉冲微波照明（在辐射暴露的安全范围内）可以比近红外光穿透得更深，并有可能实现癌症患者的全身成像。然而，与 PAI 提供的光学吸收对比不同，这种成像方式依赖于微波频率下检测到的介电对比，例如来自水、脂类和其他生物分子的离子含量。

4.2　光声分子影像探针种类及其应用

光声分子影像探针（简称光声探针）是指所有具有光吸收能力且可以产生光声信号的物质，在生物医学领域主要包括内源性和外源性两种。

1. 内源性光声探针

内源性光声探针主要利用机体内源性光吸收物质去呈现组织的结构和功能信息，主要包括血红蛋白、肌红蛋白、脂类、黑色素、水、DNA、RNA、胆红素等，各物质的光学吸收光谱如图 4-3 所示。

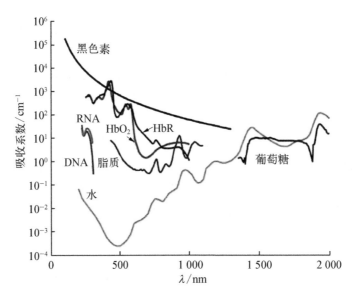

图 4-3　体内不同的内源性生物分子的吸收光谱

血红蛋白作为机体在近红外区域主要的内源性光吸收物质，可以为血管光声成像提供较强的内源性对比度，从而以高分辨率展现血管形态和绘制血管网络，因此，利用内源性光声探针，PAI 在血管相关疾病的研究中具有独特的优势。如研究者通过采用半球形 PAI 系统，在 800 nm 的光激发下可清晰地识别健康小鼠心脏以及周围主要血管的结构；之后通过对心肌梗死(myocardial infarction，MI)模型组小鼠进行无创检测和纵向长期监测发现，相比于桃形的健康心脏，MI模型组小鼠的心脏体积变大且可见明显梗死区域；由PAI获得的血氧饱和度图像结果显示，MI模型组小鼠的血氧饱和度相对较低，这归因于心肌功能的受损和缺氧(见图4-4)。由此可见，PAI不仅可以清晰地可视化心脏解剖结构，还可以高质量地绘制血管网络图和血氧饱和度图，并提供独特的血流动力学信息，为研究心脏相关疾病提供了一种有价值的工具[2]。

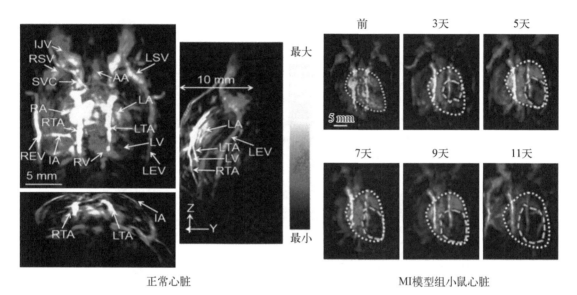

AA—主动脉弓；RV—右心室；RA—右心房；LV—左心室；LA—左心房；REV—右上腹静脉；LEV—左上腹静脉；RSV—右锁骨下静脉；LSV—左锁骨下静脉；IJV—颈内静脉；SVC—上腔静脉；RTA—右胸动脉；LTA—左胸动脉；IA—肋间动脉。

图4-4　正常小鼠心脏及周围血管和MI模型组小鼠心脏的PAI图像
(白色虚线表示正常心脏，绿色虚线表示梗死区域)

此外，研究者通过使用基于全光超声传感器的高分辨率三维光声扫描仪，获取了详细的小鼠肾脏血管系统图像以及肾脏周围脊柱、肋骨和脾脏的解剖结构图(见图4-5)[3]。利用这一高分辨率的成像性能，进一步对多囊肾病小鼠模型进行活体成像，发现其肾血管结构被破坏，囊肿周围出现弯曲、不规则和扩张的血管，并且该结果与血管造影和免疫组化等方法获得的结果一致。相较于已用于研究小鼠肾脏结构和功能的磁共振成像(MRI)、超声波和高分辨率X射线微型计算机断层成像技术，PAI无需使用外源性分子影像探针，不需要额外的复杂程序，不会带来潜在的副作用，可以作为研究肾脏疾病血管变化的有效工具。

例如，研究者在动物模型中采用了一种调焦式高分辨PAI系统指导血管畸形的硬化治疗。PAI除了可以显示硬化剂治疗前后血管差异外，通过调整焦距，还可对动物模型的浅层和深层血管进行活体检测，这证明PAI在不使用分子影像探针和无辐射的情况下具有显示血管结构、血栓位置及硬化剂到达区域等引导硬化治疗的重要功能，在帮助临床医生指导血管畸形的硬化治疗及评估治疗效果方面具有巨大的潜力。此外，PAI安全性高、成本低、操作性好、可多次使用，对于需要反复治疗的病例非常适用。

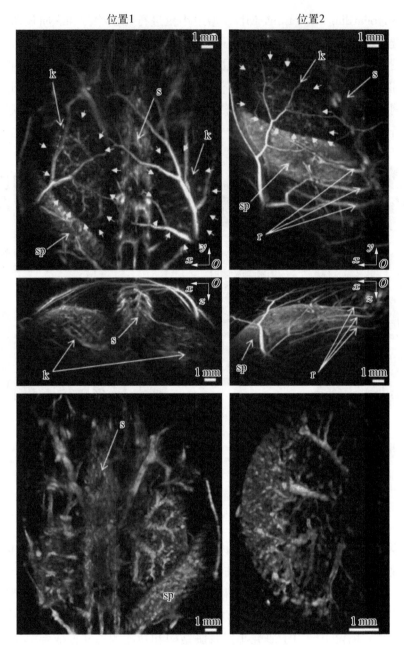

s—脊柱；k—脊柱两侧肾脏（黄色箭头标记）；sp—脾脏；r—肋骨。

图4-5　小鼠腹腔的原位 PAI 图像

2. 外源性光声探针

在光声成像中，光强会随着组织深度的增加呈现指数级衰减。而大多数疾病的内源性特征分子的光吸收能力较弱，难以在组织深处产生足够强的光声信号，进而导致光声信噪比较低，因此需要借助外源性光声探针来实现高特异性、高灵敏度的光声成像。外源性光声探针由靶向分子特异性抗体或配体连接到光声探针表面，注射到体内后可以与特定组织分子结合，从而改变局部组织的声学和光学特性，提高成像对比度和分辨率，实现活体层面的分子水平病理成像。目前较常见的外源性光声探针包括有机、无机以及有机和无机复合材料。其中,有机材料主要包括小分子染料、高分子材料等,无机材料主要包括碳及其衍生物、贵金属、过渡金属以及硅酸盐材料等。

有机小分子染料由于其具有分子结构明确,毒性低以及较强的近红外吸收能力等优势而被广泛用作外源性光声探针,如吲哚菁绿(indocyanine green,ICG)、亚甲基蓝、伊文思蓝、考马斯亮蓝、普鲁士蓝等(见图 4 - 6)。

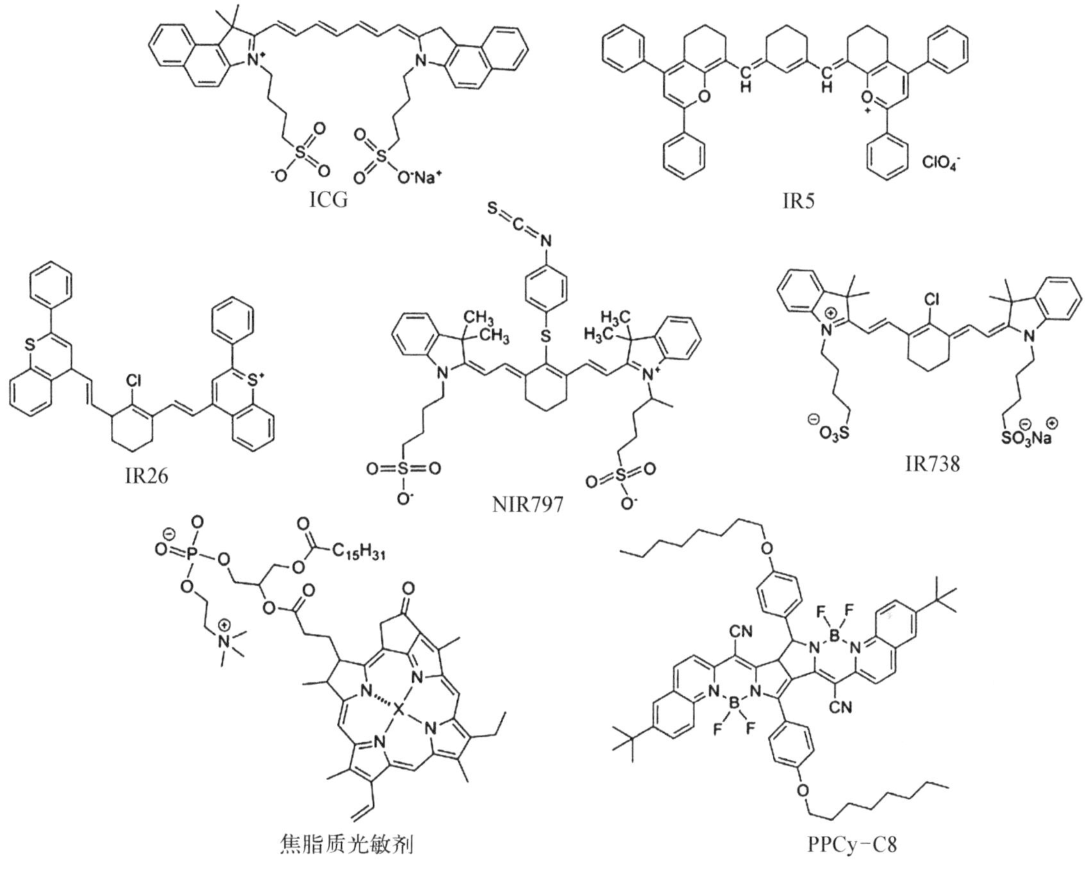

ICG

IR5

IR26

NIR797

IR738

焦脂质光敏剂

PPCy‐C8

图 4‐6　在近红外有吸收的有机小分子染料

有机聚合物纳米材料是近年来光声探针领域的一个研究热点。通过选择不同的反应物可以合成具有不同吸收峰的有机聚合物纳米探针。例如,基于吡咯并吡咯二酮的半导体聚合物材料(semiconducting polymer nanoparticles,SPN)在近红外 700~900 nm 区域具有很高的吸收强度,并能产生很强的光声信号(见图 4 - 7)。利用电子供体和受体化合物进行合成可以得到共受体共轭聚合物纳米探针,由于共轭聚合物材料具有大共轭体系,其在近红外二区具有非常强的吸收峰,因此在近红外二区激光激发下可以产生很强的光声信号。

无机纳米材料具有高光学吸收特性和良好的稳定性。目前已有报道用于光声成像研究的无机纳米材料包括贵金属、过渡金属类纳米颗粒、碳纳米颗粒等。得益于表面等离子体共振作用,贵金属类纳米颗粒能够产生独特的理化和光学特性,通过改变纳米颗粒的形状和大小,能够有效地对金属类纳米颗粒的光学特性进行调整。目前已有包括纳米金球、纳米金棒、纳米金壳、纳米金笼、纳米金星、纳米金盘、纳米银盘、纳米钯盘等多种金属类纳米颗粒用于光声成像研究。

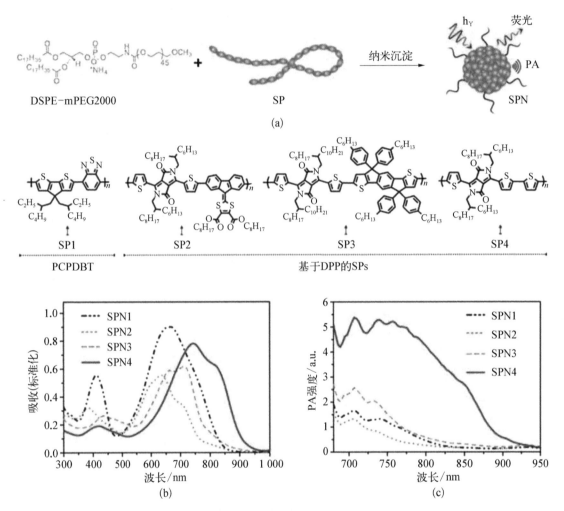

图4-7 (a) 基于有机聚合物的光声探针 SPNs 的示意图;(b) SPNs 的吸收图;(c) 同浓度下 SPNs 的光声光谱图

虽然使用内源性荧光团不存在由外源性分子影像探针带来的潜在副作用问题,但是荧光团的组织背景噪声大、组织穿透能力差,且成像部位受到荧光团位置的限制,具有局限性;而传统的光声外源性小分子染料虽然具有良好的生物相容性,较小的分子质量,能够快速且完全地从机体中清除,但是滞留时间过短且抗光漂白能力差。因此,为了继续满足临床应用需求,需要进一步发展高性能的外源性光声探针。设计和选择光声探针的原则主要包括以下 5 点。

(1)光声探针的光学吸收系数应尽可能高,同时具备较高的光声信号转化效率,以获得优良的光声信号,特别是对在体成像而言,所使用的激光能量密度需要控制在规定的安全阈值范围之内,这一阈值与激光的波长、脉宽、重复频率、照射时间长度相关。一般来讲,光声成像采用的纳秒脉冲激光,其单脉冲能量在可见光范围要低于 20 mJ/cm²,在近红外光范围要低于 100 mJ/cm²,光声信号不能通过增加激光能量的方法无限制增大,因此需要纳米颗粒本身具备较好的光学吸收特性以及光声信号转化效率。

(2)光声探针应当具备较窄的光谱吸收峰,以便采用光声光谱技术来区分不同对比剂,以及内源性光声吸收物质。

(3)光声探针的毒性应当尽可能低,这里的毒性包括短期毒性以及长期潜在毒性。

(4)光声探针应当具备足够的稳定性,比如光热稳定性,在体成像稳定性;还应容易在体内降解以及从体内排出。

(5)光声探针的光学吸收波长范围应尽可能在近红外波段,从而能够充分利用生物组织对近红外波长的高穿透性,增加成像深度,降低组织内源性吸收物质的背景信号干扰。

总结来说,理想的光声探针需要具备近红外光吸收能力强(高消光系数)、光谱吸收峰窄、光热转换效率高、光稳定性高,以及生物相容性良好、毒性低等特点。

4.3　近红外二区光声分子影像探针

在光声成像过程中,生物组织(如血液、脂肪、皮肤等)会不同程度地吸收和散射入射光,造成入射光衰减,从而降低光声成像的成像深度和对比度。因此,选择光衰减较弱的波长区域作为光声成像的工作区域,对降低背景噪声、提高成像质量尤为重要。相较于近红外一区(NIR-Ⅰ,700~900 nm),近红外二区(NIR-Ⅱ,1 000~1 700 nm)的波长更长,与生物组织间相互作用较弱,能够有效降低生物组织对入射光的散射和吸收,为 PAI 提供良好的空间分辨率、深层组织穿透和增强的信噪比(signal to background ratio,SBR)。同时根据美国国家标准协会(American National Standards Institute,ANSI)安全限制规定,近红外二区最大允许照射量(maximum permissible exposure,MPE)更高,以近红外二区研究最多的 1 064 nm 激光为例,其 MPE 值为 100 mJ/cm²,而近红外一区 750 nm 激光的 MPE 值为 25 mJ/cm²。更大的 MPE 值意味着可以利用强度更高的脉冲激光进行成像,从而获得更强的光声信号。因此,以近红外二区吸收为前提对外源性光声探针进行设计可以提高成像对比度、增加穿透深度,从而获得更高的整体成像质量。目前,近红外二区光声成像探针的研究占比逐渐增加,主要包括有机类(如组装小分子、半导体共轭聚合物和酞菁)、无机类(如金属硫化物、贵金属、碳纳米探针、量子点、二维过渡金属碳化物和氮化物)和有机/无机杂化纳米探针等。

1. 半导体共轭聚合物

半导体共轭聚合物纳米粒子(semiconducting polymer nanoparticles,SPNs)主要是由半导体共轭聚合物疏水内核及亲水性的包覆外壳组成,其光声性能主要由共轭聚合物所决定。共轭聚合物是一种具有 π 电子离域分子骨架的半导体聚合物,通常指由多电子供体(donor)和缺电子受体(acceptor)交替聚合得到的电子供体-电子受体(donor-acceptor,

D-A)共轭聚合物。这种共轭聚合物一般具有可调整的能级以及可调节的带隙,可以通过调整获得不同的光谱性质。光声成像中应用的低带隙聚合物主要是具有 D-A 结构特征的聚合物,通过选择匹配不同能级的供体和受体单元降低带隙,增加材料在 NIR-Ⅱ 的吸收能力。将共轭聚合物包覆于两亲性外壳中并溶于不良溶剂水后,共轭聚合物较为刚硬的平面结构会形成分子内及分子间的堆积而增强分子内及分子间的推拉电子作用和分子内电荷转移(intramolecular charge transfer,ICT)作用,这样不仅能产生红移的吸收峰还可以降低分子的发光强度从而增强光声信号。同时,半导体共轭聚合物还具备质量消光系数高、光稳定性强、尺寸可控、生物相容性好等理想性能,是目前近红外二区光声探针最活跃的研究方向之一。例如,研究者利用苯并二噻吩(benzodithiophene,BDT)作为电子供体、苯并双噻二唑(benzobisthiadiazole,BBT)作为电子受体,通过施蒂勒(Stille)偶联反应得到了D-A共轭聚合物。该聚合物在 1 064 nm 处具有强烈的吸收峰和稳定的光声信号。用于小鼠脑部肿瘤原位光声成像可将颅下 3.4 mm 处的肿瘤光声信号强度提高 94 倍,得到的光声图像信噪比为 59 dB。进一步在其表面修饰环肽 c-RGD 以提高共轭聚合物的肿瘤靶向能力以及光声成像的精准性,小鼠头骨下 3 mm 处的光声成像信噪比可提高至 90 dB[3]。又如,研究者利用四甲基联苯胺(tetramethylbenzidine,TMB)及其双阳离子结构(TMB^{++})自组装形成 D-A 体系的有机光声探针。由于分子内 TMB 和 TMB^{++} 之间的电荷转移,该光声探针在 750～1 200 nm 存在宽谱吸收,结合 1 064 nm 激光能够穿透 5 cm 鸡胸肉实现光声成像。除了具有优异的近红外二区光声成像性能外,该探针还具有特殊的 pH 响应能力。在肿瘤酸性微环境下其状态稳定,光学吸收强度增强,能够实现肿瘤近红外二区光声成像,在正常生理环境中能够快速降解,降低纳米探针富集的风险。不必依赖于靶向配体的结合,就可以实现较好的肿瘤特异性,同时在正常生理环境中快速降解,其生物应用安全性较高,有利于其进一步用于临床应用研究。再如,研究者将吡咯并吡咯烷酮作为第一受体单元(A1),喹喔啉为第二受体单元(A2),噻吩为唯一供体单元(D)共聚合成 D-A1-D-A2 型双受体半导体共轭聚合物(SP2)。这种特殊的供体-受体交替骨架结构,增强了电子供体和受体之间的电荷转移,缩小了半导体聚合物的带隙,使 SP2 具备了从可见光到近红外二区的宽谱吸收能力。以该聚合物为内核的共轭聚合物纳米粒子(SPN-Ⅱ)在水中的最大吸收峰在 1 253 nm 处,对 1 064 nm 激光有很强的光吸收能力(见图 4 - 8)[4]。

噻吩异靛蓝(thienoisoindigo,TIID)是将异靛蓝外侧两个苯环用噻吩代替后得到的衍生物,具备很强的缺电子性能,其平整的共轭结构有利于载流子的传输,常可制备为超窄带隙半导体,用作太阳能电池和场效应晶体管。同时,TIID 优异的性能使其在近红外二区光声探针的研究中也备受关注。研究者将三甘醇(triethylene glycol,TEG)的侧链用 TIID 修饰后,通过在表面修饰 DSPE-PEG1000 后得到水溶性纳米颗粒 TSPNs(thienoisoindigo-based semiconducting polymer nanoparticles)。TSPNs 在 1 000～1 400 nm 区域能够产生强烈的光声信号,血红蛋白、水和脂质等内源荧光团在 1 100 nm 和 1 300 nm 波长附近产生的光声信号强度相对较弱,干扰较低,因此有利于 TSPNs 获得良好的光声成像效果。注射进入小鼠后,肿瘤在 1 100 nm 和 1 300 nm 处的光声信号强度分别提高了 7 倍和 13.3 倍[5]。由此可见,TSPNs 作为近红外二区光声探针具有巨大的潜力,同时选择合适的波长有利于得到更好的成像效果。此外,研究者通过聚合 TIID 和吡咯并吡咯二酮(DPP)得到了带隙宽度仅为 0.8 eV 的半导体聚合物,其具备 800~1 200 nm 的宽谱吸收。用该半导体聚合物制备得到的 2 mg/mL 水溶性纳米探针在 1 064 nm 处光声信号强度是大鼠血液的 10 倍,能够穿透 5 cm 鸡胸肉实现光声成像,同时能够显著提高大鼠脑部血管光声成像信噪比。

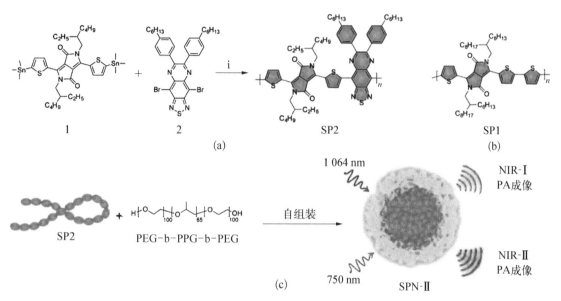

图 4 - 8　(a) SP2 合成示意图;(b) SP1 化学结构式;(c) SPN-Ⅱ纳米粒子制备过程

2. 无机金纳米探针

金具有低毒、易于表面修饰、良好的生物相容性等优点,是研究最成熟的生物应用探针之一。通过局域表面等离激元共振效应(localized surface plasmon resonance,LSPR),其能够在共振波长激光照射下将光能转换为热能,并且可通过调节金纳米探针的形貌、尺寸从而调节其光学性能。例如,研究者合成了长约 50 nm、水溶性良好的金纳米棒,其在 1 050 nm 处具有较强的吸收。利用 1 064 nm 激光对肝脏模型中不同浓度纳米棒溶液进行光声成像,结果表明光声信号强度随着金纳米棒溶液浓度的增加呈线性增强。又如,研究者报道了一种尺寸小于 50 nm 的超支化金等离子体黑体探针(AuPBs)。由于分子之间强烈的等离子体耦合效应,AuPBs 具备 400~1 350 nm 的光学吸收,可在肿瘤位置逐渐聚集累积,注射 24 小时后,肿瘤处光声信号强度提高了 4.7 倍。此外,金纳米片、金纳米壳、金纳米胶体等也都可作为光声成像的分子影像探针,用于癌症诊断与治疗。

无机金纳米探针在眼科的诊疗中的应用也非常具有潜力。由于眼睛的精密性特点导致其诊疗过程非常具有挑战性,特别是对于眼后段。金纳米探针可以提供稳定且强烈的光声信号,同时因其独特的尺寸优势可以通过静脉、局部及眼部注射进入眼内,作为外源性分子影像探针进行眼内分子成像。例如,研究者将金纳米探针标记的间充质干细胞注入大鼠体内进行细胞追踪,成功监测到干细胞在体内的动态过程。在患有视网膜退行性疾病的患者中,将光感受器移植到视网膜下层空间可以在一定程度上恢复其视力。又如,研究者将金纳米粒子标记的光感受器前体移植入视网膜并评估其治疗效果,实验结果表明,金纳米探针可以增强成像强度,有助于进行纵向和高分辨率的多模式追踪。同时,用金纳米探针标记细胞可以为视网膜细胞治疗和诊断中的分子成像提供帮助。

此外,无机金纳米颗粒在眼病的治疗中也可以发挥积极作用。视网膜新生血管的产生是致盲性眼病的常见病因,有效控制新生血管的生成及发展对于糖尿病性视网膜病变、黄斑变性等眼病的治疗具有重要意义。血管内皮生长因子是促进新生血管生成的因素之一,抑制血管内皮生长因子的表达对新生血管生成具有一定的抑制作用。研究者在早产儿视网膜病变的小鼠模型中验证了金纳米探针对于新生血管生成的抑制作用,并证明了金纳米探针可以通过抑制血管内皮生长因子受体 2 通路来抑制视网膜新生血管的形成。其次,金纳米探针的光热效应也可发挥抗新生血管生成作用,可应用于眼部疾病的治疗。目前已有动物实验研究证实,在白内障手术中植入金纳米探针与人工晶体结合的新型人工晶体,利用金纳米探针的光热效应可以减少新生血管的生成从而有效遏制后囊混浊的发生。

金纳米探针还可以作为药物载体运载一些不能入眼或者到达靶向位点药效不佳的药物并抵达目标位点,减少药物在入眼过程中的消耗,实现药物效能最大化。研究者在负载阿霉素和岩藻多糖的金纳米探针复合物(DoxFu@Au 纳米探针)到达靶向位点后,给予其化疗和光热治疗,然后通过光声成像系统检测分析,验证了该纳米探针复合物治疗眼部肿瘤的可行性。

3. 小分子有机染料

基于共轭体系的小分子有机染料广泛应用于光声成像,其特点是生物相容性好、体内循环时间短、易于清除。研究者报道了一种酞菁类有机染料磷酞菁(phosphorus phthalocyanine,P-Pc),其在 1 000 nm 附近有着强烈的光学吸收。这得益于 P-Pc 强烈的近红外吸收和较弱的生物组织吸收、散射能力。将浓度为 30 mmol/L 的 P-Pc 装入聚乙烯管中,在 1 064 nm 激光照射下能够穿透厚度为 11.6 cm 的鸡胸肉,实现光声成像;同时,通过小鼠尾静脉注射 P-Pc 后,小鼠肿瘤部位光声信号强度提高了 2.3 倍[6]。

相较于传统的小分子光声探针相比,纳米级光声探针具有较长的血液循环时间,可表现出良好的生物分布、生物动力学、生物相容性和高清除率,具有较高的转化潜力。虽然纳米级 NIR-Ⅱ 光声探针在生物医学领域显示了显著优势,但未来其在基础研究和临床转化方面的应用仍具有挑战性。

(1) 需要开发具有理想光学性能的纳米级 NIR-Ⅱ 光声探针。目前,已有多种有机、无机或混合纳米探针用于 NIR-Ⅱ 光声成像,但只有少数纳米级 NIR-Ⅱ 光声探针具有理想的光学性能(如摩尔吸收系数高、稳定性好)。因此需要创造更有效和稳定的功能化光声探针,以提高光声成像的分辨率、组织穿透深度。

(2) 需要提高纳米级 NIR-Ⅱ 光声探针的生物安全性。在将光声探针推向临床转化之前,良好的生物安全性是不可或缺的一项指标。虽然纳米级光声探针增强了光吸收和稳定性,但大多数探针对生物的长期影响尚未进行系统研究,包括免疫原性、器官毒性、清除方式和代谢时间等。

(3) 需要进一步优化 NIR-Ⅱ 光声成像检测设备。目前的光声成像设备基本上包含两个激发波段(680～970 nm 和 1 200～2 000 nm)。不匹配的光声成像设备不仅影响吸收峰在970～1 200 nm 的探针成像质量,而且不利于潜在光声探针的筛选。

NIR-Ⅱ光声成像的生物医学应用尚处于起步阶段,其临床适用性有待进一步探索。因此,纳米级 NIR-Ⅱ光声探针在未来的临床转化中仍需进一步探索。基于纳米技术的进步和NIR-Ⅱ探针的可用性,NIR-Ⅱ光声成像将在未来广泛应用于生物医学领域。

4.4　光声成像技术的临床应用

作为一种新兴的生物医学成像技术,光声成像技术以光声效应为成像基础,结合了光学成像对比度高、光谱特异度好与超声成像空间分辨率高和穿透力强的特点,具有广泛的临床应用前景。

4.4.1　乳腺肿瘤成像

乳腺癌是女性最常见的恶性肿瘤,早期诊断是提高乳腺癌患者生存期的关键。目前临床常用的影像学检查均存在一定局限性,乳腺超声检查主观性较强,其诊断价值受超声医生的经验影响较大;乳腺钼靶则会产生放射性损伤,且对致密型乳腺的检查敏感度有所下降。光声成像技术兼具功能成像与分子成像特点,为乳腺癌的诊断提供了新思路。例如,针对乳腺的 Twente Photoacoustic Mammoscope 光声系统,有研究证实其可通过评估脱氧血红蛋白含量对乳腺新生血管进行成像。随后该研究小组开展的包含 31 例患者共计 33 个恶性结节的临床研究发现,该乳腺光声成像系统具有比传统超声检查技术更好的成像对比度,与放射性检查相比亦不受乳腺组织密度的影响,这些均表明光声成像技术在乳腺癌诊断方面具有很强的应用潜力。2016 年,乳腺光声成像系统 PAM-03 则采用了半球形换能器,将成像结果与磁共振乳腺成像结果对比,证实 PAM-03 系统对肿瘤微血管的细节显示力优于现有的磁共振成像,同时观察到的如向心性血流、血管狭窄/中断等征象也可为肿瘤的良恶性鉴别提供支持。研究者进一步将磁共振图像重建,并与乳腺光声成像图像融合,在获取可靠瘤体成像的同时精确显示肿瘤内血流分布,实现了解剖与功能的统一。与此同时,光声成像技术已被证实在乳腺癌前哨淋巴结的探测和定位方面同样具有良好效果,以此为基础的前哨淋巴结细针抽吸活检微创技术效果良好,减轻了过度外科手术给患者带来的创伤。

4.4.2　甲状腺成像

有研究者应用光声成像技术对人甲状腺组织进行在体成像,并与常规二维及多普勒超声进行比较,证实光声成像反映的甲状腺及其周围组织的光学特性十分精确,与其结构特点一致。有研究者对手术切除的离体甲状腺组织进行光声成像,并检测其脱氧血红蛋白等生化指标,表明光声技术在鉴别良恶性病灶及正常甲状腺组织方面具有应用潜力。2017 年,有研究者利用手持式浅表探头光声/超声双模态技术进行人体甲状腺肿瘤成像,证实光声成像技术在血流显示方面对常规甲状腺超声检查具有重要的补充作用。

4.4.3　泌尿系统成像

光声成像技术在泌尿系统中的研究方向以肿瘤监测为主,其中尤以前列腺癌的研究最为充分。目前常用的前列腺癌诊断技术在癌症早期诊断方面均存在一定局限,利用光声成像技术能同时结合前列腺的结构、功能及分子成像,在前列腺癌诊断中发挥重要作用。研究发现,脱氧血红蛋白的检测值在前列腺癌组织、正常前列腺组织及良性前列腺增生组织中有明显差异,为光声成像技术诊断前列腺癌提供了理论基础。有研究者联合光声成像及超声技术,构建了光声三维成像模型检测荷瘤鼠体内肿瘤新生血管的生成,证明该模型可用于评估肿瘤生长微环境,判断其侵袭程度。类似的技术也应用于犬膀胱癌检测,未来有望弥补常规膀胱镜检查评估膀胱肿瘤侵袭性方面的不足。

4.4.4　脑组织成像

有研究者将光声成像技术用于活体鼠脑功能成像,并完成了小鼠脑部损伤的成像和检测,证明了光声成像技术可在脑结构成像及探伤方面进行应用。还有研究者将光声成像技术应用于脑功能成像,研发了快速功能 PAM,获取了静息及兴奋状态下在体鼠脑的血管、血流及血氧代谢图像。小鼠具有颅骨较薄、光声信号在传播中损失较少的特点,目前关于脑组织的光声成像研究几乎均只以小鼠作为实验对象,故光声成像技术在人体脑成像中的应用有待进一步研究。

4.4.5　心血管系统成像

心血管疾病已成为威胁人类健康的主要疾病,其中心肌缺血性疾病最突出。有研究者利用大鼠构建急性心肌缺血模型,在获取光声图像的同时,采集心电图、血清学指标及病理结果。通过相关性分析证实缺血心肌的 PA 图像灰度值与心肌生化标志物及 HE 染色心肌损伤评分存在负相关,因此 PA 具有定量判断心肌缺血程度的能力。动脉粥样硬化是心血管疾病的重要病因,易损斑块的破裂是导致急性心血管事故和心源性猝死的主要因素。血管内光声(intravascular photoacoustic,IVPA)成像技术能够获取较为详细的血管壁及斑块结构信息,是评估斑块风险的有效手段。IVPA 成像技术将光声内窥探头插入待测血管腔内,其成像导管发射脉冲激光照射到血管壁上产生光声信号,通过探头上的超声换能器采集各个方向的超声回波,通过适当的算法即可重建血管壁的光吸收分布图像。还有研究者使用商售的血管内超声探测器设计了 IVPA 成像系统,并用其对仿真动脉血管模型和离体的兔动脉血管进行成像实验,证实 IVPA 成像可以辨别斑块中的脂质成分。IVPA 成像技术弥补了现有的血管内成像技术的不足,为心血管病的诊断、治疗及疗效评价提供了更加可靠的依据。

4.4.6　骨关节成像

骨质疏松症已成为全球性公共健康问题,其并发症脆性骨折可致残,严重影响患者的生活质量,如何早期诊断骨质疏松是预防骨质疏松性骨折的关键。现有诊断骨质疏松的影像技术如 X 射线、CT、磁共振成像等,存在着诸如骨微结构显示不良、电离辐射强度大或费用昂贵等问题。有研究者提出将光声成像技术用于骨质评估,并用临床相关骨质模型验证了光声成像技术在骨质定量评估中的可行性。研究中采用了 4 种光声量化技术,分别为三维光声成像、热光声测量技术、光声物理化学谱及光声功率谱分析,在关注骨内无机矿物质变化的同时,将各种有机物质纳入骨质疏松诊断范围,全面评估化学成分的改变,在临床应用转化上具有特定优势。光声成像技术在骨关节领域的另一研究热点是小关节成像。动物实验首次于 2006 年进行,研究者将该技术应用于鼠尾,随后设计了大鼠尾关节炎模型,通过 PAI 显示炎症关节的骨膜及血流情况,提示 PAI 可为关节炎的诊断提供组织学及功能学依据。人体研究则主要着眼于指关节。2007 年,有研究者对人指间关节进行了二维 PAI,分辨率良好。之后有研究者设计研发了面向活体的三维 PAI 技术并应用于人远端指间关节,通过与磁共振成像对比,证实了其对关节软骨及边缘血管等微细结构的显示能力。随后的一系列研究进一步证明,PAI 在功能成像方面同样适用于小关节,对于类风湿性关节炎,PAI 既能反映常规高频超声可检测到的骨质侵蚀、关节间隙变窄等形态学信息,还可进一步提供关节新生血管、组织充血等功能信息,辅助类风湿关节炎的诊断。

4.4.7　淋巴系统成像

PAI 相对于其他淋巴管成像手段的优势非常明显,通过 PAI 可以获得非常清晰的三维淋巴管及静脉血管的影像。利用血红蛋白(hemoglobin, Hb)、氧合血红蛋白(HbO$_2$)和吲哚菁绿(ICG)三者对近红外脉冲激光吸收不同的特点,选择合适波长的近红外脉冲激光(797 nm),可以有效地在光声成像中区分淋巴管和血管(见图 4 - 9)。

PAI 还可以对淋巴管进行手术前后的高分辨成像,指导淋巴结静脉吻合手术,以及术后恢复。例如,对宫颈癌治疗术后左小腿出现淋巴水肿的患者[见图 4 - 10(a)],在淋巴结静脉吻合术手术前注射吲哚菁绿(indocyanine green, ICG)辅助 PAI。对比图 4 - 10(b)和(c)可以发现,手术后阻塞的淋巴管重新恢复了功能,同时淋巴管的管径也得到了扩张;从静脉叠加后的前后成像对比[见图 4 - 10(d)和(e)]中,可以清晰地观察静脉血管的数量没有明显的差异。

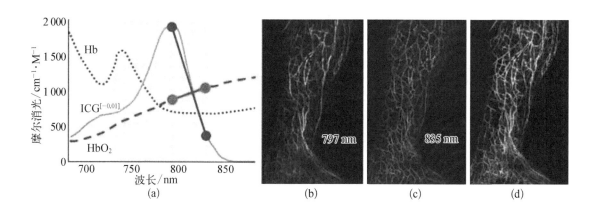

(a)　　　　　　　　(b)　　　　(c)　　　　(d)

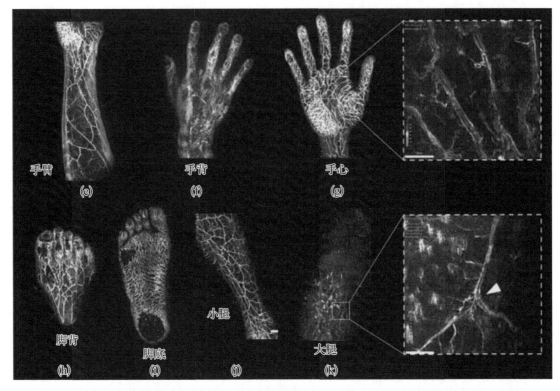

图 4-9 (a) 分子影像探针的近红外吸收光谱图像；(b)(c) 不同波长激光下的小腿光声成像图像，
797 nm 下淋巴管更明显；(d) 结合两种波长图像后重建的三维图；(e)～(k) 人四肢的血管
光声成像(对部分区域进行三维重建后可以清晰地区分出动脉和静脉)图像

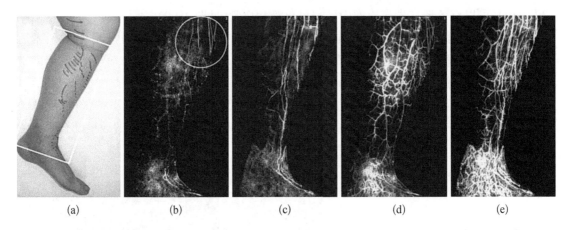

图 4-10 (a) 继发性左腿淋巴水肿图像；(b) 手术前左腿淋巴管的高分辨光声成像图像；(c) 手术后淋
巴管的高分辨光声成像图像；(d) 手术前左腿淋巴管光声成像(黄)和静脉血管光声成像图像
(蓝)；(e) 手术后左腿淋巴管光声成像(黄)和静脉血管光声成像(蓝)图像

4.5　光声成像技术在临床肿瘤学中的应用

多尺度的成像技术可以推动临床肿瘤学的发展。作为传统成像方式的补充，PAI 具有快速成像(如实时横断面成像或在 10～15 秒内进行整个乳房的扫描)、可扩展的高空间分辨率、操作安全和配置可调节等优势。同时 PAI 还可以通过光学对比度提供丰富的组织信息,揭示解剖学、功能学、分子学等细节特征。本节主要描述 PAI 当前的发展状态以及该技术在癌症筛查、诊断和治疗中的新兴作用,讨论它们在各种临床研究中的实用性。同时还强调该成像技术的未来发展潜力及其临床意义,预计未来 PAI 在肿瘤研究和临床实践中将成为一种可取的和广泛使用的成像方式。

在临床前研究中,PAI 已成为一种不可替代的工具。PAI 的临床转化也在肿瘤学、皮肤学、儿科、神经科学和整形外科等领域引起了越来越多的关注。在癌症成像方面,PAI 在不需要电离辐射、使用重金属造影剂或特定的辐射屏蔽设施的前提下,可以通过光学吸收对比提供全面的信息,同时具有临床超声检查的许多优势,在癌症患者的筛查、诊断和治疗中起到积极的推进作用。PAI 成像规模覆盖从器官到细胞器,目前已应用于乳腺癌、皮肤癌、前列腺癌、转移性淋巴结和循环肿瘤细胞簇的成像,以及对切除的肿瘤样本的显微观察。凭借这些优势,PAI 加快了其临床转化速度。2021 年,Imagio 乳腺成像系统获得了 FDA 的批准,为其进一步的临床转化铺平了道路。

通过提高技术性能、信息丰富性和操作可靠性,可能会有更多的临床研究者从应用角度使用、报道并扩大 PAI 的推广。随着 PAI 技术的进步,临床可能会更加关注与血红蛋白相关的生理成像特征,以及这些特征与癌症进展的关系。除了这种内源性光声探针,未来也会有更多由 FDA 批准的吸收特定波长光的分子影像探针用于 PAI 靶向成像。我们预计 PAI 的以下应用将为临床肿瘤学家提供更多有用的信息。

4.5.1　皮肤癌

早期活检随后进行手术切除是降低皮肤癌死亡率的最佳方法。然而,仅依赖于医生的评估选择可疑病灶进行活检具有很强的主观性,这也意味着存在无法检测到癌性病灶和不必要地切除良性痣的风险。PAI 能穿透得比其他光学显微镜更深,同时能提供比超声更详细的生理信息。这独特的功能性光学对比、深度和清晰度优势可以潜在地改善医生对可疑病变的活检取样选择。将 PAI 与光热和光动力疗法相结合,可进一步揭示药物代谢动力学和药效学过程,并提供预后信息。

4.5.2　内脏器官癌症

光声内窥镜(photoacoustic endoscopy,PAE)可以潜在地筛查直肠癌、食道癌、前列腺癌和甲状腺癌。由于 PAE 能够揭示更多的生理信息,与超声内窥镜检查相比,它能提供更好的特异性。

4.5.3　儿科癌症

PAI 用于儿科癌症是一个值得进一步研究的领域,PAI 能够在不需要电离辐射、镇静或注射分子影像探针的情况下实现高水平的时空分辨率,可以帮助加强儿科成像检测的辐射安全性。

4.5.4 术中癌症管理

PAI可提供快速的癌缘检查,无须固定或染色。此外,使用光声探针靶向成像可在三维上清晰地描绘肿瘤物,对于切除具有挑战性的肿瘤的手术(如神经外科)进行精确的术中导航。实时跟踪手术工具、活检针及其相对于目标的位置可能会提高手术的疗效。

4.6 多模态光声成像技术及其在眼科学中的应用

眼睛是人类感官中最重要的器官,85%以上的外界信息都是通过眼睛获得的,因此眼健康是人类医疗健康中不可或缺的一部分。随着社会的发展、生活方式的改变,特别是人均寿命的提高,威胁眼睛的疾病不再主要是感染性疾病,与年龄、代谢相关的疾病,如糖尿病性视网膜病变、青光眼、白内障、老年性黄斑病变等发病率则迅猛增长,新的致盲性眼病不容忽视。需要合理利用医疗手段来预防致盲性眼病的发生,通过早期诊断与治疗将致盲的可能性降至最低,从而有效控制致盲性眼病的发展。在大多数眼部疾病的发生发展过程中都会伴随着一些参数和指标的改变,如血管结构形态、血氧饱和度、氧代谢率等,而目前的医疗设备并不能完全准确有效地获得这些参数。光声成像在这些生理参数的获取方面具有天然的优势,为眼科疾病的准确诊断和治疗提供了潜在的可能性。由于人眼的精密性,单一的成像方式可能无法为疾病的诊断提供详细且全面的信息,因此将光声成像与多模态成像结合用于眼科疾病的诊疗过程就显得至关重要。

超声成像(ultrasonic imaging, USI)利用超声声束扫描人体,通过对反射信号的接收、处理来获得体内器官的图像信息,但是其分辨率和对比度有限。荧光成像(fluorescence imaging, FLI)具有高灵敏度和亚微米级分辨率,主要通过自体荧光或外源荧光蛋白、分子标记后对样本进行成像,并以此来进行定性及定量研究,然而生物组织对光子的散射作用导致荧光成像在深度方面仍有欠缺。光学相干断层扫描(optical coherence tomography, OCT)成像利用生物组织不同深度层面对光的散射差异而产生不同的散射信号的原理,得到生物组织二维或三维结构图像。OCT成像技术具有非接触、非侵入、无标记、成像速度快、探测灵敏度高等优点,可进行微米级的定量分析。光学相干断层扫描血管成像术(optical coherence tomography angiography, OCTA)和多普勒光学相干层析术(Doppler optical coherence tomography, DOCT)是光学相干层析术在评估组织功能方面的扩展性应用。在眼部应用将光声成像与光学相干断层扫描(OCT)成像、荧光成像(FLI)、超声成像(USI)等技术结合而成的多模态光声成像系统,不仅可以进行眼底、血管成像及眼部参数的精准检测,还可以利用造影剂追踪药物在眼内的分布及疗效,实时动态了解患者眼睛的健康状况,使各种眼部疾病的早期精准检测和诊断成为可能。

4.6.1 光声/OCT双模态成像

OCT是一种非接触式、非侵入性成像技术,具有微米级别的空间分辨率,可以清晰分辨组织结构;光声显微成像(PAM)可以监测微血管的结构和氧合状态,细节清晰且对比度高,两者结合则可以取长补短,实现更好的成像深度和空间分辨率,同时提供更加详实的组织信息,如组织的结构信息、组织的吸收信息、散射信息、血液流速、荧光团浓度、血氧饱和度等,可以广泛应用于眼科、皮肤科和肿瘤学,为疾病提供准确的诊断依据,有助于疾病临床前期及临床期的精准诊疗。

2009 年,科研人员将 PAM 与 OCT 结合,搭建了一个双模态成像系统,通过该系统获得了清晰的小鼠耳朵微循环血管图像[7]。同年,通过两种成像方式共享相同的光学扫描和传输机制的方式进行同步图像采集,科研人员成功得到了小鼠耳廓显微解剖结构和微血管图像[8]。随后,研究者将光声显微检眼镜(photoacoustic ophthalmoscopy,PAOM)与 OCT 结合实现了视网膜微血管和色素上皮高速三维成像。2011 年,研究者采用可调谐染料激光器作为光声激发源并与 OCT 探测光合并,成功测量了小鼠耳朵的氧代谢率,为之后通过 PAM/OCT 成像系统测量小鼠视网膜氧代谢率奠定了基础。2017 年,研究者突破了集成系统的体积局限性,研发出便携式 PAM/OCT 成像系统,并通过对唇部溃疡处血红蛋白的定量分析与成像,实现了对人唇部活体成像及对唇部溃疡愈合过程的监测。随后,研究者又研发出更小型的手持式多模态成像系统用于口腔成像,使多模态光声成像系统朝着方便实用的成像目标进一步发展。

2010 年,研究者将 PA/OCT 结合而成的检眼镜应用于眼部成像,对大鼠视网膜血管和视网膜色素上皮层进行了活体成像,为后续的眼部相关视网膜及脉络膜参数的测量提供了坚实基础。2012 年,研究者将光声显微检眼镜、扫描激光检眼镜、谱域光学相干断层扫描和荧光素眼底血管造影结合起来,开发了一种具有互补对比机制的多模态成像系统,并应用于实验动物大鼠眼内进行视网膜成像,全面了解了视网膜的解剖结构和潜在的功能性。随后,研究者又将光声显微检眼镜(PAOM)与 OCT 结合用于测量血红蛋白氧饱和度和血流率,从而得到实验大鼠的视网膜氧代谢率,这为相关眼病的诊疗提供了详实的信息。

新生血管是由一般血管延伸而来的一种新的螺旋状毛细血管,根据眼部解剖位置的不同,可以将新生血管性眼病分为角膜新生血管性疾病、虹膜新生血管性疾病、视网膜新生血管性疾病以及脉络膜新生血管性疾病等。视网膜新生血管会导致视网膜脱落和玻璃体积血,监测视网膜新生血管的生成与发展是眼科诊疗中的关键步骤。2018 年,研究者利用 PAM/OCT 的集成系统实现了兔眼视网膜血管的可视化。同年,研究者又通过血管内皮生长因子诱导兔眼的视网膜新生血管生成,将荧光显微镜加入成像系统应用于眼内成像,利用荧光素染料观测新生血管渗漏情况,注射荧光素染料后,早期可见新生血管的形态,继而出现荧光渗漏,使血管形态模糊呈现一团强荧光,通过观察渗漏情况有助于视网膜新生血管性疾病的诊断与治疗[9]。随后,研究者通过激光诱导制备了兔眼视网膜静脉阻塞模型,并利用 PAM/OCT 多模态成像系统,联合彩色眼底照相和荧光素眼底血管造影等技术评估视网膜血管变化,可用于观察视网膜新生血管生成情况,并监测活体兔视网膜静脉阻塞的位置,识别视网膜微血管及其深度情况,推动眼科诊疗向前迈出重要一步。

4.6.2　光声/超声双模态成像技术

因为光声成像使用超声换能器作为信号检测设备,所以光声成像(PAI)与超声成像

(USI)结合具备一定的硬件基础。同时,USI利用机体组织声阻抗的差异进行成像,对人体无损伤,但其易受到散斑伪影的影响,从而导致成像质量受损,PAI利用光进行组织激发产生超声信号,因而排除了伪影的影响,可对组织进行高对比度清晰成像。因此,PAI/USI结合的多模态成像可实现信息的互补,提供更全面的生物组织信息。

临床上通过前哨淋巴结活检来判断患者的肿瘤是否转移,并用以确定所需的治疗方案,这已经是一项非常成熟的癌症诊断技术。2015年,研究者利用PAI/USI成像准确识别前哨淋巴结,指导经皮穿刺活检,为进行乳腺癌腋窝分期提供了一种微创方法。2017年,研究者将PAI/USI手持式多模态成像系统应用于人体健康与癌变甲状腺活体研究中,使多模态成像系统在癌症诊疗中展现出便携的优势。2021年,通过实时PAI/USI多模态成像系统来鉴别乳腺导管内病变与良性肿瘤,研究者通过USI定位并获取病灶形态信息后,利用PAI在同一区域提供互补功能信息。该多模态成像系统将两者的成像优势最大化,可以为一些癌症的前期诊断与治疗提供重要功能信息。

青光眼是世界第二大致盲性眼病,研究表明其发生发展主要与小梁网细胞结构和功能的改变有关。基于这一理论基础,将干细胞输送至小梁网利用其可分化再生的特点来恢复小梁网的功能成为一种理想的临床诊疗方法。为了加快临床转化,研究者将由金纳米球标记的间充质干细胞(AuNS-labeled MSCs)通过角膜注入眼内,并利用PAI/USI双模态成像平台实现了对猪眼前节中的干细胞的实时定位[10]。单波长的光声成像并不能区分标记的干细胞和富含黑色素的组织产生的光声信号,因此研究者还采用了多波长光声成像,该成像模式可以精准识别出金纳米球标记的干细胞位置,具有活体纵向监测的潜力。

2014年,研究者利用PAI/USI双模态成像系统实现并报道了活体小鼠眼前节及眼底的高分辨率成像,成像清晰展示了虹膜血管、视网膜血管和色素上皮层的图像特征。同年,有研究者开发了一种基于阵列的PAI/USI双模态成像系统,该系统突破了单纯超声成像的局限性,实现了猪眼内整体解剖结构和视网膜上色素沉着的可视化成像,并通过倾斜成像探头的方法改善了有限的光声成像视野,增加了超声成像中覆盖的视网膜的可视化成像区域,有助于眼部疾病的实时无创性检测。

4.6.3 光声/荧光多模态成像

多光子显微(multiphoton microscopy,MPM)技术是一种非线性光学技术,具有良好的光学层切能力,低光毒性、高分辨率、高穿透深度等优势使其成为深层活体光学成像中最有力的工具之一。PAM和MPM都是可以在毫米级深度提供细胞的结构和生理信息的高分辨率成像技术,对它们进行联合成像可以同时显示荧光和非荧光团,发挥最大成像优势。2013年,PAM/MPM成像系统成功应用于由纳米探针标记的人骨髓间充质干细胞的体内外追踪成像,并实现了在裸鼠体内追踪肿瘤区域的细胞,这一结果为标记成像技术在追踪干细胞领域的应用提供了有力依据。

荧光成像即通过荧光物质被激发后发射荧光进行成像,它为细胞行为分析提供了可实时监测微观动态分子过程的能力。单纯的荧光成像会受成像深度的限制,其与PAI结合则可以实现多参数、多对比度、高灵敏、高分辨率的成像。2010年,有研究团队利用光声与荧光共聚焦显微成像(fluorescence confocal microscopy,FCM)集成系统在小鼠模型中实现了对耳部血管和淋巴管的造影成像。随后,该团队又研发出 PAM/FCM 一体化的多模态显微镜,经过同一束光源照射后可获得体内单个血管中的血红蛋白氧饱和度和氧分压,从而实现了高空间分辨率无创成像。2014 年,有研究者对小鼠视网膜细胞、斑马鱼神经元和植物苔藓叶片中的叶绿体进行成像,实现互补、无标记的 PA/FCM/MPM 一体化成像,为显微荧光成像提供了一个新的平台。

2016 年,研究者利用 PAM/OCT/FLI 集合而成的多模态光声成像系统,通过同一激光源和探测器对小鼠耳朵进行了实验研究,得到了清晰的组织解剖和微血管图像。2018 年,研究者开发了集 PAM/OCT/FCM/optical Doppler tomography(ODT)于一体的多模态显微光声成像系统,用于提供活体组织结构、功能和分子信息,并成功在离体人眼和小鼠耳朵中获得清晰图像,该系统具有动态聚焦的特点,因而特别适用于表面不平整的组织样品成像。2020 年,该团队又将 OCT 血管成像(OCT angiography,OCTA)融入多模态成像系统中,选择红细胞作为内源性对比剂,实现了小鼠耳蜗部大面积成像,图像中显示了清晰的大血管和毛细血管,并可通过该系统观测到血管内的血液流动,该系统具有大视场、快速成像的优点,使多模态成像系统又向前迈进了一步。

人眼的精密性较高,因而对于成像要求更高,多种成像技术结合的模式可以实现眼内无创、高分辨率、高对比度成像。多模态分子影像技术为眼科在分子层面上的诊断与治疗打开了新的大门,针对特定眼病的特征性靶点寻求对应的分子影像探针,通过多模态光声成像技术观察其在眼内的表达和动态变化,可以揭示眼部在细胞和分子水平的异常,从而实现疾病的精准诊断、治疗和疗效评估。同时,通过体外光声指示信息来指引体内药物运输途径,可以为更多眼后段相关疾病的诊治带来希望。

综上,多模态光声成像系统可成为临床疾病的影像诊断与治疗的有力工具,它不仅可以提供更加详实的组织结构和功能信息,还可以实现多重组织可视化,达到事半功倍的效果,有助于精准医疗的发展。目前,随着光声成像理论知识的成熟和技术的进步,可以根据临床疾病的成像需求探索出更加高速、方便、准确的结合模式。虽然多模态光声成像模式还在进一步发展中,目前仍面临着成像速度慢、成像设备临床转化难等挑战,但可以预见的是,多模态光声成像会随着研究的不断深入为生物医学无损检测领域带来技术的革新。

4.7　光声成像技术的局限性及展望

目前光声成像技术仍存在一定局限性,面临诸多挑战。首先,光声成像技术利用声波作为载体进行成像,因此对于骨骼、含气空腔等声波传递受阻组织的成像效果还需提高。其次,超声换能器的性能也是限制光声成像发展的主要因素。一方面,换能器的灵敏度需要提高,以加强其对深部组织信号的探测,提高成像深度,同时也可降低对电磁辐射能量的需求,进一步提高成像的安全性;另一方面,换能器的频率和带宽应提升,从而进一步提高成像的分辨率。可见,研制高性能超声换能器,将极大提高光声成像技术的性能。

光声成像技术利用光声效应,将光学与超声技术相结合,兼有成像空间分辨率高和穿透力强的优势,既可利用不同波长的脉冲激光选择性显示特定组织,又可根据组织的光吸收特性对组织进行光谱分析,实现功能成像。此外,光声成像技术可实现从宏观到微观的跨尺度成像,这也为其发展创造了良好的条件。随着科学技术的提高以及设备的完善,光声成像技术将在生物医学成像领域中取得更大突破,为相关疾病的诊断、治疗和疗效评估提供丰富而有价值的信息。

4.8 本章小结

通过选择合适的光学波长,光声成像(PAI)可以对各种内源性分子或外源性制剂进行成像,揭示体内生物系统的解剖、组织学、功能和分子活性。光和声的结合为 PAI 提供了几个独特的功能,包括可扩展的空间分辨率和成像深度,同时保持高成像速度。PAI 补充了现有的成像技术的不足,可用于脑卒中、眼科学、癌症等疾病的筛查、诊断和治疗指导,同时对评估新辅助化疗反应、指导手术切除和监测药物输送存在潜在益处。PAI 在临床中的作用已通过 FDA 首次批准该技术用于乳腺癌诊断而得到证明;随着科学技术的提高以及设备的完善,光声成像技术将在泌尿系统成像、心血管系统成像、淋巴系统成像、骨关节成像等方面取得更大的突破,为相关疾病的诊断、治疗和疗效评估提供丰富而有价值的信息。

 练习题

1. 光声成像检测的是( )。

A. 荧光信号 B. 超声信号

2. 光声成像反映的是( )。

A. 不同组织的光吸收差异 B. 不同组织的声阻抗差异

 思考题

1. 光声成像基本原理及特点是什么呢?

2. 光声成像与超声成像有哪些区别呢?

3. 光声成像可以检测哪些内源性组织成分呢?

4. 光声成像技术有哪些临床应用呢? 请举例说明。

课外阅读

Das D, Sharma A, Rajendran P, et al. Another decade of photoacoustic imaging[J]. Physics Medicine Biology. 2021,66(5):05TR01.

参考文献

［1］ Yang J M, Li C Y, Chen R M, et al. Optical-resolution photoacoustic endomicroscopy in vivo[J]. Biomed Opt Express, 2015, 6(3): 918 − 932.

［2］ Lv J, Peng Y, Li S, et al. Hemispherical photoacoustic imaging of myocardial infarction: in vivo detection and monitoring[J]. European Radiology, 2018, 28(5): 2176 − 2183.

［3］ Ogunlade O, Connell J J, Huang J L, et al. In vivo three-dimensional photoacoustic imaging of the renal vasculature in preclinical rodent models[J]. American Journal of Physiology-Renal Physiology, 2018, 314(6): F1145 − 1153.

［4］ Guo B, Sheng Z H, Hu D H, et al. Through scalp and skull NIR-II photothermal therapy of deep orthotopic brain tumors with precise photoacoustic imaging guidance [J]. Advanced Materials, 2018, 30(35): 1802591.

［5］ Jiang Y Y, Upputuri P K, Xie C, et al. Broadband absorbing semiconducting polymer nanoparticles for photoacoustic imaging in second near-infrared window[J]. Nano Letters, 2017, 17(8): 4964 − 4969.

［6］ Wu J Y Z, You L Y, Lan L, et al. Semiconducting polymer nanoparticles for centimeters-deep photoacoustic imaging in the second near-infrared window [J]. Advanced Materials, 2017, 29(41): 1703403.

［7］ Zhou Y, Wang D P, Zhang Y M, et al. A phosphorus phthalocyanine formulation with intense absorbance at 1 000 nm for deep optical imaging [J]. Theranostics, 2016, 6(5): 688 − 697.

［8］ Li L, Maslov K, Ku G, et al. Three-dimensional combined photoacoustic and optical coherence microscopy for in vivo microcirculation studies[J]. Optics Express, 2009, 17(19): 16450 − 16455.

［9］ Jiao S L, Xie Z X, Zhang H F, et al. Simultaneous multimodal imaging with integrated photoacoustic microscopy and optical coherence tomography[J]. Optics Letters, 2009, 34(19): 2961 − 2963.

［10］ Zhang W, Li Y X, Nguyen V P, et al. High-resolution, in vivo multimodal photoacoustic microscopy, optical coherence tomography, and fluorescence microscopy imaging of rabbit retinal neovascularization[J]. Light: Science & Applications, 2018, 7(1): 103.

［11］ Kubelick K P, Snider E J, Ethier C R, et al. Development of a stem cell tracking platform for ophthalmic applications using ultrasound and photoacoustic imaging[J]. Theranostics, 2019, 9(13): 3812 − 3824.

第5章 放射性核素分子影像探针及其应用

教学目标

(1) 阐述 PET、SPECT 基本原理。

(2) 列举 PET、SPECT 探针的种类。

(3) 分析常用核素探针的特点及临床应用。

(4) 了解稀土放射性探针的发展。

(5) 分析放射性核素标记多功能纳米探针的设计策略并了解临床研究进展。

5.1 核医学成像技术发展简史

核医学(nuclear medicine)是一门研究核素和核射线在医学中的应用及生物医学理论的学科,包括实验核医学(experimental nuclear medicine)和临床核医学(clinical nuclear medicine)两部分内容。实验核医学利用核技术探索生命现象的本质和物质变化规律,已广泛应用于医学基础理论研究,其内容主要包括核衰变测量、标记、示踪、体外放射分析、活化分析和放射自显影等。临床核医学是利用开放型放射性核素诊断和治疗疾病的临床医学学科,由诊断和治疗两部分组成。诊断核医学包括以脏器成像和功能测定为主要内容的体内(In Vivo)诊断和以体外放射分析为主要内容的体外(In Vitro)诊断;治疗核医学利用放射性核素发射的核射线对病变部位进行高度集中照射治疗[1]。

1896 年,Becquerel 发现铀盐具有放射性,人类首次认识放射性核素。至今,核医学已有百余年历史(见图5-1)。

核医学成像技术是采用放射性核素示踪原理显示人体内部结构的技术,是现代医学进行疾病诊断的一种重要手段。成像原理为,将极微量的放射性示踪剂引入生物体内,放射性示踪剂以一定的形式参与生物体的生理代谢过程,同时其化学结构中标记的放射性核素会不断衰变产生放射线(正电子或 γ 射线等),在生物体外探测这些放射线(通常为 γ 射线),通过后端图像重建即可获取放射性示踪剂在生物体内的分布和代谢信息,进而对器官功能、代谢情况及某些受体功能状况做出判断,最终实现在分子水平上对疾病的评估与诊断。核医学成像是一种成像功能代谢的手段。临床上，核医学成像已广泛应用于肿瘤、神经系统疾病、心脑血管疾病的早期诊断；在疾病病理学研究、肿瘤治疗效果评估、药物研发等领域，核医学成像也发挥着越来越大的作用。以正电子发射断层成像（positron emission tomography，PET）和单光子发射计算机断层成像（single photon emission computed tomography，SPECT）为代表的核医学成像技术是现代医学影像诊断的主要手段之一，已在肿瘤诊断、心血管疾病诊断和脑神经科学研究等领域得到广泛应用。

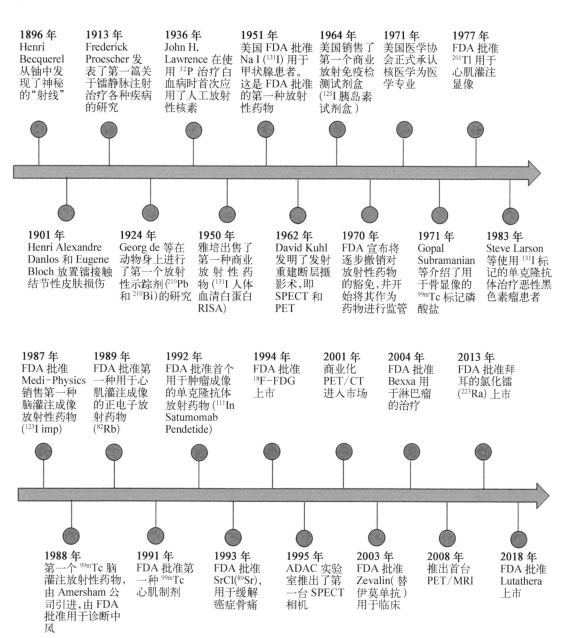

图 5-1　核医学发展简史

5.2 核医学成像设备及基本原理

5.2.1 PET

PET 的原理是通过将正电子放射性核素[如碳、氟、氧、氮的同位素(^{11}C、^{18}F、^{15}O、^{13}N)等]标记到能够参与组织血流或代谢过程的化合物上,然后将其作为示踪剂注射到体内。在靶器官积累富集的放射性核素会发射正电子,其在体内移动大约 1 mm 后会与周围组织中的负电子结合发生湮灭辐射,产生 2 个能量相等(511 keV)、方向相反的 γ 光子。由于 2 个光子在体内的路径不同,到达 2 个探测器的时间有一定差别,如果在规定时间窗内(0~15 μs)探头系统探测到 2 个互成 180°(±0.25°)的光子时即为一个符合事件,探测器便分别送出 1 个时间脉冲,脉冲处理器将脉冲变为方波,符合电路对其进行数据分类后送入工作站进行图像重建,随即得到各部位横断面、冠状断面和矢状断面的影像(见图 5-2)。

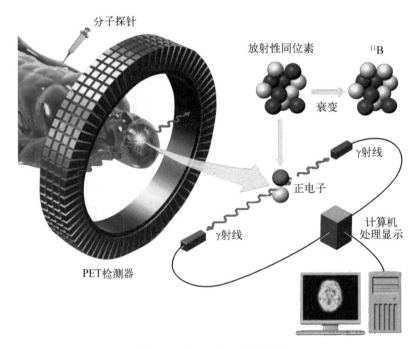

图 5-2 PET 基本成像原理

PET 系统的主要部件包括机架、环形探测器、符合电路、检查床及工作站等。探测系统是正电子发射断层成像系统中的主要部分,其采用的块状探测结构有利于消除散射和提高计数率。许多块状结构组成 1 个环,再由数十个环构成整个探测器。每个块结构由约 36 个锗酸铋(bismuth germanium oxide, BGO)晶体组成,晶体后又带有 4 个光电倍增管(photomultiplier tube, PMT)。BGO 晶体将高能光子转换为可见光,PMT 将光信号转换成电信号,电信号再转换成时间脉冲信号,探头层间符合线路对每个探头信号的时间耦合性进行检验判定,排除其他来源射线的干扰,经运算得出正电子的位置,计算机采用散射、偶然符合信号校正及光子飞行时间计算等技术,完成图像重建,重建后的图像将 PET 的整体分辨率提高至 2 mm 左右。

5.2.2 SPECT

SPECT 指单光子发射计算机断层成像,是以单光子放射性核素标记药物为显像剂的分子功能影像设备。其与正电子发射断层成像(PET)共同属于核医学的原理成像技术,因此统称为发射型计算机断层成像术。

SPECT 的原理是,将具有一定半衰期的单光子放射性核素标记的药物注入生物体内后,核素发生衰变产生 γ 光子,γ 光子穿出生物体后通过准直器被探测器探测到即为一个单光子事件;准直器通常采用高原子序数、高密度的金属探针(铅、钨或金等),这样确保只有沿准直器准直孔入射的 γ 光子才可能被后端探测器探测到,因此,根据 γ 光子在探测器上被探测的位置和准直孔的位置即可确定一条 γ 光子产生位置所在的投影线;根据众多单光子事件的投影线通过图像重建即可确定 γ 光子产生位置即放射性药物在生物体内的分布情况。

SPECT 主要由探头、旋转运动机架、检查床和数据采集处理系统等部分组成,其中探头部分是 SPECT 系统中的核心。传统的 SPECT 是在伽马照相机基础上发展起来的设备,其探头由准直器(collimator)、晶体(crystal)、光电倍增管、后续计算电路 4 部分构成(见图 5-3),通过使用碘化钠晶体制成的探测器,接收 γ 射线并通过光电倍增管将光信号间接转换为电信号,这种多次转换放大信号的传输过程导致的光子丢失极大地限制了 SPECT 的图像质量和效果。随着现代半导体技术的发展,碲锌镉(cadmium-zinc-telluride,CZT)半导体探测器的出现解决了 SPECT 光电转化效率不高的问题,其可将 γ 光子直接转换成电荷脉冲信号,从而明显提升 SPECT 探头的精度和集成度,实现更精准的疾病诊断。

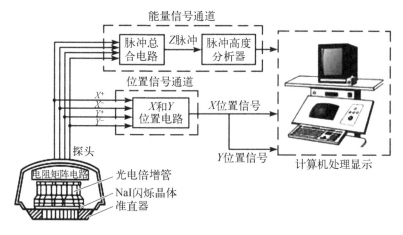

图 5-3 SPECT 的基本构造和工作原理

SPECT 与 PET 在使用放射性示踪剂和检测 γ 射线的成像方面原理类似,但 SPECT 对放射性示踪剂发射的 γ 射线是直接测量,而 PET 中放射性示踪剂发射出的正电子要在体内与人体组织内的电子发生湮灭作用产生 γ 射线,属于对 γ 射线的间接测量。人体各个器官组织的代谢速度不同,放射性示踪剂在人体内的分布也不同,SPECT 得到的断层图像和 PET 获取的功能图像也就不同。两者在成像方面各有优缺点,PET 比 SPECT 更有针对性,图像更准确、清晰,同时也具有更好的空间分辨率;然而,SPECT 比 PET 使用寿命更长,更易获取放射性同位素,因而具有更低的检查和扫描成本。

5.2.3 放射性图像融合技术与设备

1. PET/CT

PET 与计算机体层成像(computed tomography,CT)有机结合后形成一种先进的核医学影像设备,其中,CT 扫描器提供高质量的解剖图像,PET 扫描器提供高质量的功能图像。PET 能够识别病变组织的生理、生化变化,具有很强的功能成像优点,但 PET 图像存在核医学影像固有的缺点,即空间分辨率低。将 PET 与 CT 融合在一起,赋予功能影像精细的解剖结构。在一幅 PET/CT 图像上,获得丰富的分子代谢功能信息的同时,又可了解肿瘤与脏器及其他组织的解剖关系。

CT 的基本原理是图像重建,根据人体各种组织对 X 射线吸收系数不同这一特性将人体某一选定层面分成许多立方体小块(也称体素),X 射线穿过体素后测得的密度或灰度值称为像素。X 射线束穿过选定层面时,探测器接收到沿 X 射线束方向排列的各体素吸收 X 射线后衰减值的总和为已知值,形成该总量的各体素 X 射线衰减值为未知值,当 X 射线发生源和探测器围绕人体做圆弧或圆周相对运动时,可用迭代方法求出每一体素的 X 射线衰减值并进行图像重建,从而得到该层面不同密度组织的黑白影像。

螺旋 CT 突破了传统 CT 的设计,采用滑环技术,将电源电缆和一些信号线与固定机架内不同金属环相连运动的 X 射线管和探测器滑动电刷与金属环导联。球管和探测器不受电缆长度限制,可沿人体长轴连续匀速旋转,扫描床同步匀速递进,扫描轨迹呈螺旋状前进,可快速、不间断地完成容积扫描。多层螺旋 CT 能高速完成较大范围的容积扫描,具有很高的纵向分辨率和很好的时间分辨率,拓宽了 CT 的应用范围,明显减少了患者接受的射线剂量,延长了 X 射线球管的使用寿命,提高了对比分辨率和空间分辨率,减少了成像过程中的噪声、伪影及硬化效应。同时,可根据不同层厚度自动调节 X 射线锥形线束的宽度,经过准直的 X 射线束聚焦在相应数目的探测器上,探测器通过电子开关与 4 个数据采集系统(data acquisition system,DAS)相连。每个 DAS 能独立完成采集 1 套图像,按照 DAS 与探测器匹配方式不同,通过电子切换可以选择性地获得 1 层、2 层或 4 层图像,每层厚度可自由选择(0.5 mm、1.0 mm、1.25 mm 或 5 mm、10 mm)。采集的数据既可做常规图像显示,也可在工作站进行后处理,完成三维立体重建、多层面重建、器官表面重建等,并能将其实时显示。将 PET 和螺旋 CT 在一台设备上进行功能组合,利用螺旋 CT 的 X 射线对 PET 进行衰减校正和解剖部位定位,同时可利用融合图像制订放射治疗计划。

PET/CT 提供的预测和治疗处理信息比单独的 PET 和 CT 的多得多,它超越了单独的 PET 和 CT 的现有领域,既能完成 CT 的功能,又能完成 PET 的功能。PET/CT 融合图像能够很好地描述疾病对生物化学过程的作用,鉴别生理和病理性摄取,能在疾病得到解剖证据前检测出早期发病征兆,甚至能探测到极小的亚临床型肿瘤,为临床确定放疗的计划靶区、检测治疗过程中药物和放疗效果提供最佳的治疗方案和筛选最有效治疗药物。解剖定位与功能显像对于病变部位的定性诊断能力、肿瘤的诊断和分期、指导治疗、评价疗效、提高临床治愈率有着重要价值[5]。PET/CT 适用于精细放疗，能极大提高放疗计划的准确性，并能为 γ 刀、X 刀、机器人手术及冷冻手术等定位。

PET/CT 的真正价值不仅仅在于疾病诊断，作为更深层次的临床检查手段，PET/CT 采用放射性药物标记的基因能够达到基因成像的目的，可在分子水平上研究组织细胞代谢、蛋白质合成和基因变化的情况，提供生物化学活动、分子新陈代谢以及不同器官和组织的生理学及病理学信息，从生命活动的本质上诊断疾病，及早发现组织代谢功能异常，对目前仍不清楚的代谢疾病研究和受体疾病研究有着非常重要的意义。

2. SPECT/CT

相对于 PET/CT 的图像融合技术，受限于 SPECT 在临床上高特异性但分辨率较差、提供的信息有限，SPECT/CT 的结合要相对缓慢。在 2000 年初期，SPECT/CT 一体机才问世，获得了 SPECT 与 CT 的同机融合图像，解决了由于 SPECT 和 CT 异体而导致图像配准困难的问题，提高了闪烁显像技术的灵敏度和特异性。早期 SPECT 搭载非诊断级 CT，其球管电流仅为 2.5 mA，所得 CT 图像无法用于诊断，且扫描时间长，运动伪影明显，仅用于 SPECT 图像进行粗略衰减校正，同时提供大致的解剖定位。随着 CT 技术的进一步发展，SPECT 系统装配诊断 CT 乃至高分辨率 CT 单元，同时迭代重建、散射校正、CT 衰减校正、分辨率恢复等图像处理技术的发展和应用，也在促进 SPECT/CT 为临床疾病提供更高质量的影像学信息。

3. PET/MRI

由于 CT 不能与 PET 同时采集图像，因此不能对 PET 进行标准的衰减校正，CT 的软组织分辨率和图像质量较差，会导致高剂量的 X 射线辐射等，由于 PET/CT 存在这些局限性，研究者希望能用另一种具有良好空间分辨率但无辐射的方法取代 CT，并与 PET 联用，而 MRI 手段正好满足这一要求。MRI 具有一些优点，包括高时间和空间分辨率，软组织对比度以及没有电离辐射，这是基于放射性核素的成像技术（如 PET 和 SPECT）无法实现的。然而，与 PET 和 SPECT 相比，MRI 的灵敏度低，采集时间长。因此，作为互补技术，PET（或 SPECT）和 MRI 可以结合起来克服各自的局限性。MRI 是利用氢原子核的磁共振信号成像的技术。人体中的水和脂肪中都含有大量氢原子，在磁场作用下，用一定频率的射频脉冲激发组织的氢原子核，引起氢原子核共振。脉冲停止后，氢原子核恢复到之前的平衡状态的弛豫时间即为 MRI 的检测信号。弛豫时间可反映检测部位分子水平上的差别，从而发现人体生物化学与生理学的早期改变。

PET/MRI 设备是将具有高灵敏度、高特异性的影像技术 PET 和能够提供组织多参数成像的 MRI 技术有机结合起来的分子影像设备。PET/MRI 与 PET/CT 设备相比具有以下 3 方面的优势：① MRI 能够以多种参数提供组织信息，特别是软组织信息，明显提高对神经系统和纵隔、腹腔淋巴结转移灶等组织的诊断检测效果；② PET/MRI 可以真正实现 PET 和 MRI 图像的同步采集处理，克服 PET/CT 设备中 PET 与 CT 图像采集时间和空间位置差异的问题，提高了 PET 与 MRI 图像融合的精确性；③ MRI 不但可以提供组织灌注信息,采用磁共振波谱(magnetic resonance spectroscopy,MRS)可以提供简单的组织细胞中特殊分子信息。这些可以弥补 PET 在简单组织代谢成像中存在的高成本问题。PET/MRI 分子影像设备中的 MRI 在扫描过程中对受检者的组织、细胞无辐射电离损伤效应,临床应用范围大于 PET/CT 设备。

PET 与 MRI 的组合方式有两种,分别是分体式和一体式。分体式 PET/MRI 设备是指将 PET 探测器与 MRI 设备之间分开放置并保持必要距离,甚至 PET 和 MRI 两者可以放在相邻的房间内。分体式 PET/MRI 设备的优点是可以各自独立使用,操作灵活方便,后续通过软件对 PET 与 MRI 扫描图像进行配准修正,保证融合精度。但是,分体式 PET/MRI 采用 MRI 信息对 PET 图像进行校正时存在较大误差,同时也存在无法实现同步 PET 和 MRI 扫描的固有缺陷。按照 PET 和 MRI 探测器的放置类型,一体式 PET/MRI 可分为一体化组合式和一体化镶嵌式。前后放置 PET 探测器和 MRI 的 PET/MRI 设备称为一体化组合式,PET 探测器镶嵌在 MRI 设备内的称为一体化镶嵌式。一体化组合式和一体化镶嵌式 PET/MRI 最大的区别是后者可以完成同步 PET/MRI 采集。由于一体化组合式 PET/MRI 的 PET 和 MRI 部分是前后放置,机架长度太长,不利于临床使用。对于一体化镶嵌式 PET/MRI 设备,又按照 PET 探测器在 MRI 中镶嵌类型的不同,分成光纤介导模式和非光纤介导模式。对于使用晶体、光电二极管或半导体的 PET 探测器,磁场对探测器的影响比较小,可以直接将整个探测器镶嵌在 MRI 中,不需要使用光纤介导信号的传输。对于带有晶体、PMT 结构的 PET 探测器,PMT 需要设置在 MRI 的磁场之外,需要利用较长的光导纤维将晶体的微弱信号引至 PMT 完成光电信号的转换。采用光纤进行光信号传递会导致信号强度降低 60%～80%,造成 PET 系统的能量分辨率、空间分辨率和灵敏度下降。因此,使用半导体探测器或晶体、光电二极管探测器的一体化镶嵌式 PET/MRI 是一体化的发展方向。通过利用具有飞行时间(time of flight,TOF)技术的 PET(TOF-PET)与 MRI 的一体化结合,能够最大限度地提升 PET 的定位精度,降低扫描时间,真正实现 PET 与 MRI 的同步扫描。一体化 TOF PET/MRI 设备可以充分发挥 PET 与 MRI 技术各自独特的优势,最大限度地展示两种成像手段的协同作用,进而实现对疾病诊断和疗效评估的目标。

随着一体化 PET/MRI 装机量的不断增加,临床使用经验的不断丰富,一体化 PET/MRI 分子成像技术将在临床、健康管理和科研中发挥更大的作用。《2018 年中国核医学发展现状普查结果简报》显示,全国核医学科拥有 9 台 PET/MRI 设备。早在 2016 年,一体化 PET/MRI 设备项目入选科技部首批"十三五"国家重点研发计划"数字诊疗装备研发专项",由上海联影医疗科技有限公司牵头主导,致力于填补我国在高端医疗设备最尖端领域的空白。2017 年 11 月,上海联影医疗科技有限公司的 PET/MRI 设备入驻复旦大学附属中山医院核医学科进行临床验证(见图 5-4),病例涵盖肿瘤、神经系统和心血管系统,在不到一年时间内,累计扫描患者数量在 1 500 例以上。上海医疗器械检测所等第三方检测机构性能评估结果显示,联影医疗科技有限公司的 PET/MRI 设备在各项核心性能参数上达到甚至部分超过国际先进水平,其中空间分辨率提高 60%,成像速度提高 1 倍。2018 年 8 月 28 日,上海联影医疗科技有限公司正电子发射断层成像及磁共振成像系统获得国家药品监督管理局批准,成为国产首台一体化 PET/MRI 设备,由此开启了 PET/MRI 设备国产化时代。此后不久，北京大基康明公司的 PET/MRI 产品也于 2018 年 10 月 9 日获得国家药品监督管理局批准，成为目前国内仅有的两款 PET/MRI 获批国产产品品牌之一。

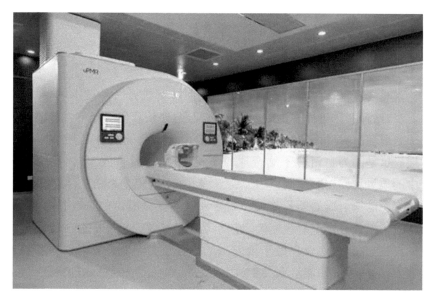

图 5-4　国投创新投资企业上海联影医疗科技有限公司与复旦大学附属中山医院合作研制的国产首台"时空一体"超清 TOF PET/MRI 设备

5.3　放射性核素分子影像探针

5.3.1　基本概念

（1）核素（nuclide）：凡原子核内质子数、中子数和能量状态均相同的一类原子，平均寿命长到足以可观测。

（2）同位素（isotope）：具有相同的质子数的核素，由于属于同一种元素，在元素周期表上处于同一位置，故称为该元素的同位素或彼此是同位素。例如 ^{12}C、^{13}C、^{14}C，它们是不同的核素，是同种元素，互为同位素。

（3）稳定核素（stable nuclide）：不会自发地发生核内成分或核能级变化，或发生的概率非常小。在已知的 2 000 多种核素中，稳定核素不足 300 种，一般而言，原子序数小于 83 的核素至少存在一种稳定的同位素（镧系元素除外）。

（4）放射性核素（radioactive nuclide）：核不稳定，容易自发地发生核内成分或能态的改变而转变成另外一种核素，同时释放出一种或一种以上的射线。

核素是否稳定取决于核内中子数与质子数的比例。中质比超过一定范围，无论过大或过小均可导致原子核自发地发生一次或多次衰变，以调整核内中质比，最终变为稳定核素。稳定核素的中质比有特定的规律，质子数小于 20 的中质比为 1，随着原子序数的增加，中质比随之增加，重核（大于 20）的中质比可以达到 1.5 左右，但是质子数增加到一定范围时，无论怎样改变中质比,也无法使原子核保持稳定,因此天然存在的原子序数大于83的核素都是放射性核素。

放射性核素按照其来源,可以分为天然和人工两大类,其中天然放射性核素仅有数十种。医用的放射性核素主要是人工制备的,即用核反应堆或加速器产生的高能中子或带电粒子轰击稳定核素,引起核反应,改变其核内成分(中质比),使其成为放射性核素。

5.3.2 放射性核衰变

放射性核素自发发生核能态及核内成分改变而转变成另一种核素,同时释放出一种或一种以上的射线,这种变化过程称为放射性核衰变,简称核衰变。放射性核素衰变后产物的全部质量小于放射性核素母体原有的质量,这一差值称为原子核的质量亏损,所有核衰变都存在质量亏损。这是因为自由核子结合成原子核时,有能量释放出来,称为原子核的结合能。核衰变中的质量亏损按照爱因斯坦质能方程 $E=mc^2$ 转变为能量,称为衰变能。衰变能是放射性核素产生的核射线的能量来源。由于质量亏损是既定的,放射性核素的衰变能也是固定的,因此,可以通过测定射线能量来判断是何种核素。衰变能分配给子体核素和发射粒子的射线,有些还在核内使子核处于激发态。核衰变实际上是放射性核素趋于稳定的过程,其速度、方式、射线种类和能量取决于放射性核素本身固有的核物理特征。

(1)α衰变:放射性核素的原子核自发地发射出α粒子而转变成另一种核素的原子核的过程。α粒子实际上是氦原子核,由两个质子和两个中子组成。α衰变发生在原子序数大于82的重元素核素。α衰变后核素的质量数减少4,原子序数减少2。

(2)β衰变:核衰变时放射出β粒子,或俘获轨道电子的衰变。β衰变前后,原子序数可以改变,但是质量数不变。β衰变包括β⁻衰变和β⁺衰变。

(3)γ跃迁:放射性核素在经历上述衰变后所产生的子核可暂时处于激发态,并在不到 10~11 s 的时间内退激,多余的能量以γ光子的形式从核内释放出来,即发射γ射线,而核内成分不变,称为γ衰变。这种伴有γ光子发射的核能级跃迁为γ跃迁。

5.3.3 放射性药物及应用

放射性药物(radiopharmaceutical)是指进入人体内的用于诊断或治疗的放射性核素及其标记化合物,按用途主要可分为诊断放射性药物和治疗放射性药物两大类。诊断放射性药物是指通过一定途径将放射性核素标记的化合物引入体内,获得靶器官或组织的影像或功能参数,该药物亦称为显像剂(imaging agent)或示踪剂(tracer),均属于分子影像探针的范畴。放射性核素分子影像探针简称放射性核素探针。因为γ光子(能量以 100~300 keV 为宜)穿透力强,引入体内后容易被核医学探测仪器在体外探测到,从而适用于显像;同时γ光子在组织内电离密度较低,机体所受电离辐射损伤较小,因此,诊断放射性药物多采用发射γ光子的核素及其标记物,主要包括以下3类。

(1)⁹⁹ᵐTc 标记放射性药物。⁹⁹ᵐTc 的核性能优良,为纯γ光子发射体,能量为 140 keV,$T_{1/2}$ 为 6.02 h,方便易得,几乎可用于人体各重要脏器的形态和功能显像。⁹⁹ᵐTc 是显像检查中最常用的放射性核素,目前全世界应用的显像药物中,⁹⁹ᵐTc 及其标记的化合物占 80% 以上,广泛用于心、脑、肾、骨、肺、甲状腺等多种脏器疾患的检查,并且大多已有配套药盒供应。

（2）^{131}I、^{201}Tl、^{67}Ga、^{111}In 和 ^{123}I 等放射性核素及其标记药物。这类发射 γ 光子的核素及其标记药物也有较多应用，在临床中发挥着各自的作用。

（3）正电子放射性药物。^{11}C、^{13}N、^{15}O 和 ^{18}F 等短半衰期放射性核素在研究人体生理、生化、代谢、受体等方面显示出独特优势，其中氟（^{18}F）脱氧葡萄糖（^{18}F-FDG）是目前临床应用最广泛的正电子放射性药物。

治疗放射性药物的原理是利用适宜的射线能量和在组织中的射程对病变组织进行选择性集中照射并避免正常组织受损，从而获得预期治疗效果。这类药物主要包括如下几类。

（1）发射纯 β 射线的放射性治疗药物：^{32}P、^{89}Sr 和 ^{90}Y 等。

（2）发射 β 射线时伴有 γ 射线的放射性治疗药物：^{131}I、^{153}Sm、^{188}Re、^{117m}Sn 和 ^{117}Lu 等。^{131}I 目前仍是治疗甲状腺疾病最常用的放射性药物；^{89}SrCl$_2$、^{153}Sm-EDTMP、^{117m}Sn-DTPA 和 ^{177}Lu-EDTMP 等放射性药物在骨转移癌的缓解疼痛治疗中也取得了较为满意的效果。近年来，可由 ^{188}W-^{188}Re 发生器获得的 ^{188}Re 作为治疗用放射性药物受到重视，它发射的 β 射线能量为 2.12 MeV，γ 射线能量为 155 keV，$T_{1/2}$ 为 16.9 h。通过发射 β 射线产生电离辐射生物效应破坏病变组织，并可利用其发射的 γ 射线进行显像，估算内照射吸收剂量和评价治疗前后病变范围变化。目前 ^{188}Re-HEDP 已用于治疗恶性肿瘤骨转移骨痛、^{188}ReO$_4^-$ 治疗或预防血管成形术后再狭窄和 ^{188}Re-碘油介入治疗肝癌等。

此外，根据放射性药物在临床疾病上应用的不同，还可将放射性药物分成神经系统显像剂、心血管系统显像剂、肺显像剂、消化系统显像剂、内分泌系统显像剂、骨显像剂、泌尿系统显像剂、炎症显像剂、淋巴显像剂、肿瘤显像剂和放射性核素治疗药物（见表 5-1），部分常用的放射性药物结构式如图 5-5 所示。

表 5-1　临床常用的放射性药物

分 类	放 射 性 药 物	临 床 应 用
神经系统显像剂	^{99m}Tc-ECD、^{99m}Tc-HMPAO	脑血流灌注显像
	^{99m}Tc-DTPA	脑池显像
	^{99m}Tc-DTPA、^{99m}Tc-GH	脑血管显像
	^{18}F-FDG、^{15}O$_2$	脑代谢显像
心血管系统显像剂	^{201}TlCl、^{99m}Tc-MIBI、^{99m}Tc-P53	心肌灌注显像
	^{99m}Tc-RBC、^{99m}Tc-HSA	心室显像
	^{99m}Tc-PYP	急性心肌梗塞灶显像
	^{99m}Tc-MAA、^{99m}Tc-血小板	血栓显像
	^{18}F-FDG、^{11}C-乙酸盐、^{11}C-PA	心肌代谢显像
	^{123}I-MIBG	心肌受体显像

分 类	放 射 性 药 物	临 床 应 用
肺显像剂	^{99m}Tc-MAA	肺灌注显像
	^{99m}Tc-DTPA 气溶胶、^{133}Xe、^{127}Xe、^{81}Kr^m	肺通气显像
消化系统显像剂	^{99m}Tc-PHY、^{99m}Tc-SC	肝显像
	^{99m}Tc-PHY、^{99m}Tc-变性 RBC	脾显像
	^{99m}Tc-RBC	肝血池显像
	^{99m}Tc-EHIDA	肝胆显像
	^{99m}Tc-DTPA、^{99m}Tc-SC	胃排空显像、胃食道反流显像
	^{99m}TcO$_4^-$	异位胃黏膜显像
内分泌系统显像剂	^{99m}TcO$_4^-$	甲状腺显像
	^{123}I 或^{131}I-NaI	吸碘试验,甲状腺显像,功能性甲状腺癌转移灶显像
	^{201}TlCl、^{99m}Tc-MIBI、^{99m}Tc-P53	甲状旁腺显像
	^{131}I-胆固醇	肾上腺皮质显像
	^{131}I 或^{123}I-MIBG	肾上腺髓质显像
骨显像剂	^{99m}Tc-MDP、^{18}F$^-$	骨显像
泌尿系统显像剂	^{99m}Tc-DTPA	肾动态显像及肾小球滤过功能测定
	^{123}I 或^{131}I-OIH、^{99m}Tc-MAG$_3$、^{99m}Tc-EC	肾动态显像及肾小管分泌功能测定
	^{99m}Tc-DMSA、^{99m}Tc-GH	肾静态显像
炎症显像剂	^{67}Ga-枸橼酸镓、^{111}In 或^{99m}Tc-白细胞	炎症显像
淋巴显像剂	^{99m}Tc-硫化锑、^{99m}Tc-ASC、^{99m}Tc-DX	淋巴显像
肿瘤显像剂	^{67}Ga-枸橼酸镓、^{201}TlCl、^{99m}Tc-MIBI	肿瘤非特异显像
	^{18}F-FDG、^{11}C-MET	肿瘤代谢显像
	放射性核素标记的单克隆抗体	放射免疫显像
	^{123}I、^{111}In 或^{99m}Tc-奥曲肽	肿瘤受体显像

分　类	放 射 性 药 物	临 床 应 用
放射性核素治疗药物	^{131}I-NaI	甲亢与甲癌治疗
	^{32}P-CrPO$_4$ 胶体	腔内治疗,组织间介入治疗
	^{32}P-Na$_2$HPO$_4$	治疗真性红细胞增多症和原发性血小板增多症
	^{32}P 或^{90}Y-微球、^{188}Re-碘油	肿瘤动脉栓塞治疗
	^{89}SrCl$_2$、^{153}Sm-EDTMP、^{188}Re-HEDP、^{125}I、^{103}Pd、^{198}Au 粒籽源	骨转移癌骨疼治疗,肿瘤粒子植入内照射治疗
	^{131}I-MIBG	嗜铬细胞瘤治疗

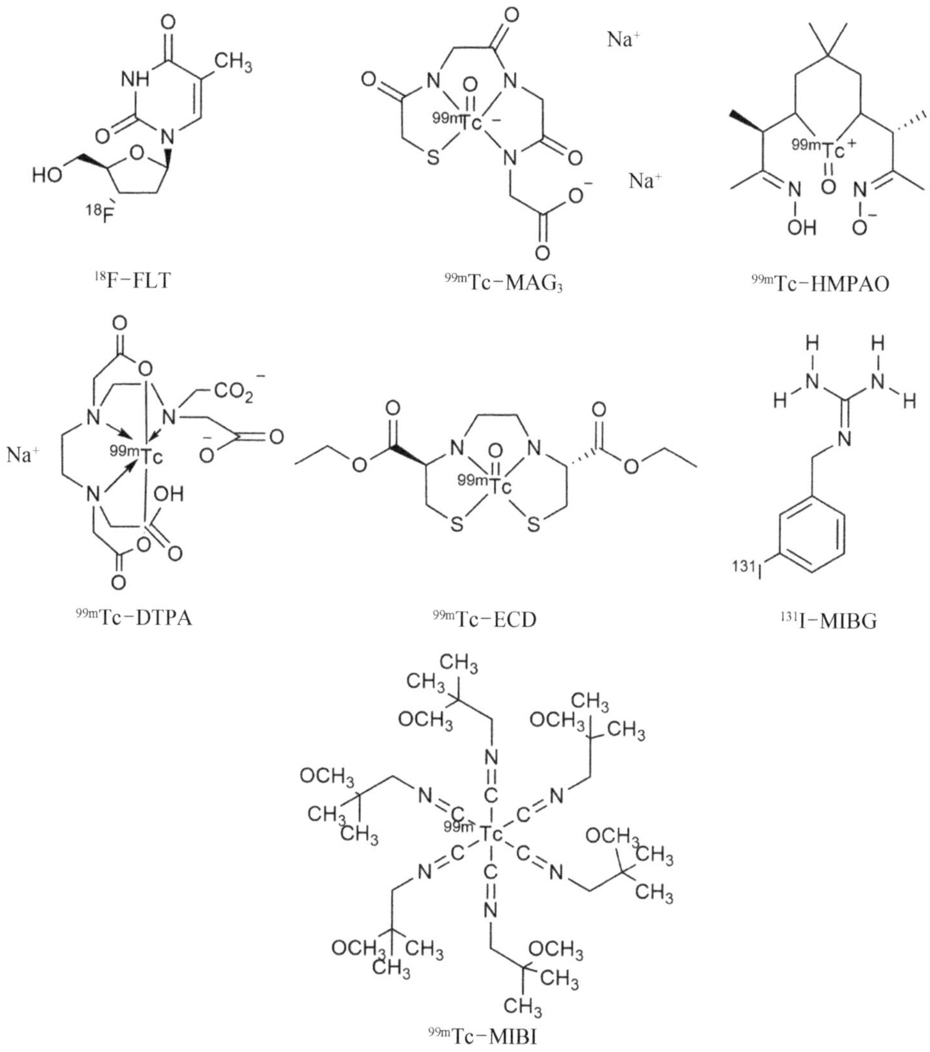

图 5－5　临床常用的放射性药物的结构式

5.4　临床常用的放射性核素分子影像探针

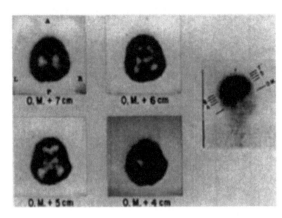

图 5-6　大脑图像

5.4.1　^{18}F-FDG 成像

1. ^{18}F-FDG 成像原理

1976 年，美国布鲁克海文国家实验室的 Tatsuo Ido 等首先完成了 ^{18}F-FDG 的合成。随后，宾夕法尼亚大学的 Abass Alavi 将这种化合物施用于两名正常的人类志愿者。其采用普通核素扫描仪（非 PET 扫描仪）获得的脑部图像，表明了 FDG 在脑部的聚集（见图 5-6）。

作为一种葡萄糖类似物，FDG 将被葡萄糖高利用率细胞（high-glucose-using cells）如脑、肾脏以及癌细胞摄取。在此类细胞内，磷酸化过程将会阻止葡萄糖以原有的完整形式从细胞之中释放出来。葡萄糖中的第 2 位上的氧是后续糖酵解必需的，而 FDG 与 2-脱氧-D-葡萄糖相同，无法在细胞内继续代谢。在放射性衰变之前，形成的 FDG-6-磷酸将不会发生糖酵解，因此，^{18}F-FDG 的分布情况就会很好地反映体内细胞对葡萄糖的摄取和磷酸化的分布情况。在发生放射性衰变之后，^{18}F-FDG 中的氟将转变为稳定不具放射性的"重氧"（^{18}O），FDG 的衰变产物就变成了葡萄糖-6-磷酸，然后就可以按照普通葡萄糖的方式被机体代谢清除。

在 PET 方面，^{18}F-FDG 可用于评估心脏、肺脏以及脑部的葡萄糖代谢状况。同时，^{18}F-FDG 还可用于肿瘤成像。在被细胞摄取之后，^{18}F-FDG 将被己糖激酶（在快速生长型恶性肿瘤中，线粒体型己糖激酶显著升高）磷酸化，并被代谢活跃的组织如大多数类型的恶性肿瘤滞留。因此，FDG-PET 可用于癌症的诊断、分期（staging）和治疗监测（treatment monitoring），尤其是对于霍奇金病（Hodgkin's disease，淋巴肉芽肿病，何杰金病）、非霍奇金淋巴瘤（non-Hodgkin's lymphoma，非何杰金淋巴瘤）、结直肠癌（colorectal cancer）、乳腺癌、黑色素瘤以及肺癌。另外，FDG-PET 还已经用于阿尔茨海默病（Alzheimer's disease）的诊断。FDG 是目前临床应用最广泛、被誉为"世纪分子"的 PET 分子影像探针。

2. ^{18}F-FDG 在临床淋巴瘤成像诊断应用

淋巴瘤是血液系统常见恶性肿瘤，可累及全身各组织器官，常表现为无痛性淋巴结肿大，晚期会出现贫血、恶病质等现象。近年来，淋巴瘤发病率逐渐上升，年发病率在肿瘤疾病中居前五位。手术治疗、放化疗及生物治疗等方法的应用使淋巴瘤治疗取得了较满意的效果，但仍有一部分患者的病情缓解效果不佳，导致预后不良。PET/CT 不仅可以用于诊断和精确分期,也可检测治疗效果,对早期疗效评价及预后评估也有一定价值,美国国家综合癌症网络(National Comprehensive Cancer Network, NCCN)指南推荐在对淋巴瘤患者的诊断和治疗过程中使用PET/CT。¹⁸F-FDG是细胞代谢功能异常的显像剂,主要用于评价在淋巴癌中淋巴结及器官被恶性肿瘤侵袭的状况。

如图5-7所示,在患者注射¹⁸F-FDG后,PET/CT显示患者全身多组淋巴结受累肿大伴代谢异常增高,呈对称性分布,同时伴随脾脏肿大且放射性异常浓聚,而全身实质脏器未见明确占位性病变及异常FDG摄取。综合以上这些要点,考虑患者患淋巴瘤,病理和免疫组化结果证实患弥漫大B细胞淋巴瘤。

淋巴结代谢增高的病变并不都是淋巴瘤。如乳腺癌患者常常出现颈部及腋窝淋巴结的转移。在这类患者中,常常可见发生FDG浓聚的原发病灶,且淋巴结的转移呈链式,沿着原发病灶的淋巴引流途径,可出现跳跃式转移,常为单侧病变。淋巴结受累肿大的情况也会出现在结节病患者的影像中,肿大的淋巴结在肺门周围左右对称出现,对周围组织产生压迫和推挤的作用,而且患者常常出现肺间质的受累和肺内边缘分布的结节,结节边缘光滑,但在该病变部位的FDG放射性浓聚程度常低于淋巴瘤病灶。此外,淋巴结结核患者也可出现多组淋巴结受累的表现。结核病中淋巴结肿大多为一侧性,因为病灶新旧交替,可以看到PET图像显示不均匀摄取,肺内多有结核病灶,而且结核病灶常常出现钙化灶,而在淋巴瘤累及的淋巴结和器官中极少出现钙化。

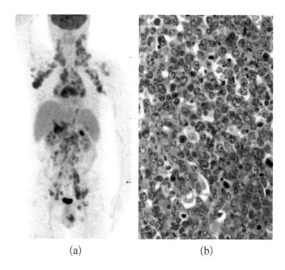

图5-7 (a)全身最大密度投影(maximum intensity project, MIP)处理后显示颈部、腋窝、纵隔、腹部及腹股沟多发对称性分布的放射性浓聚灶;(b)苏木精-伊红染色法(hematoxylin-eosin staining, HE)免疫组化

5.4.2 ¹⁸F-氟化胸苷成像

1. ¹⁸F-氟化胸苷成像原理

¹⁸F-氟化胸苷(¹⁸F-flurothymidine, ¹⁸F-FLT)作为一种胸腺嘧啶类似物,通过被动扩散和Na^+依赖性转运体方式进入细胞内,并掺入DNA,在胸苷激酶1(thymidine kinase-1, TK-1)的作用下发生磷酸化,生成FLT单磷酸而滞留在肿瘤细胞内。TK-1是DNA补救合成途径中的关键酶,在静止细胞中无酶活性,但在肿瘤增殖细胞的G1后期和S期活性明显增高,其羧基端变异,不能被降解,因而导致整个细胞周期中TK-1的活性持续增加。由于第3位羟基被¹⁸F替代,FLT不能参与DNA合成,因而蓄积在细胞内不被降解,所以有利于肿瘤显像(见图5-8)。FLT是TK-1的底物,其摄取依赖于TK-1的活性,因此可替代性反映细胞的增殖情况,这是FLT作为PET细胞增殖示踪剂的基础。

$$\text{FLT} \underset{\text{转运}}{\overset{\text{嘧啶}}{\rightleftharpoons}} \text{FLT} \overset{\text{胸苷激酶1}}{\underset{\text{胸腺去磷酸化}}{\xrightarrow{\qquad\times\qquad}}} \text{FLT-6-PO}_4 \xrightarrow{\quad\times\quad} \text{DNA}$$

图5-8　FLT在细胞被细胞摄取并参与细胞内生理过程示意图

2. ^{18}F-FLT 与 ^{18}F-FDG 在临床诊断对比

在恶性肿瘤的早期诊断和后期评估成像中，^{18}F-FLT 和 ^{18}F-FDG 各有优缺点。相对于 ^{18}F-FDG，^{18}F-FLT 由于是对细胞增殖率间接检测，所以灵敏度较低且在骨骼中有非特异性积累[见图5-9(a)]，然而高 ^{18}F-FDG 浓聚的组织可能存在假阳性。比如在图5-9(a)中 PET 轴向和 PET/CT 融合切片显示在 ^{18}F-FDG 和 ^{18}F-FLT 成像中有强烈的盆腔淋巴结（pelvic lymph nodes，pLN）信号，但是在 ^{18}F-FDG 成像中存在两个阳性淋巴结位点而在 ^{18}F-FLT 成像中只有一个阳性淋巴结位点。对于使用两种放射性药物评估伴有广泛肺门和纵隔淋巴结转移的非小细胞肺癌患者的治疗效果，^{18}F-FDG 和 ^{18}F-FLT 在治疗前的正电子发射断层成像中都显示肿瘤部位摄取增加。化疗后，相对于 ^{18}F-FDG 成像在治疗早期无明显变化，^{18}F-FLT 成像显示肿瘤部位摄取下降，可以更早检测评估治疗过程。在治疗10周时，^{18}F-FDG 和 ^{18}F-FLT 成像均显示治疗有较好效果[见图5-9(b)]。

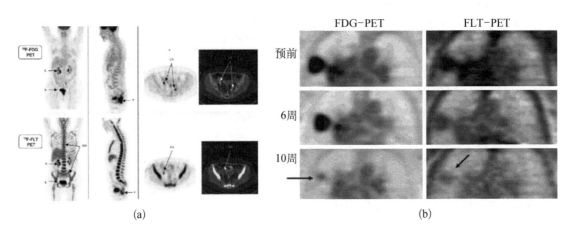

(a)　　　　　　　　　　　　　　　　　　　(b)

图5-9　比较 ^{18}F-FDG 和 ^{18}F-FLT 作为造影剂进行成像的差异性

(a) 使用最大强度投影 MIP、矢状面及轴向切片比较两种造影剂在晚期直肠癌患者成像差异性；
(b) FDG-PET 和 FLT-PET 评估伴有广泛肺门和纵隔淋巴结转移的非小细胞肺癌患者的治疗效果

5.4.3　^{99m}Tc 标记的放射性药物

1. ^{99m}Tc-甲氧基异丁基异腈在核医学诊断中的应用

^{99m}Tc-甲氧基异丁基异腈（^{99m}Tc-sestamibi，MIBI）是一种阳离子放射性示踪剂，其特征是亲脂性和阳离子性，经研究其也是多药耐药相关蛋白-1（multidrug resistance-associated protein 1，MRP-1）和 P-糖蛋白的转运底物。因此，sestamibi 更倾向分布在高线粒体含量和负质膜电位的组织。心肌的结构和输送能力与区域血流量、线粒体膜电位和线粒体含量等因素相关，在高流量和高代谢性的心肌有很高水平的 ^{99m}Tc-MIBI 摄取和积累。经 FDA 批

准，^{99m}Tc-MIBI 作为心肌灌注剂，对通过心脏的血流进行可视化。此外，^{99m}Tc-MIBI 允许同时评估运动和静息左心室射血分数。使用 ^{99m}Tc-MIBI 的心肌灌注成像比冠状动脉造影的侵入性更小，并且显示出检测不可逆或可逆性缺血的有力证据。同时，由于 ^{99m}Tc-MIBI 在被细胞摄取后清除的速度较慢，可避免检测过程中泄露到其他部位，成像质量更高。由于其长时间的组织分布和血流依赖性的摄取，^{99m}Tc-MIBI 也可用于门控单光子发射计算机断层成像（SPECT）和观察溶栓治疗的结果。

另一个 FDA 批准的 ^{99m}Tc-MIBI 适用于闪烁体 X 射线摄影检查，用于对乳腺癌的影像学诊断。乳腺癌是女性最常见的肿瘤，全球每年有超过 1 300 000 例病例和 450 000 例死亡。几项研究证实，受乳腺癌影响的患者的生存率与诊断时乳腺病变的大小紧密相关。具体而言，已知乳腺病变小于 95 mm 的癌症患者的 3 年总生存率为 20.91%，肿瘤大小等于 9 mm 的患者生存率为 20.89%，肿瘤大小为 5～21 mm 的患者生存率为 30.3%，因此，早期诊断是抗击乳腺癌的关键因素。乳腺 X 射线摄影及超声检查是乳腺癌首选的筛查手段（见表 5-2）。超声对软组织的分辨能力良好，能发现数毫米的小病灶，由于无电离辐射可以进行多次重复检查诊断，但存在对无肿块型病变无法检测的问题且受限于医生操作经验；X 射线虽然对钙化乳房和脂肪性乳房的检出率较高，但是对致密性乳房检测效果不佳。临床还用 MRI 作为对乳腺癌检查的辅助手段。MRI 因其具有良好的软组织分辨率，且是一种无创伤、无辐射、可重复实施的检查方法，在乳腺疾病的筛查、诊断、选择治疗方案等方面起着重要的作用。^{99m}Tc-MIBI 是作为对以上检测不确定时的补充二线药物。基于 ^{99m}Tc-MIBI 的分子乳腺成像（molecular breast imaging，MBI）已证明能够检测 91% 的导管原位癌病变和 98% 的浸润性乳腺癌。此外，^{99m}Tc-MIBI 还用于原发性甲状旁腺功能亢进患者甲状旁腺组织和腺瘤的无创术中定位。

表 5-2　超声、X 射线、MRI 及 MBI 在乳腺癌诊断中的检查特点

检测方法	探针	缺点	优点
超声 （结构/功能成像）	造影剂	受操作医生经验影响，对无肿块型病灶难以分辨	方便，便宜，可分辨乳腺肿块的囊、实性
X 射线 （结构/功能成像）	对比剂	检查时有压痛，致密型乳腺检出率低，有放射性	对钙化，大乳房和脂肪型乳腺检出率高
MRI （功能成像）	水分子与对比剂	昂贵，检查时间长，假阳性较高，特异性低	适用于高危人群筛查
MBI （分子影像）	^{99m}Tc-MIBI	有放射性	准确性、灵敏度相对较高

2. ^{99m}Tc-利妥昔单抗（^{99m}Tc-rituximab）在前哨淋巴结中活检显像

前哨淋巴结（sentinel lymph node，SLN）是原发肿瘤引流区域淋巴结中的特殊淋巴

结,是原发肿瘤发生淋巴结转移必经的第一批淋巴结,也是阻止肿瘤细胞从淋巴到扩散的屏障。SLN 映射已经是临床常用的一种基本工具,其检测的基本原理是示踪分子从原发肿瘤附近的注射部位行进到直接接受肿瘤淋巴引流的淋巴结,即前哨淋巴结。一旦检测到淋巴结,它就会被切除并送去活检,以确认原发性肿瘤中是否存在恶性瘤细胞,这是判断是否转移到继发区域的指标。目前,淋巴闪烁显像已被公认为术前 SLN 识别的重要组成部分,对如黑色素瘤、乳腺癌、头颈癌等癌症的诊断治疗和预后有重要的临床意义。

利妥昔单抗是一种嵌合性单克隆抗体,能特异性地与跨膜抗原 CD20 结合。CD20 抗原位于前 B 和成熟 B 淋巴细胞的表面,因而^{99m}Tc-利妥昔单抗可以靶向淋巴结中的 B 细胞,对淋巴结进行靶向映射。相对于临床上在乳腺癌 SLN 活检常用的非特异性核素示踪剂^{99m}Tc-硫胶体(^{99m}Tc-SC),^{99m}Tc-利妥昔单抗避免了在次级淋巴结及注射点的扩散显影,提高了 SLN 成像活检质量。北京大学肿瘤医院首次将新型的核素探针^{99m}Tc-利妥昔单抗用于 SLN 显像。在 2 217 名乳腺癌患者的临床研究中,^{99m}Tc-利妥昔单抗 SLN 显像和前哨淋巴结活检(sentinel lymph node biopsy,SLNB)的成功率分别为 98.8% 和 99.9%,这表明^{99m}Tc-利妥昔单抗是一种安全有效的 SLN 显像剂。^{99m}Tc-利妥昔单抗能有效提升乳腺癌患者手术切除的精准性,降低手术创面,提高术后生活质量,目前已经成为乳腺癌患者手术前的常规检查手段。^{99m}Tc-利妥昔单抗示踪乳腺癌 SLN 的效果如图 5-10 所示。

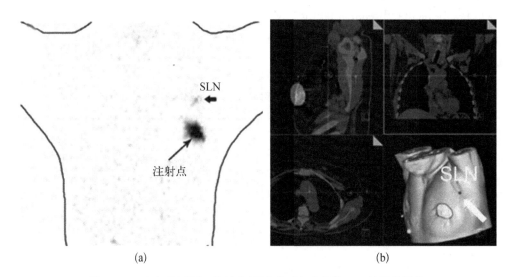

(a)　　　　　　　　　　　　(b)

图 5-10　(a) 平面显示注射点(黑色箭头);(b) ^{99m}Tc-利妥昔单抗注射后三维 SPECT/CT 图像,腋窝显示 1 个 SLN

除了乳腺癌,在皮肤恶性黑色素瘤(cutaneous malignant melanoma,CMM)中,^{99m}Tc-利妥昔单抗也可在 SLN 淋巴闪烁显像和 CMM 患者的 SLNB 中特异性识别 SLN,在 533 例患者中,淋巴闪烁显像和 SLNB 检出率均为 99.81%(532/533),对不同病发区域的 SLN 实现了精准检测(见图 5-11),为患者治疗和预后评估提供准确的影像学信息[2]。

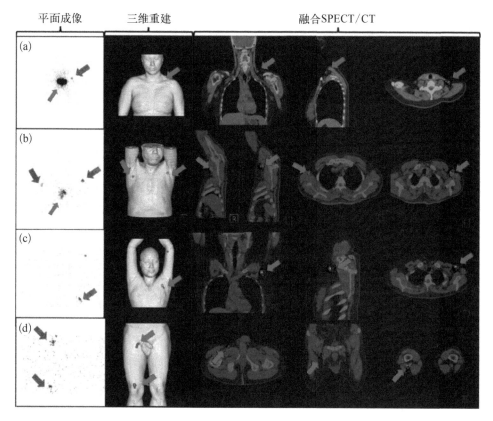

图 5‑11　注射99mTc‑利妥昔单抗后,使用 SPECT/CT 对黑色素瘤患者进行检测,
平面成像显示注射点(蓝色箭头)和 SLN(红色箭头)

(a) 36 岁颈部黑色素瘤女性患者,在左锁骨上区域显示一个 SLN;(b) 65 岁男性背部黑色素瘤患者,在左腋窝和右腋窝显示每个 SLN;(c) 54 岁左手黑色素瘤女性患者,左肘显示 1 例 SLN,左腋窝显示 2 例 SLN;(d) 43 岁男性右脚底黑色素瘤患者,在右腘窝显示 2 个 SLN,在右腹股沟显示 2 个 SLN

3. 亚甲基二膦酸盐在骨组织相关的核医学中的应用

亚甲基二膦酸盐(methylenediphosphonic acid,99mTc‑MDP)能够靶向浓聚在异常骨代谢的骨组织部位,调节骨免疫反应,增加骨密度,修复骨微结构,起到治疗作用。不同于其他不能穿过半透性的关节滑膜的仿制药,99mTc‑MDP 能进入关节腔并达到滑膜炎或骨骼异常部位,通过化学吸附到骨中羟基磷灰石的表面并掺入羟基磷灰石的晶体结构(吸附效果与钙浓度成正比),从而持续存在并发挥持久的治疗作用。99mTc‑MDP 注射液是中国原研药物,由氯化亚锡还原锝(试剂 A)的螯合物和亚甲基二膦酸盐(试剂 B)混合制成。99mTc‑MDP 广泛用于治疗许多疾病,包括风湿性关节炎、强直性脊柱炎、骨坏死、骨关节炎、骨质疏松症、格雷夫斯眼病、银屑病关节炎及骨转移和多发性骨髓瘤等疾病。

由于99mTc‑MDP 对骨组织的亲和性,其也在临床上被用于全身骨显像。恶性原发性或转移性病变的患者可因肿瘤钙化或坏死内钙化而积累99mTc‑MDP。因此,全身骨显像在临床上被认为是评估骨受累转移的首选方法,具有低成本性和实用性。出现99mTc‑MDP 高摄取的常见原发性肿瘤包括乳腺癌、肝细胞癌、骨肉瘤、神经母细胞瘤、肉瘤和胶质瘤。

除了一些癌症转移相关的骨组织或者代谢导致组织钙化的病变,^{99m}Tc-MDP 还用于一些罕见骨相关疾病的显像。如血液中一种罕见的系统性非郎格汉斯细胞组织细胞增生性疾病——Erdheim-Chester 病(ECD),该病以四肢长骨骨干和干骺端对称的骨硬化病变为特征,硬化也可累及颅骨尤其是颌面部骨骼,脊柱和骨盆受累较少见。^{99m}Tc-MDP 的骨显像可以对 ECD 骨骼异常情况进行整体评估,这有助于骨受累的检测。对 6 例组织学确诊患者进行成像学观察时,其中在 5 例患者的骨显影中观察到骨受累,只有 4 号患者在骨显影中显示为阴性。4 例患者(患者编号 1、2、5、6)出现典型的双侧和对称性膝关节骨硬化。3 号患者的骨显影中显示左上髋骨的成骨细胞活性增加,该处被选为活检证实疾病的最佳位置(见图 5 - 12)。此外,在 X 射线和 MRI 不准确的情况下,在月骨骨软化症(月骨无菌性坏死病)中,^{99m}Tc-MDP 的 SPECT/CT 也为早期疾病确诊提供特异性影像学信息(见图 5 - 13)[3]。

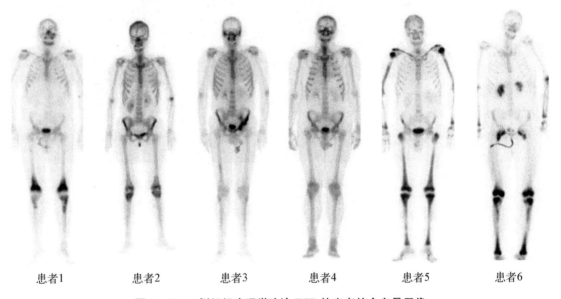

| 患者1 | 患者2 | 患者3 | 患者4 | 患者5 | 患者6 |

图 5 - 12　6 例组织病理学确诊 ECD 的患者的全身骨显像

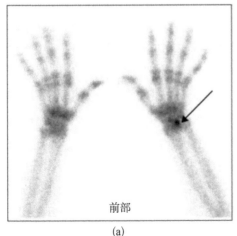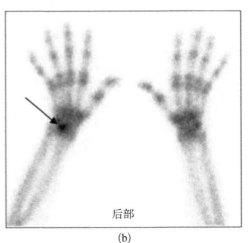

前部

后部

(a)　　　　　　　　　(b)

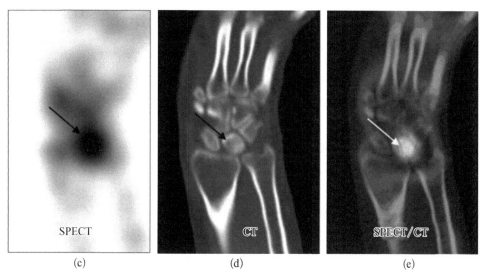

图 5‑13　(a)(b) 29 岁患月骨骨软化症的女性延迟 3 小时的⁹⁹ᵐTc-MDP 骨扫描静态图像；
(c)～(e)其 SPECT/CT 图像，箭头显示右腕月骨区域的病灶摄取区域

　　虽然⁹⁹ᵐTc-MDP 成像对全身骨骼转移病变或者钙化疾病检测很敏感，但是受限于SPECT 的空间分辨率，骨显像不能显示病变的细节，仅凭其图像上某一个或几个病灶往往很难做出准确的诊断，所以全身骨显像常常被认为是一种灵敏度高而特异性不足的检查方法。但骨显像上看似简单的信息有时也足以提供充分的鉴别诊断依据，前提是影像科医生有足够的知识储备，能够准确、敏感地识别和分析这些信息。

5.5　临床试验阶段的放射性核素分子影像探针

5.5.1　¹⁸F-5-氟-N-[2-(二乙基氨基)乙基]吡啶甲酰胺用于恶性黑色素瘤 PET/CT 的临床前试验(NCT04747561)

　　恶性黑色素瘤(maligna melanoma，MM)是一种起源于黑色素细胞的恶性肿瘤，其恶性程度高，容易转移，复发率高，近年来发病率逐渐增加。尽管恶性黑色素瘤的发病率仅占全部恶性皮肤肿瘤的 3%，但其死亡率却为 75% 以上，其预后及生存率与临床分期密切相关。对于无浸润无淋巴结转移及远处器官浸润的早期患者(Ⅰ期)，通过局部手术切除后，5 年无病生存率可以达到 97%～99.8%，而对于有转移的患者而言其生存率仅为 6～12 个月，采用标准的化疗、放疗、免疫治疗或者联合治疗后其预后仍然较差，尤其是Ⅳ期患者其 5 年无病生存率仅有 3%。因此，及早发现并进行准确的分期对恶性黑色素瘤患者预后及远期生存评估十分重要。¹⁸F-FDG 是目前临床应用最广泛的 PET 探针，对有远处转移的黑色素瘤患者有一定的诊断作用，但是对于Ⅰ期和Ⅱ期黑色素瘤诊断价值有限，并会出现由于其作为非肿瘤特异性探针而存在假阳性的情况。

近年来,一些用于黑色素瘤显像的特异性放射性标记探针受到了越来越多的关注。苯甲酰胺及其衍生物吡啶酰胺由于与黑色素特异性结合能力强,被认为是近年来最具有应用前景的一类靶向黑色素瘤的探针,但是苯甲酰胺类探针的缺点是其注入体内后部分通过肝脏清除且速度慢,不利于腹部受累病灶的准确探测,因而改善吡啶酰胺类探针以获得更优异的性能(例如制备简单、靶向性高、灵敏度高、结合力强、代谢速度快等)也是近年来科研工作者的努力方向。

武汉协和医院核医学科兰晓莉教授团队开发了一种具有自主知识产权的新型靶向黑色素 PET 显像探针(发明专利号:ZL201710744880.7),该项目正在进行首个临床 0 期试验中。相对于 ^{18}F-FDG,^{18}F-5-氟-N-[2-(二乙基氨基)乙基]吡啶甲酰胺[^{18}F-5-fluoro-N-(2-(diethylamino) ethyl) picolinamid,^{18}F-PFPN]PET 可以更清楚地描绘病变,由于其背景摄取率低,特别是在大脑和肝脏成像中,具有极好的对比度(见图 5-14)。在临床的 21 名恶性黑色素瘤患者中,^{18}F-PFPN 比 ^{18}F-FDG 成像多发现了 365 个病灶,^{18}F-PFPN 尤其对于颅内、肝、骨等转移灶探测灵敏,对远处的微小转移病灶也有更好的诊断效果(见图 5-15)。同时,兰晓莉教授团队也对健康志愿者进行初步研究,在健康志愿者及患者中均未发现不良反应,证实了新型 PET 示踪剂的安全性。因此,用治疗型放射性核素标记 PFPN 有望成为转移性黑色素瘤的潜在靶向治疗手段[4]。

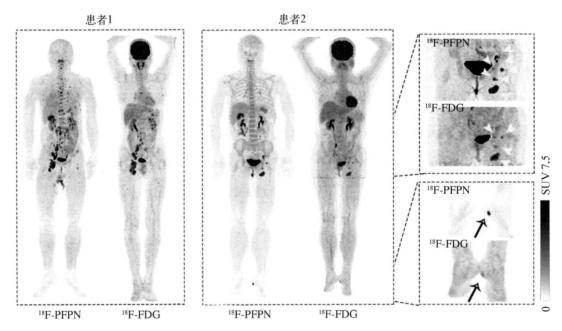

图 5-14 利用 ^{18}F-PFPN 和 ^{18}F-FDG 探针用于识别原发性恶性黑色素瘤和远处转移的 PET/CT 图像。蓝色箭头表示原发性病变,黄色箭头表示淋巴结转移

5.5.2 ^{99m}Tc-3PRGD2 SPECT/CT 用于肺部肿瘤分期及疗效评估的临床试验(临床试验批件号:2018L02484)

近年来 PET 临床应用发展进入瓶颈期,主要原因是正电子药物的制备复杂、显像成本

较高,尚无其他达到^{18}F-FDG 技术高度和拥有临床应用价值的药物出现。与 PET 技术相比,核医学分子影像技术 SPECT 的设备及药物成本更低,临床普及率更高,应用基础更好,但是由于缺少有效的显像剂,限制了 SPECT 技术在肿瘤诊断及疗效评价方面发挥更大作用。

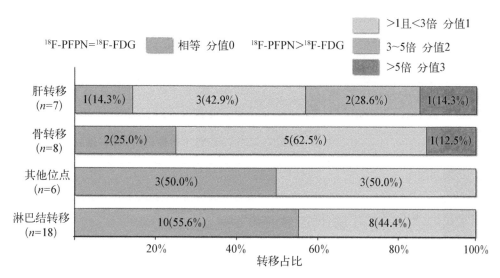

图 5-15　^{18}F-PFPN 和^{18}F-FDG 的 PET 图像对远处病灶检测目视评分系统(n 为患者数量)

整合素 $\alpha_v\beta_3$ 是一种跨膜受体,在各种类型的肿瘤细胞和肿瘤血管生成的活化内皮细胞中优先表达,但在静止血管细胞和其他正常细胞中完全不表达或很少表达。因此,整合素 $\alpha_v\beta_3$ 受体正在成为恶性肿瘤诊断和治疗的重要靶点,而精氨酸-甘氨酸-天冬氨酸(RGD)的三肽序列可以特异性结合整合素 $\alpha_v\beta_3$ 受体。目前科学家已经开发出很多基于 RGD 肽的放射性探针,如^{18}F-galacto-RGD 和^{18}F-AH111585 两种 PET 探针,这两种探针已经进入临床试验阶段,在动物模型和患者中有很好的特异性显像效果。但是,基于 RGD 修饰的 SPECT 探针研究相对比较少,尽管有相关科研团队做了进一步探索如^{99m}Tc-NC100692 等,但都止步于临床前研究。王凡研究团队通过改进靶向分子构建,提出"间隔基团修饰"理论,在两个 RGD 模序之间引入 PEG4 柔性连接剂,设计了新型 RGD 二聚体 3PRGD2,提高了肿瘤对 SPECT 显像剂的摄取能力,改善了药物的体内药物代谢动力学性质,同时还建立了一套高效、稳定的^{99m}Tc 标记体系,为今后其他^{99m}Tc 药物的研制奠定了基础[5-6]。^{99m}Tc-3PRGD2 注入体内后,被整合素受体阳性的肿瘤组织特异性摄取,通过 SPECT/CT 得到肿瘤组织显影,可以对肺癌、乳腺癌等肿瘤进行分子影像监测,对原发灶、转移灶及淋巴结转移提供详尽的病灶信息,避免^{18}F-FDG 成像对淋巴结的误诊(见图 5-16),在临床中有巨大的应用潜力。

尽管^{99m}Tc-3PRGD2 在肿瘤相关应用中取得了快速进展,打破了 SPECT/CT 影像技术在肿瘤诊断、分期和疗效评价的困境,但仍受限于 SPECT/CT 扫描仪较低的灵敏度和空间分辨率,使得其大多数进展仍停留在临床试验阶段。然而,随着下一代 SPECT/CT 扫描仪的引入,这些问题有望在很大程度上得到解决。

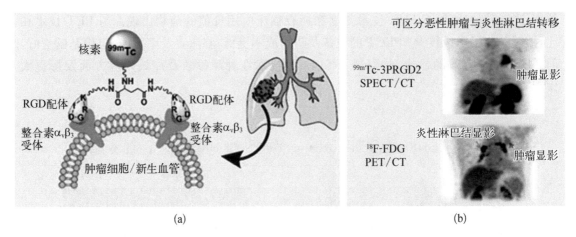

图 5-16　（a）新药^{99m}Tc-3PRGD2 的靶向诊断示意图；（b）同一患者的
^{99m}Tc-3PRGD2 SPECT/CT 图像和^{18}F-FDG PET/CT 图像

5.6　稀土放射性核素分子影像探针

稀土是我国重要的战略资源。稀土因其具有的独特的物理化学性质，广泛应用于新能源、新材料、节能环保、航空航天、电子信息等领域，是现代工业中不可或缺的重要元素，也是不可再生的重要战略资源。根据国务院新闻办公室 2012 年发布的《中国的稀土状况与政策》白皮书显示，中国拥有较丰富的稀土资源，稀土储量约占世界总储量的 23%。同时，中国稀土行业的快速发展，也为全球稀土供应做出了重要贡献。稀土的高效开发利用，可以促进我国的多领域产业升级，实现众多新兴战略产业的崛起，对国家发展意义重大。稀土元素中放射性同位素种类非常丰富，既包括发射 γ(^{47}Sc、^{152}Tb、^{155}Tb、^{161}Tb、^{166}Ho、^{153}Sm、^{149}Pm、^{170}Tm)和 β$^+$ (^{149}Tb、$^{43/44}$Sc、^{152}Tb、^{132}La、^{133}La)射线，适合 SPECT、PET 显像诊断的核素；也包括发射俄歇电子(^{161}Tb、^{135}La、^{165}Er)，以及 β$^-$ (^{90}Y、^{177}Lu、^{47}Sc、^{161}Tb、^{166}Ho、^{153}Sm、^{149}Pm、^{143}Pr、^{170}Tm、^{175}Yb、^{169}Er)和 α(^{149}Tb、^{225}Ac、^{227}Th)射线，适合疾病治疗的核素；还有适于诊疗一体化的核素对($^{43/44}$Sc 与^{47}Sc、$^{152/155}$Tb 与$^{161/149}$Tb)。这些稀土放射性核素形成的探针(见图 5-17)在核医学诊疗应用中具有巨大的潜在价值[7]。

稀土放射性核素镥- 177(^{177}Lu，$T_{1/2} = 6.65$ d)主要通过 β$^-$ 衰变辐射，释放低能电子($F_{\beta average} = 134$ keV)并共发射低能 γ 射线(丰度较低)，后者能够应用于 SPECT 和放射剂量测定。^{177}Lu 的辐射半衰期使其能与长循环的生物偶联物兼容，较长的半衰期使其便于储存和运输。同时由于其 β$^-$ 能量较低，因此使用^{177}Lu 能够减少对健康细胞的损伤，提高患者的辐射耐受程度，该核素已经广泛用于放射性治疗药物的研究。其中 Lutathera(^{177}Lu-DOTATATE)和 Pluvicto(^{177}Lu-PSMA)已被 FDA 批准上市，其被认为是最具有临床应用前景的治疗核素。国内关于^{177}Lu 标记治疗药物已有大量研究，但绝大多数以现有标记技术为基础，聚焦于神经胶质瘤、前列腺癌和以成纤维细胞激活蛋白(fibroblast activation protein，FAP)为靶点的治疗药物。

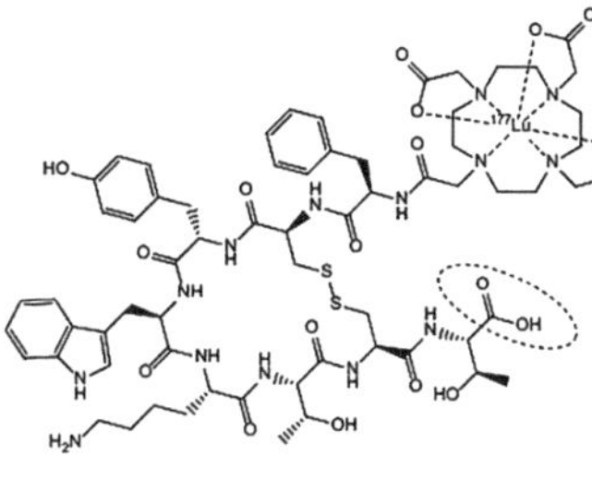

^{177}Lu-DOTA-TATE

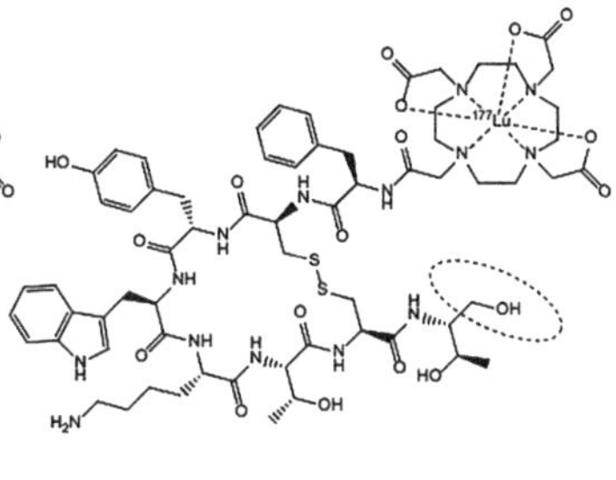

^{177}Lu-DOTA-TOC

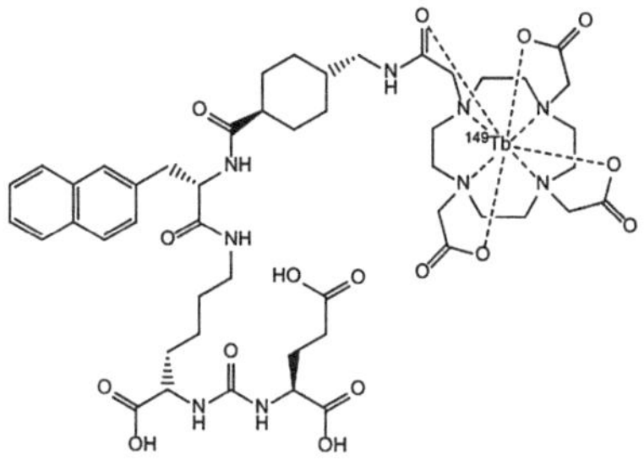

^{149}Tb-PSMA-617

^{153}Sm-EDTMP

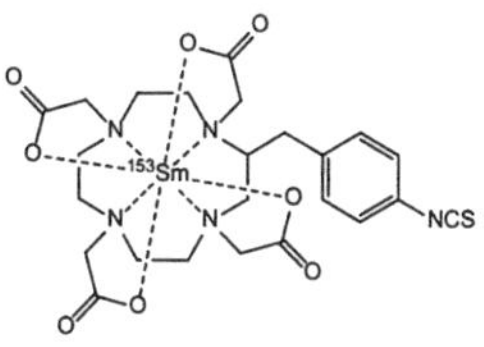

^{153}Sm-*p*-SCN-Bn-DOTA

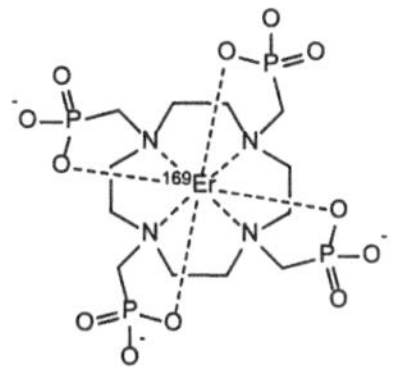

^{169}Er-DOTMP

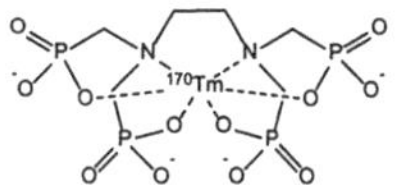

^{170}Tm-EDTMP

图 5-17　稀土放射性核素探针

20 世纪 90 年代，已有研究者提出将^{149}Tb 用于治疗的可能性。近年来，铽(Tb)越来越受到重视，其丰富的放射性同位素种类非常适合发展诊疗一体化放射性药物。其中，^{161}Tb($T_{1/2}$=6.89 d，$E_{\beta average}$=154 keV)被认为有可能替代^{177}Lu 用于治疗，主要因为其可以同时发射大量的俄歇电子和内转换电子增强治疗效果。总体来看，Tb 同位素由于生产和纯化较为困难，相关药物研究非常少，主要用于临床前研究。

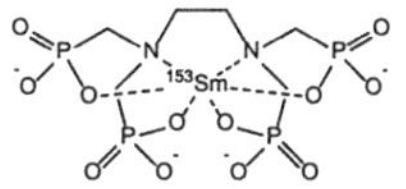

当前，用于核医学诊疗的放射性钪(Sc)同位素主要有 3 种：^{43}Sc($T_{1/2}$=3.9 h)，^{44}Sc($T_{1/2}$=4.0 h)和^{47}Sc($T_{1/2}$=3.35 d，$E_{\beta average}$=162 keV)。前两种核素均可以用于 PET 显像，^{47}Sc 主要用于治疗。其中^{44}Sc 研究较多，已有首次人体研究报道。^{43}Sc 和^{47}Sc 的制备方法尚存在困难，因此研究相对较少。如果解决了制备和标记方法上的障碍，有关 Sc 同位素的核医学应用将能够得到突飞猛进的发展。

^{153}Sm($T_{1/2}$=46.27 h)主要通过 β^- 衰变辐射，释放低能电子($E_{\beta average}$=810 keV)并共发射低能 γ 射线(E_γ=103 keV)，其产生的 γ 射线可用于 SPECT 且平均软组织穿透范围为 0.3 mm。将^{153}Sm 的辐射半衰期与短循环的生物偶联物匹配，能够进行短循环的生物偶联物在生物体内的示踪以及治疗。同时由于制备较为简单，其对核素药物诊疗在基层的普及发挥重要的作用。

^{225}Ac 是一种发射 α 辐射衰变的核素，由于 α 辐射衰变能量较高，其能够不依赖于自由基的产生直接破坏 DNA 双链而避免肿瘤细胞产生辐射耐受。^{225}Ac 的物理半衰期长($T_{1/2}$=9.92 d)，其在衰变过程中可以净发射 4 个 α 粒子，是最有潜力的 α 放射性核素靶向治疗(targeted alpha therapy，TAT)放射性核素之一，也可作为^{213}Bi 的来源($T_{1/2}$=45.61 min)。大部分^{225}Ac 以^{225}Ac 标记的放射性药物的形式用于临床前开发和临床研究，主要治疗前列腺癌、神经内分泌肿瘤和胶质瘤。与目前常用于肿瘤内放射治疗研究的 β 核素相比，α 核素

具有射线能量高、射程短、放射生物学效应和细胞毒性作用强等特点,对分布型性癌和微小转移癌的内放射治疗具有良好的应用前景。

为落实"十四五"期间国家科技创新有关部署安排,国家重点研发计划启动实施了"稀土新材料"重点专项,并设立"稀土放射性核素标记及医用"项目,围绕稀土放射性标记新方法等方向开展研究,形成稀土核素配体设计新思想、稀土放射性标记新技术、稀土放射性新材料以及稀土放射性临床新应用示范,实现稀土这一中国特色元素的高值化,提升我国基于稀土核素的放射性诊疗药物开发与应用水平,并使我国逐步占据稀土放射性核素药物领域的制高点。

5.7 放射性核素标记的多功能纳米分子影像探针

利用纳米载体的小粒径、缓释性以及表面可修饰性等特点可将放射性核素本身的治疗效果发挥至最佳。放射性核素与纳米探针的结合不仅可以减少放射性核素的毒副作用,而且可以避免非特异性结合进而提高放射性核素的治疗效率和靶向效果。以纳米技术为核心,将生物医学治疗和分子影像学相结合的诊断治疗一体化新模式将成为未来临床医学发展的新思路。

5.7.1 放射性核素标记纳米探针的设计策略

放射性核素标记的纳米探针主要包括放射性核素和纳米探针两部分,几乎所有的纳米探针均能进行放射性核素标记。制备放射性核素标记的纳米探针需要考虑两个方面:① 放射性核素的选择。研究者主要依据放射性核素的物理特征如放射性核素的成像特点、半衰期等做出选择;② 放射性核素标记到纳米探针的方法。放射性核素标记纳米探针的方法可能影响其体内分布,因此标记方法必须安全、迅速、有效。

目前主要的标记方法分为螯合剂和非螯合剂标记。

(1)螯合是放射性金属离子通过配位化学与螯合剂进行络合反应。采用螯合方法进行放射性核素标记时要着重考虑放射性标记的稳定性,如果放射性同位素从纳米探针上脱落,会与内源性蛋白反式螯合,导致对探针信号分布的错误解读。比如常用的放射金属^{64}Cu 在与 1,4,7,10-四氮杂环十二烷-1,4,7,10-四乙酸(1,4,7,10-tetraazacyclododecane-1,4,7,10-tetraacetic acid,DOTA)螯合时会由于空间位阻降低放射性标记的稳定性,为此也有研究者尝试使用更灵活的连接分子进行螯合,比如使用 1,4,7,10-四氮杂环十二烷-1,4,7-三乙酸(1,4,7,10-tetraazacyclododecane-1,4,7-triacetic acid,DO3A)或者相对分子质量更小的 1,4,7-三氮杂环十二烷-1,4,7-三乙酸(1,4,7-triazacyclononane-1,4,7-triacetic acid,NOTA)来提高反应的稳定性。尽管如此,螯合方法依然存在诸多问题,如螯合剂可能影响纳米探针体内的药物代谢动力学、化学合成费用高但效率低、标记稳定性较差,因此科学家一直在探索和开发不含螯合剂的标记策略。

(2)非螯合剂标记的方法主要有以下 3 种:① 通过利用质子和中子束轰击非放射性

纳米探针产生放射性纳米探针。例如,使用回旋加速器进行直接放射性标记,将放射性核素直接掺入纳米材料中。该方法虽然合成迅速,但由于轰击导致纳米探针结构破坏或纳米探针表面生物活性分子受到影响,在某些情况下获得的纳米探针不适用于体内成像。② 利用放射性和非放射性探针直接合成放射性纳米探针。最直接和广泛应用的方法是添加微量放射性前体探针到非放射性探针中,产生高稳定性的放射性标记纳米探针。在 PET 中,这种类型的放射标记方法常用于 ^{64}Cu 标记,但在合成过程中的高温和长时间孵育在一定程度上增加了放射污染的风险。其他用于直接合成纳米探针的核素 ^{111}In 和 ^{109}Cd 也面临着合成条件严苛这一问题。③ 纳米探针合成后无须螯合剂的放射性标记。该方法利用特定放射性核素和纳米探针之间特异的物理或化学相互作用,将放射性核素整合到已经制备好的纳米粒子内。当放射性核素无法进行络合化学反应时,该方法显得尤其重要。例如,利用 ^{125}I 和金表面的高亲和性结合,科研人员通过表面共轭合成放射性 ^{125}I 标记的环状 RGD-聚乙二醇化金纳米粒子探针,该探针可用于肿瘤靶向和 SPECT/CT。这种简单的标记化学在血清中或在各种 pH 值和高盐条件下具备长达 20 小时的高稳定性,经 RGD 修饰后实现对肿瘤的快速靶向,且可以经肾脏清除,对生物体毒性低。又如,利用稀土粒子与氟离子之间存在的以路易斯(Lewis)酸反应为基础的强结合力,以及稀土纳米粒子表面存在大量的晶格缺陷,可将 ^{153}Sm、^{18}F 等放射性核素与稀土发光纳米粒子进行标记,用于多模态成像。纳米探针合成后无须螯合剂的放射标记策略具有快速、特异性高、温和条件下标记率高等优点,但目前这种方法仅在有限的放射性核素和纳米探针组合中成功应用。

5.7.2　放射性核素标记的多功能纳米探针及应用

放射性核素标记纳米探针已从以往的单一功能向多功能方向发展。多功能纳米探针包括多模态纳米探针和诊疗一体化纳米分子影像探针。

1. 放射性核素标记的多模态纳米探针

放射性成像工具(如 PET 或 SPECT)具有高灵敏度、提供定量分析及不受组织穿透深度限制等优点,然而,由于空间分辨率低,其单一模态并不能满足对疾病的诊断检测需求。因此,结合如 MRI、超声及光学成像等技术进行多模态成像,发挥不同成像模态的优势,可解决单一技术和成像模态的缺陷,这是分子影像学的未来发展方向之一。设计多模态放射性纳米探针需要考虑影像模态的特征,以及两种或多种成像模态是否优势互补,从而提高诊断精确度和准确度。如 PET/SPECT 的高敏感性和低空间分辨率能通过 MRI 的高空间分辨率、低敏感性和精确的软组织造影得以补偿。高灵敏度且成本较低无电离辐射的光学成像受限于组织穿透深度,与可定量分析的放射性成像技术结合也能提升图像质量。多模态成像中的核心过程之一是多模态纳米探针的设计,最常见的结构是纳米探针核心为单一模态的成像造影剂,其外包被可进行其他模态成像的分子。如 ^{68}Ga-AGuIX@NODAGA 是由聚硅氧烷制备成 NODAGA 后螯合 ^{68}Ga 标记的超刚性纳米探针,在 U87MG 胶质母细胞瘤移植瘤小鼠中作为成像探针,利用该探针可同时进行 PET 和 MRI,以指导放射治疗。此外,使用 Affibody 分子修饰和 ^{64}Cu 放射性标记的 Au-Fe$_3$O$_4$(AU-IO)异质纳米结构合成靶向上皮生长因子受体(Epidermal Growth Factor Receptor，EGFR)肿瘤的光学/PET/MRI 的多模态纳米探针[8]。这种异质纳米探针结构中的 IO 分量不仅可以用作 T_2 磁共振成像，而且还可以和金纳米颗粒同时充当光学成像和 PET 的报告分子。NOTA-Au-IONP-Affibody 探针在 PBS 和 10% 胎牛血清两种体外模拟生理环境中能够稳定 48 小时($37℃$)，具有比较好的稳定性。通过利用 AuNPs 成像的等离子体特性，NOTA-Au-IONP-Affibody 可用于激光扫描共聚焦显微镜的细胞测定。对于 PET 和 MRI，体外和体内研究在表达 EGFR 的细胞和肿瘤中显示出高特异性、敏感性和出色的肿瘤对比度(见图 5-18)。

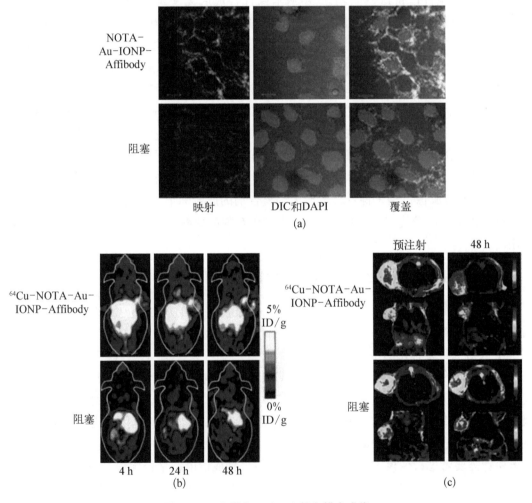

图 5-18 光学/PET/MRI 的多模态成像

(a) 用 NOTA-Au-IONP-Affibody 标记的 A431 细胞的共聚焦图像；(b) A431 肿瘤小鼠的体内衰变校正全身冠状 PET 图像($n=3$/组)；(c) A431 肿瘤小鼠的体内 T_2 加权 MRI 图像

2. 放射性核素标记的诊疗一体化纳米分子影像探针

成像引导治疗的诊疗一体化探针在疾病分期、疾病治疗、疗效评估、影像指导药物递送以及影像监测药物释放等方面有着广泛的应用前景。放射性核素标记的核医学成像和放射线具有的生物杀伤作用在诊疗一体化设计中有着固有优势，在与纳米探针系统结合后，有望建立长效、靶向性高及生物毒性低的诊断治疗方式。比如基于聚合物设计的成像联合化疗及抗癌症治疗药物平台,研究者使用聚乙二醇(PEG)修饰的聚多巴胺(polydopamine,PDA)纳米颗粒,作为抗肿瘤药物(血根碱和二甲双胍)和放射性核素 [131]I 共载纳米探针,不仅实现了对肿瘤的实时成像检测,而且比单一疗法能够更好地抑制肿瘤作用,同时设计的诊疗一体化探针具有良好的生物安全性,为癌症联合治疗提供了新的研究思路[9]。其他纳米探针体系如脂质纳米探针、磁性纳米探针、硅纳米探针以及天然纳米探针(白蛋白、外泌体、高/低密度脂蛋白和病毒衣壳蛋白)、金纳米载体、足球烯、石墨烯等在与放射性核素结合的多模态成像和治疗诊断中也具有很好的应用前景。

近年来,放射性核素标记的多功能纳米探针的研究得到了显著发展,显像型放射性核素或治疗型放射性核素与纳米载体有效结合,将推动多模态成像引导的精准化、个性化诊断治疗。但是,目前放射性标记的多功能探针仍在纳米颗粒的理化特性作用,放射性核素的稳定性、靶向性结合能力以及毒性作用等方面存在问题。因此,需要对现有纳米探针体系进行改造,在保留其成像特性的前提下,对纳米粒子表面进行修饰,使其功能化以实现多模态成像和靶向,同时需要探索新型纳米材料用来提高成像的特异性和敏感性;此外,利用响应物理刺激或者生物体内化学刺激的智能纳米探针提供更精准的对疾病相关分子过程的影像学信息,这些都是当前放射性标记的多功能纳米探针的重要方向[10]。

5.8　本章小结

本章介绍了核医学成像技术发展简史,核医学显像设备及其基本原理。介绍了放射性核素探针的基本概念,以及临床常用放射性核素探针及其应用,并举例介绍了临床试验阶段的放射性核素探针的应用。此外,介绍了一类有中国特色的稀土放射性核素探针,以及放射性核素标记纳米探针的设计策略及其应用。

 练习题

^{18}F-FDG 最早是由哪些人合作开发合成出来的呢?[18]F-FDG 的成像原理、临床具体实施方案、临床应用范围及局限是什么呢?

思考题

1. PET 和 SPECT 的成像原理及特点是什么呢?
2. 乳腺癌的分子影像学诊断方法是什么呢?
3. 前哨淋巴结活体显像方法是什么呢?
4. 如何利用临床医学影像技术识别肿瘤转移淋巴结呢?

📖 **课外阅读**

查智豪,李林璘,朱霖,等.培养下一代放射性药物科学家[J].中华核医学与分子影像杂志,2021,41(11):702-704.

📍 **参考文献**

[1] Vaz S C, Oliveira F, Herrmann K, et al. Nuclear medicine and molecular imaging advances in the 21st century[J]. British Journal of Radiology, 2020, 93(1110): 20200095.

[2] Li N, Zhou X, Zhu H, et al. ^{99m}Tc-rituximab sentinel lymph node mapping and biopsy, the effective technique avoids axillary dissection and predicts prognosis in 533 cutaneous melanoma[J]. Annals of Nuclear Medicine, 2023, 37(3): 189-197.

[3] Arora S, Singh Dhull V, Karunanithi S, et al. ^{99m}Tc－MDP SPECT/CT as the one-stop imaging modality for the diagnosis of early setting of Kienbock's disease[J]. Revista Española de Medicina Nuclear e Imagen Molecular, 2015, 34(3): 185-187.

[4] Zhang X, Li M T, Gai Y K, et al. ^{18}F－PFPN PET: a new and attractive imaging modality for patients with malignant melanoma[J]. Journal of Nuclear Medicine, 2022, 63(10): 1537-1543.

[5] Zhu Z, Miao W, Li Q, et al. ^{99m}Tc－3PRGD2 for integrin receptor imaging of lung cancer: a multicenter study[J]. Journal of Nuclear Medicine, 2012, 53(5): 716-722.

[6] Xiao L, Xin J. Advances in clinical oncology research on ^{99m}Tc－3PRGD2 SPECT imaging[J]. Frontiers in Oncology. 2022, 12: 898764.

[7] Holland J P, Williamson M J, Lewis J S. Unconventional nuclides for radiopharmaceuticals [J]. Molecular Imaging. 2010, 9(1): 1-20.

[8] Yang M, Cheng K, Qi S, et al. Affibody modified and radiolabeled gold-Iron oxide hetero-nanostructures for tumor PET, optical and MR imaging[J]. Biomaterials, 2013, 34(11): 2796-2806.

[9] Li Z, Wang B, Zhang Z, et al. Radionuclide imaging-guided chemo-radioisotope synergistic therapy using a ^{131}I－labeled polydopamine multifunctional nanocarrier [J]. Molecular Therapy, 2018, 26(5): 1385-1393.

[10] 戴五敏,易贺庆,李林法.放射性核素标记多功能纳米探针及其在PET显像中的研究进展[J].中国医学影像学杂志,2019,27(8):630-633.

第 6 章

磁共振分子影像探针及其应用

 教学目标

（1）阐述 MRI 基本原理及其成像特点。

（2）分析 MRI 探针的分类和应用。

磁共振成像（magnetic resonance imaging，MRI）技术是一种基于核磁共振原理的非侵入性、非辐射断层扫描成像技术，是医学影像诊断领域发展最迅猛的技术之一。MRI 可对人体各部位进行多角度、多平面、多参数成像，具有出色的软组织对比度，在软组织成像、神经系统成像、脑功能成像等方面有着无可替代的优势。磁共振分子影像探针（简称 MRI 探针）具有高对比度、高特异性、高灵敏度、低全身毒性、设计策略可定制等优势，能克服生物屏障进入靶器官和细胞内更好地定位病灶，对全身各系统疾病尤其是早期肿瘤的诊断有很大的应用价值。本章主要介绍 MRI 技术的基本原理和成像特点，概述常见的 MRI 探针类型、应用及相关风险，并讨论其最新研究进展与临床应用前景。

6.1 磁共振成像的基本原理、成像特点

6.1.1 磁共振成像的发展历程

1930 年，美国哥伦比亚大学的 Isidor Isaac Rabi 发现在磁场中的原子核会沿磁场方向呈正向或反向有序平行排列，而施加无线电波之后，原子核的自旋方向会发生翻转。1944 年，拉比因此获得诺贝尔物理学奖，以表彰他用共振方法记录原子核的磁特性。

1946 年，美国哈佛大学的 Edward Mills Purcell 和斯坦福大学的 Felix Block 分别带领的两个研究小组发现，将具有奇数个核子（包括质子和中子）的原子核置于磁场中，再施加特定频率的射频场，就会发生原子核吸收射频场能量的现象，这就是人们最初对核磁共振现象的认识。为此他们两人获得了 1952 年的诺贝尔物理学奖。核磁共振现象发现以后，很快就形成了一门新的学科：核磁共振谱学。它可以在不破坏样品的情况下，通过核磁共振谱

线的区别研究物质的微观结构,在有机化学、生物化学、药物化学、食品工业、石油工业等方面发挥了重要作用。随后,核磁共振(nuclear magnetic resonance,NMR)的应用进入生物医学领域。

1967年,Jasper Jackson等首次从活体动物中测得了氢、磷和氮的NMR信号,使NMR技术应用于生物体分析成为可能,为生物成像和检测开辟了一个新纪元。

1971年,美国纽约州立大学的Raymond Damadian教授利用核磁共振波谱仪对鼠的正常组织与癌变组织样品进行研究发现,正常组织与癌变组织的NMR信号明显不同,他还发现受激组织的偏转磁矩恢复至稳定状态的过程中会发出两类不同的信号。

1972年,英国EMI公司研制的第一代X-CT扫描机在英国放射学研究年会上宣告诞生。X-CT设备的出现,为将NMR现象应用到成像领域从而获取人体断层影像提供了可能。1973年,美国纽约州立大学石溪分校的Paul C. Lauterbur教授采用叠加可控的、弱线性梯度场方法首次获取了以水为样本的二维磁共振图像,显示了核磁共振断层成像的可行性。随后,许多研究者都认识到用线性梯度场来获取核磁共振图像是一种实用、有效的方法,英国诺丁汉大学的Peter Mansfield进一步改进了在稳定磁场中附加梯度场的使用方法,并于1976年报道了第一幅人体断层图片。因其在核磁共振成像技术领域的突破性成就,Lauterbur和Mansfield两人在2003年获得了诺贝尔生理学或医学奖。

1974年,Damadian申请了可以探测组织中癌症的设备和方法的发明专利,并于1977年生产了第一台能够生成活体图像的全身成像机器。1978年,核磁共振的图像质量已达到X-CT的初期水平,并在医院中进行人体试验,命名为磁共振成像(MRI)。1980年,核磁共振成像设备的出现与发展使MRI技术应用到了医学诊疗领域。之后几十年的发展历程中,磁共振成像设备在硬件、软件及成像序列等方面有了巨大的发展,MRI在临床诊断中发挥着重要作用。

6.1.2 磁共振成像的物理基础

磁共振成像的原理首先要追溯到核磁共振的发现。核磁共振(NMR)中,“核”是指原子核,“磁”是指磁场,“共振”是指当射频脉冲(电磁波)的频率与原子核的进动频率一致时,原子核吸收能量,发生能级间的共振跃迁。核磁共振主要是指有磁矩的原子核在外部磁场中受射频脉冲的影响而产生共振的现象。

磁共振成像的先决条件是被成像样品中的原子核必须具有磁性,而这种磁性源于原子核本身的自旋运动。因此,对原子核等微观粒子的自旋属性进行的深入研究是量子力学取得的重要成果之一,客观上也是MRI得以产生的理论前提。原子核里的质子和中子既绕着中心点公转,又各自高速自旋。因此,核的总角动量既包括轨道角动量,又包括自旋角动量。原子核带正电,且又自旋。因此按照运动电荷产生磁场的理论,自旋量子数 I 不为0的原子核自旋时将产生磁场,成为一个磁偶极子。磁偶极子称为自旋磁矩。^{1}H、^{19}F、^{31}P、^{13}C等都具有自旋磁矩,因而具有磁性,是磁共振成像的对象。

1. 原子自旋与核磁共振

原子结构如图6-1所示。

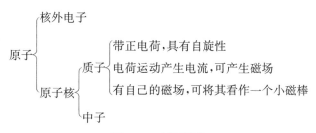

图 6-1　原子结构

物质绕其自身轴的旋转称为自旋。质子带正电荷，其旋转运动是磁共振成像的基础。任何运动的电荷都会产生电流，每个电流周围都有一个小磁场环绕，质子不停地绕自身轴旋转，按照"右手法则"，其产生的磁场方向与自旋轴的方向一致，称为自旋磁矩（自旋磁矩是矢量，有方向和大小）。

核磁就是原子核自旋产生的磁场。需要注意的是，不是所有的原子核都能产生磁场。

质子和中子均为偶数时，原子核不产生核磁；质子和中子其中之一为奇数时，原子核能够产生磁场。

在 MRI 技术中，使用最多的是氢原子核。由于氢原子核内只有一个质子，因此氢原子核也称为氢质子（^1H）。通常所指的 MRI 就是氢原子核的成像。人体中每一个氢质子，都可以看成是一个小磁体。在正常情况下，质子以任意方向随机运动，其自旋轴的排列无一定规律；当施加外部磁场（静磁场、主磁场）时，即当人体被置于强磁场中时，小磁体的自旋轴将按磁场磁力线的方向重新排列，并且都与外部磁场方向平行（同向平行或反向平行），原子核的能级也分裂为高低不同的能级（见图 6-2）。

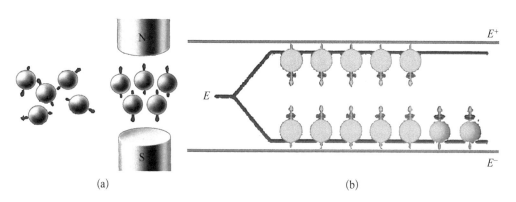

图 6-2　(a) 进入主磁场前后质子的核磁状态；(b) 处于低能状态的氢质子略多于处于高能状态的质子[E^+ 指质子处于高能状态（反向平行），E^- 指质子处于低能状态（同向平行）]

当质子沿着外部磁场的方向排列时，不仅围绕自身进行旋转（自旋），其自旋轴同时绕磁场方向旋进，其运动轨迹就可以形成一个"圆锥体"，像转动中的陀螺，这样的运动称为进动，也称旋进，是核磁（小磁场）与外部磁场相互作用的结果（见图 6-3）。

质子的进动速度可以被测量，用进度频率表征，也就是质子每秒进动的次数，单位是赫兹（Hz）。进动频率不是一个常数，其与外部磁场强度成正比，外部磁场越强，进动频率越高，并且与原子核的种类有关。原子核的这种进动称为拉莫尔进动（Larmor precession），一

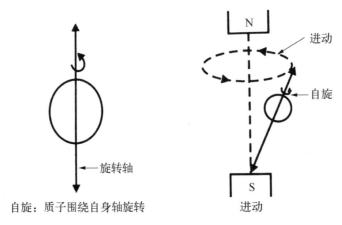

自旋：质子围绕自身轴旋转

图 6 - 3　自旋与进动

般利用进动角速度的大小表征拉莫尔进动频率：

$$\omega_0 = \gamma B_0$$

式中，ω_0 是进动频率（单位为 Hz）；B_0 是外部磁场的强度（单位为 T）；γ 是磁旋比，为 42.58 MHz。

　　原子核系中单位体积内原子核自旋磁矩的矢量和称作原子核系的磁化强度矢量 M（magnetization）。原子核在无外加磁场作用时，核磁矩的方向是随机分布的，矢量和为零。在外部磁场作用下，原子核的进动有了取向，使每个质子的核磁存在方向稳定的纵向磁化分矢量和旋转的横向磁化分矢量（见图 6 - 4）。在 B_0 作用下，在磁场方向上产生磁性的过程称为磁化，M 代表了磁化的强度。宏观磁化矢量的大小与外部磁场强度的大小成正比，即 B_0 越大，M 越大。此外，温度与质子密度也是磁化矢量的影响因素，例如不同的组织由于氢质子含量的不同，宏观磁化矢量也不同。

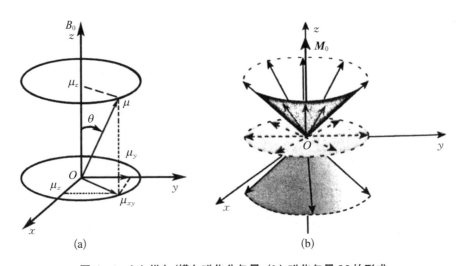

图 6 - 4　(a) 纵向/横向磁化分矢量；(b) 磁化矢量 M 的形成

纵向磁化矢量沿着外部磁场 B_0 的方向形成,且核磁矩在 B_0 方向的矢量和不为零($M \neq 0$)。这是因为置于 B_0 内的质子,绝大多数沿与 B_0 平行方向(低能级)或反向平行方向(高能级)排列,其磁力相互抵消。但处于低能级的质子数略高于处于高能级的质子数,部分多的磁力没有抵消而得以保持,使得处于低能级的自旋磁矩矢量和大于高能级的自旋磁矩矢量和。矢量叠加即形成一个相对的净宏观磁化矢量 M_0,它与磁场方向相同。实际上,纵向磁化矢量正是我们可以用来获得信号的磁矢量,但是由于它与外部磁场处于同一方向,我们不能直接测量。

横向磁化矢量沿 xOy 平面形成,但由于进动质子的相位不同,每个质子的横向磁化分矢量相抵消,因而只有宏观纵向磁化矢量产生,并无宏观横向磁化矢量产生。

进入外部磁场后原子核系被磁化,产生的宏观纵向磁化矢量不能被 MRI 设备直接检测,但旋转横向磁化矢量能被检测到。为产生宏观横向磁化矢量,需施加一个射频(radio frequency, RF)脉冲,处于进动状态的质子会从射频脉冲获得能量,其中一些质子从低能态跃迁到高能态,即发生核磁共振,导致磁化矢量向 xOy 平面倾斜,产生宏观横向磁化矢量。射频脉冲是一种电磁波,在 MRI 中仅进行短促发射。RF 频率和质子的进动频率相同是激发核磁共振的前提条件。共振是能量从一个振动着的物体传递到另一个物体,而后者以前者相同的频率震动。当射频脉冲频率与质子进动频率相同时,质子将从射频脉冲获取能量并从低能态跃迁到高能态,这一现象称为核磁共振,实质上是一种能量传递。

RF 脉冲引起质子共振后,质子获取射频能量跃迁到高能级,原来与外部磁场平行的质子(低能态)获取射频能量后处于反平行状态(高能态),导致纵向磁化减少(见图 6-5)。

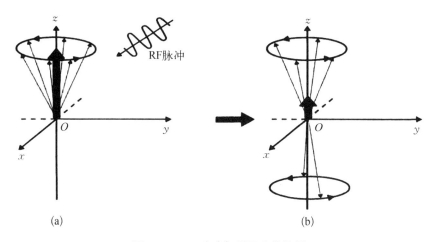

图 6-5　RF 脉冲与质子交换能量

(a)一些质子跃迁到高能级水平(指向下方箭头);(b)指向下方的质子"中和"等数目的指向上方的质子,纵向磁化减少

射频脉冲引起质子一致、同相或同步运动,导致产生新的横向磁化矢量(见图 6-6)。

RF 脉冲激发后,宏观磁化矢量发生偏转,RF 脉冲的强度和持续时间决定了 RF 脉冲激发后产生的效应(见图 6-7)。

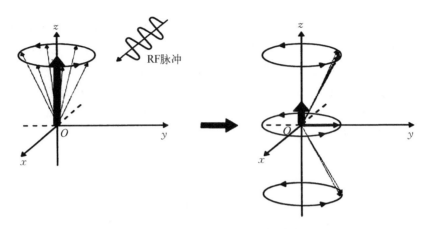

图 6 - 6　RF 脉冲引起质子同步、同相运动。在 *xOy* 平面上产生新的横向磁化矢量,它随着进动的质子而运动

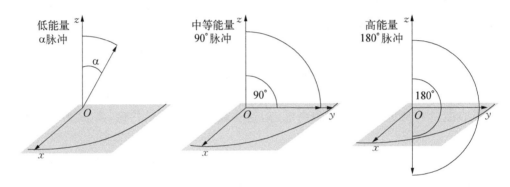

图 6 - 7　RF 脉冲激发后产生的宏观效应

　　使宏观磁化矢量偏转 90° 的 RF 脉冲叫作 90° 脉冲。90° 脉冲激发后,处于低能态的质子有一半获得能量进入高能态,高能态质子和低能态质子数相等,纵向磁化矢量相互抵消为零。同时,脉冲激发使质子运动处于同相位,质子的微观横向磁化矢量相加,产生宏观横向磁化矢量,即 90° 脉冲激发使质子发生共振,产生最大的宏观横向磁化矢量(见图 6 - 8)。

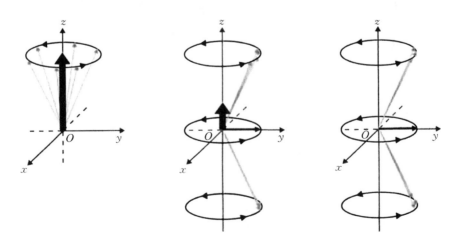

图 6 - 8　90° 脉冲激发后的微观和宏观效应

简而言之,核磁共振现象是靠射频线圈发射无线电磁波(射频脉冲)激发人体内的氢质子来引发的,这种射频脉冲的频率必须与氢质子进动频率相同,低能态的质子从射频脉冲获取能量进入高能态,导致宏观磁化矢量发生偏转,产生新的横向磁化矢量,这种旋转的横向磁化矢量切割接收线圈发出的信号可以被设备检测到。此外,氢质子含量高的组织纵向磁化矢量越大,受 90°脉冲激发后磁化矢量偏转,产生的宏观横向矢量也越大,MR 信号强度越高,此时的 MR 图像可区分质子密度不同的组织,检测到的仅仅是不同组织氢质子含量的差别,对于临床诊断来说是远远不够的。

2. 弛豫与加权

射频脉冲停止后,在主磁场的作用下,横向宏观磁化矢量逐渐缩小到零,纵向宏观磁化矢量从零逐渐回到平衡状态,这个过程称为核磁弛豫,表示被射频脉冲扰乱的质子恢复平衡的过程。

纵向弛豫也称为 T_1 弛豫,是指 RF 脉冲关闭后,在主磁场的作用下,纵向磁化矢量 M_z 开始恢复,直至恢复到平衡状态的过程。纵向弛豫过程实际上是原子核与周围晶格相互作用的过程,自旋与晶格相互作用使得高低能级粒子数分布逐渐恢复到平台状态,即吸收 RF 脉冲能力跃迁到高能级的质子把能量传递给周围的晶格,释放能量重新成为低能级质子,因此,纵向弛豫过程也称为自旋-晶格弛豫过程。

纵向弛豫时间 T_1 是射频脉冲停止后,纵向磁化矢量 M_z 恢复到平衡态磁化矢量 M_0 的 63% 所用的时间。随时间变化 M_z 逐渐恢复的曲线为 T_1 曲线,$1/T_1$ 为纵向弛豫率,如图 6-9(a)所示。T_1 的长短意味着弛豫恢复的快慢,取决于周围晶格中是否存在较强的与自旋系统匹配(以质子进动频率波动)的磁场分布。不同组织有不同的 T_1 值,若其晶格震动频率接近质子进动频率(如脂肪),质子可以直接迅速地将能量转移到周围,则 T_1 值短;若其晶格震动频率高于/低于质子进动频率(如水、大分子蛋白质),质子需要更长时间进行能量转移,则 T_1 值长。影响 T_1 的因素很多,如偶极-偶极弛豫、顺磁性物质等。若样品中有顺磁性物质存在,将使 T_1 大大减小,用造影剂增强 MRI 组织对比度就是利用了这一性质。此外,场强对 T_1 也有影响,在较强磁场中质子进动频率越快,同种组织,磁场强度越强,T_1 越大。

横向弛豫也称为 T_2 弛豫,是指 RF 脉冲关闭后,横向磁化矢量 M_{xy} 从最大逐步消失的过程。横向弛豫过程是原子核之间的相互作用即自旋-自旋相互作用过程,也称作自旋-自旋弛豫。在 RF 脉冲停止后,同相位运动的质子开始失相位,质子的相位离散导致 M_{xy} 逐渐衰减为零。除了自旋-自旋弛豫作用外,外部磁场 B_0 的非均相性也会造成 M_{xy} 的衰减,B_0 不均匀,各个原子核处的磁场不同,因此进动频率不同,不同的自旋产生相位差,相位差随时间累加,导致横向磁化矢量减小。因此,横向弛豫过程是自旋-自旋相互作用和外部磁场的非均相性共同引起的。由自旋-自旋弛豫和外部磁场不均匀性共同引起的 M_{xy} 衰减称为 T_2^* 弛豫。

横向弛豫时间 T_2 是射频脉冲停止后,横向磁化矢量 M_{xy} 衰减到其最大值的 37% 所需的时间。M_{xy} 随时间变化逐渐衰减的曲线为 T_2 曲线,$1/T_2$ 为横向弛豫率[见图 6-9(b)]。T_1 的长短意味着弛豫恢复的快慢,组织的结构和成分不同,自旋与自旋作用的强度和时间不同,T_2 弛豫的速度也不同。例如水分子的运动很快,质子维持处于同相的状态的时间可较长,T_2 值较长;若液体不纯或组织中含有大分子物质,大分子物质运动较慢,质子相位极快地离散,T_2 值较短。此外,T_2 值的大小与磁场强度大小无关。

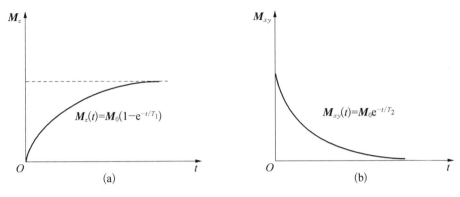

图 6-9　(a) 纵向弛豫曲线；(b) 横向弛豫曲线

　　讨论横向弛豫时间时,假设 B_0 是绝对均匀的,但任何磁场都不可能绝对均匀,且 B_0 不均匀的影响要比组织本身产生的影响大。这种情况下测得的横向弛豫时间称为 T_2^* , T_2^* 比 T_2 短得多。

　　T_1、T_2 弛豫是同时发生的,不同组织有不同的纵向、横向弛豫时间,人体组织的 T_1 一般为几百毫秒, T_2 一般为几十毫秒至 200 毫秒,在多数组织中, T_2 值比 T_1 值小得多。T_1 和 T_2 是核磁共振的重要参数,对 MR 图像的信号强度、组织对比度有直接的影响。

　　一般来说影响组织间 MR 图像对比的主要因素有以下几点:

　　(1) 不同组织间 T_1 值的差异, T_1 越短,信号越高, T_1 越长,信号越低。

　　(2) 不同组织间 T_2 值的差异, T_2 越长,信号越高, T_2 越短,信号越低。

　　(3) 不同组织氢质子密度的差异,质子密度越高,信号越高。

　　(4) 流动效应引起的差异,血液的信号更多地依赖流动方式和采用的成像技术(脉冲序列),以及流动导致血液信号的提高或降低。

　　对于 MR 图像,常常提到加权像(weight image,WI)的概念,这是因为组织信号很难产生单纯的 T_1、T_2 或质子密度(proton density,PD)图像,所谓的加权就是“重点突出”的意思。通过调节重复时间(repetition time,TR)、回波时间(echedelay time,TE),可以得到突出组织某种特征参数的图像,此图像称为某种加权像。

　　TR 是一个射频脉冲起始至发射下一个射频脉冲的间隔时间。TE 即射频脉冲放射至回波信号接收之间的间隔时间。序列(sequence)指检查中使用的脉冲程序组合。常用的序列包括自旋回波序列(spin echoes,SE)、快速自旋回波序列(fast spin echo,FSE)、梯度回波序列(gradient echo,GE)、翻转恢复序列(inversion recovery,IR)和平面回波序列(echo planar,EP)。3 种经典的 MR 加权像如图 6-10 所示。

　　(1) T_1 加权像(T_1WI)中图像的灰度差异主要由组织间的纵向弛豫时间 T_1 的差异确定。为获得 T_1 加权像要使用短 TR。若 TR 延长,长 T_1 组织随着下一个射频脉冲也会恢复到最大 M_z,从而得到更强的信号,导致有不同 T_1 的组织信号强度无明显差异,故可以用长 TR 抑制 T_1 差异对信号的影响;只有在短 TR 时,短 T_1 组织才会出现高信号强度,显示出不同 T_1 组织间信号差异的显著性,获得 T_1 加权像[见图 6-10(b)]。

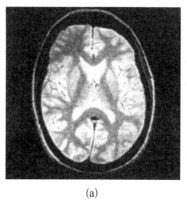
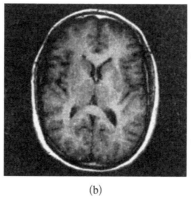
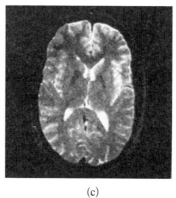

(a)　　　　　　　　　　(b)　　　　　　　　　　(c)

图6-10　三种经典的 MR 加权像

(a) 质子密度加权像;(b) T_1 加权像;(c) T_2 加权像

（2）T_2 加权像（T_2WI）中图像的灰度差异主要由组织间的横向弛豫时间 T_2 的差异确定。为获得 T_2 加权像要维持较长的 TE。短 TE 时,长 T_2 和短 T_2 组织信号均强,没有显著的信号强度差异,故可以用短 TE 抑制 T_2 差异对信号的影响;长 TE 时,只有长 T_2 组织会有强信号,显示出不同 T_2 组织间信号差异的显著性,获得 T_2 加权像［见图6-10(c)］。

（3）质子密度加权像（PDWI）中图像的灰度差异主要由组织间质子密度的差异确定。长 TR 会抑制 T_1 效应,短 TE 会抑制 T_2 效应,因此长 TR 和短 TE 可得到质子密度加权像［见图6-10(a)］。

表6-1中列出了以 SE 序列为例的几种加权特性的时间参数设置要求。

表6-1　加权特性的时间参数设置要求

加 权 特 性	TR	TE
T_1 加权像（T_1WI）	短	短
T_2 加权像（T_2WI）	长	长
质子密度加权像（PDWI）	长	短
加权特性不突出	短	长

以常规 T_1WI 和 T_2WI 为主的各种磁共振成像技术,主要显示人体器官或组织的形态结构及其信号强度变化,统称常规 MRI 检查或常规 MR 成像序列。随着 MRI 系统硬件和软件的发展,相继出现了多种超快速成像序列［如平面回波成像（echo planar imaging,EPI）技术］,单次采集数据的时间已缩短至毫秒。以超快速成像序列为主的 MRI 检查,能够评价器官的功能状态,揭示生物体内的生理学信息,统称为功能性成像技术（functional imaging techniques）。这些技术包括弥散加权成像（diffusion weighted imaging,DWI）、灌注加权成像（perfusion weighted imaging,PWI）、功能性磁共振成像（functional magnetic resonance imaging,fMRI）、心脏运动和灌注实时成像（real-time imaging）、磁共振波谱成像

(MRS)、全身成像、磁共振显微成像等。

3. 磁共振成像过程与原理

MRI是利用射频脉冲对置于磁场中的含有自旋不为零的原子核的物质进行激发,发生核磁共振,用感应线圈检测技术获得组织弛豫信息和质子密度信息,用梯度磁场来进行空间定位,通过图像重建而形成磁共振图像的成像技术。获得磁共振图像的基本步骤如下。

(1)将患者置于磁体内,人体被磁化产生纵向磁化矢量。

(2)射频线圈发射射频脉冲,用与氢质子进动频率相同的RF脉冲进行激发,人体内氢质子发生核磁共振,使宏观磁化矢量发生偏移,从而产生可以被检测到的横向磁化矢量。RF脉冲停止后,在主磁场的作用下,质子发生T_1、T_2弛豫,从而产生弛豫信号。

(3)接收线圈采集人体发出的MR信号。

(4)利用计算机系统将信号转换成图像。

4. 磁共振成像设备

MRI设备的基本部件包括磁体系统、梯度系统、射频系统、计算机系统及其他辅助系统。

(1)磁体是磁共振成像的最关键部分,其产生的强大的均匀静磁场直接关系到MRI的图像质量。除磁体之外,匀场线圈、梯度线圈和射频线圈依次套在磁体的孔腔之中,共同构成磁体系统。常用于临床MRI设备的磁体主要有永磁体、电磁体(常导磁体、超导磁体)。永磁体由铁磁性物质(铝镍钴合金)制成,不需电源且成本低,形成的磁场方向是垂直的,常用于制造开放型MRI,便于幽闭恐惧症患者进行检查。但永磁体场强较低,一般为0.2~0.5 T,分辨率较低。根据电磁学原理(移动的电荷周围产生磁场),当有电荷通过被环成圈时的电线时,就产生了沿着线圈长轴方向的磁场。但常导导线在传导电流的同时都有阻碍电流通路的趋势(电阻),且电线温度升高会增加电阻减小电流,导致场强随之降低。为了获得均质的场强,必须有稳定的电流,因此常导电磁体需要设置冷却装置移除过程中产生的热量,受持续电源和冷却装置的设置限制,常导电磁体获得的场强局限在0.2~0.3 T。值得注意的是,某些金属,如汞和铌钛合金,可在低温条件下失去电阻变成超导体。由于电阻减少会使电流增加,进而导致场强随着电流增加而增加,因此电阻完全消失的超导磁体可获得更高的场强。只要保持在临界温度以下,一旦激励超导线圈,电流就会在线圈内持续循环,电流和磁场恒定,可以获得较高场强。磁体系统的技术指标一般有磁场强度、均匀性、稳定性和有效孔径。

(2)梯度系统由梯度线圈、梯度放大器、梯度控制器、数模转换器、梯度冷却装置等构成。梯度放大器控制整个梯度系统的功率输出。梯度线圈是三组可产生磁场的相互正交的线圈,三个梯度轴互相垂直,接受梯度放大器的电流输出,产生精确的梯度磁场,主要用于层面选择、相位编码、频率编码和产生MR回波等。梯度线圈的性能指标一般有梯度场强、切换率。梯度场强是指单位长度内磁场强度的差别,测量单位是G/cm或mT/s;切换率是指单位时间及单位长度内的梯度磁场强度变化量,单位是T/m·s,切换率越高,表明梯度磁场变化越快,即梯度线圈通电后梯度磁场达到预设值所需时间(爬升时间)越短。提高梯度线圈性能可以实现磁共振高速和高空间分辨率成像。

(3)射频系统由射频发生器、射频放大器和射频线圈(发射线圈和接收线圈)等构成。

射频系统的作用是发射射频脉冲，使磁化的质子获取射频能力产生共振，并接收质子的弛豫信号。射频线圈的性能要求是射频脉冲强度和系统信噪比。射频脉冲强度增大，发射的持续时间缩短，可以加快 MR 信号的采集速度。接收线圈与 MR 图像的信噪比密切相关，接收线圈距离检查部位越近，接收到的信号越强，线圈内体积越小，接收的噪声越低。

（4）计算机系统主要由主计算机（阵列处理器）、控制台和工作站等构成，是 MRI 设备的大脑。磁共振设备中的数据采集、重建和图像显示等各种指令的处理，都需要依靠计算机系统进行。

（5）其他辅助系统包括射频屏蔽系统、液氮及水冷却系统、激光相机、空调、检查床等设施。

5. 磁共振成像的特点与不足

MRI 通常具有较高的组织对比度和组织分辨率，对脑和软组织的分辨率极佳，对解剖结构和病变形态的显示清晰、明确。MRI 不仅能很好地区分脑的灰质、白质、脑神经核团、椎管和脊髓等组织，而且可以在没有造影剂的情况下显示心脏各房室和大血管腔。选用适当的扫描脉冲序列，还可使肌肉、肌腱、韧带、关节软骨、椎间盘和皮下脂肪等组织清晰地显像。而且 MRI 可以进行任意断层成像，能对被检查部位进行横断面、冠状面、矢状面以及任意斜面成像，且不必改变患者体位；除此之外，MRI 可以进行多参数成像，理论上 MRI 可以获得多种原子核的成像，而每种核都有各自的成像参数，目前 MRI 主要用于观测人体内的氢质子密度以及弛豫信号，可用于成像的参数至少有纵向弛豫时间 T_1、横向弛豫时间 T_2、氢质子密度以及体内液体的流速，从而获取多种不同加权特性的图像，可以在影像上取得组织之间、组织与病变之间在各个参数上的信号对比，提供更丰富的解剖结构和病变信息，提高诊断质量。同时，MRI 系统以射频脉冲作为成像的能量源，不使用电离辐射，在一定的场强及场强变化率范围之内，不会引起机体的异常反应，该方法是一种对人体安全无创的检查方法。

MRI 能进行组织化学和生物化学方面的研究，提供人体能量代谢信息；磁共振波谱研究可以对人体的组织代谢、生化环境及化合物进行定量分析，洞察组织器官的能量代谢和早期病变情况。能进行多种特殊成像，如各种血管成像、水成像、脂肪抑制成像、神经系统成像。其中，磁共振血管造影（magnetic resonance angiography，MRA）可无创性地做出血管性疾病的诊断，如梗塞、血栓及血管硬化的分期等。此外，功能性磁共振成像作为一种新兴的神经影像学方式，可以利用 MR 造影来测量由神经元活动引发的血液动力的改变，主要用于研究脑或脊髓，并利用扩散成像和灌注成像技术对大脑局部缺血进行诊断等。

尽管 MRI 在生物医学领域有较多广泛的应用，但其仍存在一些不足之处。例如，空间分辨力较低；成像速度慢，MRI 常规扫描信号采集时间较长，不适用于运动性器官的检查和危重患者的检查等；有心脏起搏器或体内有铁磁性物质的患者不能进行检查；对钙化的显示不如 CT 的有效，难以对以钙化为特征的病变进行诊断，对质子密度低的结构，如肺、皮质骨等显示不佳；MRI 征象的特异性还不够理想，大多数病理组织之间和不同病理过程之间的质子密度、T_1 和 T_2 值往往有较多重叠，其磁共振信号也较接近，因此，磁共振对大多数病变定性困难。磁共振图像解释应密切结合临床资料和其他影像学检查，才能帮助医生做出更确切的诊断。

6. 新颖的磁共振成像技术

定量 MRI 技术种类繁多,定量物质种类广泛,其不仅能对人体组织内的蛋白质、脂肪、铁、黏多糖等内源性物质进行定量分析,还能对引入的外源性物质进行相关的定量研究。定量 MRI 技术之间也存在交叉,一种技术可定量多种物质,多种技术也可用于一种与疾病相关的物质定量研究。尽管目前有对定量同一物质的多种技术进行比较的相关研究,但比较结果仍需进一步探索(见表 6-2)。此外,结合磁共振成像技术的优势,定量 MRI 技术在疾病早期诊断、疾病分期以及预后评估中具有重要价值。但成像技术量化精度也在不断提高,部分成像技术存在对磁场要求高、扫描时间长等不足,导致其在临床上的应用还存在限制。

表 6-2 各类定量磁共振成像技术及临床应用

定量技术	成像原理	定量物质	临床应用
CEST	基于磁化传递成像	蛋白质、谷氨酸、酰胺、糖胺聚糖、外源性对比剂	脑肿瘤、神经退行性疾病、肌肉生理、软骨、pH 成像、对比剂研发
MRS	基于化学位移成像	N-乙酰天门冬氨酸、肌酸、胆碱、脂质、谷氨酸、谷氨酰胺	肿瘤分期分级、神经退行性疾病、脂肪定量
QSM	基于磁敏感加权成像	顺磁性物质、反磁性物质	脑出血、动静脉畸形、神经退行性病变、组织钙化、铁沉积定量
IDEAL-IQ	基于化学位移成像	脂肪、铁沉积	脂肪含量测定、肝铁沉积
T_1 mapping	纵向弛豫时间	心肌细胞水肿,间质纤维化程度	心脏成像
T_2 mapping	横向弛豫时间	胶原纤维、糖胺聚糖	心脏成像、骨关节、软骨组织
T_2^*/R_2^* mapping	弛豫时间 T_2^*/R_2^*	磁敏感物质(铁沉积)	心肌、肝脏、脑铁沉积定量
$T_1\rho$ mapping	自旋-晶格弛豫时间	胶原纤维、糖胺聚糖、大分子物质	骨关节、软骨组织、肝纤维化定量

化学交换饱和转移(chemical exchangesaturation transfer,CEST)技术是在磁化传递技术的基础上,依靠自由水与溶质中可交换氢质子的共振频率不同来进行成像的物质定量技术。CEST 技术能对包括人体内大分子物质(如蛋白质、氨基酸、糖胺聚糖等),以及外源性物质在内的多种物质进行定量。其中,利用蛋白质或多肽上的酰胺基与水的化学交换频繁这一特点来进行成像的技术称为酰胺质子转移(amide proton transfer,APT)成像。近年来,CEST 技术广泛应用于脑部疾病的研究之中,也有研究将其应用于胸部、前列腺等疾病。传统的 CEST 成像技术不能消除直接水饱和效应、磁化转移效应和不对称效应,且不对称磁化传递转移率的量化精度有限,因此,在成像技术以及量化方式上不断改进优化,可提高CEST 技术量化精度。CEST 成像技术可定量的物质种类繁多,临床应用价值广泛,在获取数据时常由于技术困难使得其准确性受限,并存在量化方式不统一,对磁场要求高等缺点。

随着量化指标的不断更新，CEST 技术将会更好地服务于临床研究。

CEST 技术由磁化传递技术发展而来，具有无辐射、非侵入性等优势，已在蛋白质、糖胺聚糖、谷氨酸及葡萄糖等分子的检测中取得良好的实验结果，并广泛应用于临床研究。近年来，CEST 技术发展迅速，已研发出碳点等新型磁共振分子影像探针，进一步推动 CEST 技术的临床研究及转化应用。

磁共振波谱成像技术是把磁共振和化学位移自旋耦合现象相结合的一种成像技术，可用于反映活体内组织代谢和生化变化情况，其中临床上最常用质子磁共振波谱成像（^{1}H-MRS）。主要通过对水、N-乙酰天门冬氨酸、肌酸、胆碱、脂肪等的特征峰进行评价来间接评估代谢物质的含量，现已广泛应用于各个部位的疾病诊断之中。异常代谢峰或不同代谢峰的比值变化可用于脑肿瘤、前列腺癌、中枢神经系统相关性疾病的诊断以及预后评估。虽然 MRS 已被广泛应用，但体内 MRS 代谢物测量值的验证仍是一个尚需解决的问题。过去除了使用有创的方法对组织提取物进行测量外，没有其他与 MRS 测量进行比较的测量技术。近年来，随着新兴技术的不断研发，MRS 常与其他技术联合进行对比分析研究。

核磁共振技术凭借其高空间分辨率，宽时间响应尺度和非侵入检测等特点，在化学分析和医疗诊断中发挥着重要的作用，但是原子核的低极化使现阶段 NMR 技术的灵敏度较低。超极化技术是一类可以有效提高 NMR 灵敏度的方法，其通过物理或化学过程把原子核自旋态推向一个偏离热力学平衡的状态，使 NMR 信号强度得到几个数量级的提升，极大地改善了灵敏度。与质子 MRI 不同，超极化气体肺部 MRI 可以进行肺部气体空间或肺部组织内的自旋成像，为肺部 MRI 增加了实质性的价值和诊断潜力。

共振分子影像学发展的主要瓶颈之一是灵敏度的限制，基于激光光泵和自旋交换技术能获得增强 4～5 个量级的超极化^{129}Xe 磁共振信号，因此相对于传统 MRI，超极化^{129}Xe 磁共振分子影像学在灵敏度上显示出巨大的优势。

磁共振灵敏度低的核心原因在于低的热极化度，核磁矩不为 0 的核在外加磁场的作用下，核自旋能级会产生塞曼效应，上下能级布居数之差与上下能级布居数之和的比值即为极化度，在 NMR 实验的一般磁场强度范围内，热平衡条件下的原子核极化度通常为 10^{-6} ～ 10^{-5}，即十万至百万个粒子中只有一个粒子对磁共振信号有贡献。通过激光光泵和自旋交换（spin-exchange optical pumping，SEOP）技术可以使热极化^{129}Xe 的极化度提高 4～5 个数量级，提高后的^{129}Xe 称为超极化^{129}Xe。

Xe 作为分子影像探针具有以下 3 种优势：① 通过超极化手段可得到超极化 Xe，能将 Xe 的极化度提高 10 000 倍以上，大大提高 MRI 的灵敏度；② Xe 的外层电子云对周围环境变化十分敏感，能够敏锐地反映所处环境的变化，Xe 的化学位移范围高达 δ7 500；③ Xe 在生物组织和人体内无背景信号，可获得高对比度的图像，适合充当分子影像探针。

Xe 在自然界中有 8 种稳定的和超过 40 种不稳定的同位素，在稳定的同位素中有两种核自旋不为 0 的同位素^{129}Xe 和^{131}Xe，可用于核磁共振研究。Xe 作为惰性元素，不易发生化学反应，但由于 Xe 核外电子较多，外层电子云受原子核约束较小，因此核外电子云易极化，对周围电子环境非常敏感。除此以外，Xe 的自旋-晶格弛豫时间（T_1）对 Xe 周围环境的变化较为敏感。Xe 的这些物理、化学性质使其成为一个较好的 NMR 探针。

我国肺部疾病形势严峻,慢性阻塞性肺疾病(chronic obstructive pulmonary disease,COPD)、哮喘及其他呼吸系统疾病的发病率逐年升高。目前对肺功能的评价主要依赖于肺功能检查(pulmonary function test,PFT),然而肺功能检查对早期病变并不敏感,不能准确定位肺气肿部位。双能量 CT 可观察到吸烟患者肺血容量(pulmonary blood volume,PBV)不均匀分布,双相(呼气相和吸气相)CT 可评估吸烟相关 COPD 患者肺功能损害区及气道病变。CT 动态灌注、SPECT 和 PET-CT 能够获得功能信息,但空间分辨率受限,且均存在辐射风险。常规氢质子 MRI 由于肺内气体质子含量低,基于氢质子肺部 MRI 的信噪比低,图像质量不佳,易受呼吸运动伪影影响。超极化^{129}Xe-MRI 肺成像(HP ^{129}Xe-MRI)克服了常规 MRI 肺部成像的难题。

HP ^{129}Xe-MRI 可获得肺部空腔结构形态和通气功能状况,实现对肺部疾病的可视化检测。HP ^{129}Xe-MRI 的原理是在受试者吸入超极化气体后,气体通过气管、支气管并逐级向下,最终达到肺泡并分布于全肺,此时成像即为 HP ^{129}Xe-MRI。健康志愿者的气管、支气管通畅,肺泡结构完好,气体均匀分布于两肺;通气功能障碍患者由于气管、支气管的活瓣作用以及肺泡结构破坏,使得相应区域肺结构和功能受损,HP ^{129}Xe 易进入支气管及肺泡,图像上表现为通气缺损区,从而能定量评估肺部通气功能障碍疾病。目前该方法已用于 COPD、哮喘、囊性肺纤维化、放射性肺损伤、肺移植等疾病的研究。

6.2 常见的磁共振分子影像探针介绍

在过去的几十年中,MR 图像的质量(包括空间分辨率、信噪比等)都得到了显著提高。除了选择更强的磁体外,研究者们开发安全有效的 MRI 探针,通过增强正常组织和病变组织之间的图像对比度,提高了图像质量。1988 年,第一个专门为磁共振成像设计的造影剂钆喷酸葡胺(Gd-DTPA,Magnevist®)广泛用于临床诊断(见图 6-11)[1]。此后,大量研究致力于开发新的磁共振分子影像探针,分子影像探针和 MRI 的技术能力的进步提高了用于许多适应症的对比增强 MRI(CE-MRI)的准确性和实用性,在 MRI 全身诊断成像,包括中枢神经系统、心脏和循环系统、乳房、肺、胃肠道、泌尿生殖系统、肌肉骨骼和淋巴系统,甚至皮肤的诊断成像中显示出巨大的潜力,成为疾病诊断和监测的重要工具。如今,全世界每年进行数以千万计的对比增强磁共振成像检查,MRI 和 CE-MRI 的发展非常迅速,它们在诊断医学中发挥了越来越重要的作用。

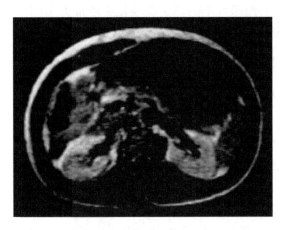

图 6-11　人体首次应用钆喷酸葡胺(0.05 mmol/kg)后的肾脏 MR 图像

6.2.1 MRI 对比增强机制

MRI 技术是基于对内源性原子核的固有核磁矩的操纵，氢原子核是临床 MRI 的主要信号源，主要是因为它在组织中的含量非常高。MRI 探针本身不显示 MR 信号，它是可以与邻近氢核发生磁性相互作用的磁性物质，在 MRI 探针存在的情况下，其周围的氢质子的弛豫时间缩短（一般是使 T_1 和 T_2 都缩短，但程度不同，以其中一种为主），导致信号强度增加，产生对比效应，即 MRI 探针主要通过影响组织内氢核系统的弛豫时间 T_1 和 T_2 来改变信号强度，从而与周围组织形成对比。

6.2.2 MRI 探针的分类

1. 根据弛豫/图像信号的改变分类

（1）阳性分子影像探针（T_1 分子影像探针）。阳性分子影像探针影响组织的 T_1 弛豫，探针积聚处组织的纵向弛豫时间 T_1 缩短，以最大限度地提高其对比效果，从而导致 MR 图像变亮（见图 6-12）。T_1 分子影像探针通常由镧系元素钆、过渡金属锰和镝制成。

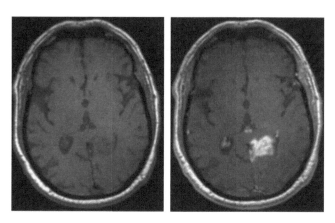

**图 6-12 胶质母细胞瘤患者在静脉注射钆特醇（gadoteridol）之前（左）和
20 分钟后（右）在 3 T 的条件下获得的轴向 T_1 加权 MR 图像[2]**

（2）阴性分子影像探针（T_2 分子影像探针）。阴性分子影像探针影响组织的 T_2 弛豫，探针积聚处组织的横向弛豫时间 T_2 缩短，以最大限度地提高其对比效果，从而导致 MR 图像变暗（见图 6-13）[3]。T_2 分子影像探针通常由超顺磁性氧化铁（superparamagnetic iron oxide，SPIO）和超顺磁性铁铂制成。

2. 根据磁敏感性分类

（1）顺磁性分子影像探针。顺磁性分子影像探针是迄今为止最突出的 MRI 探针，通常是阳性分子影像探针，在它们分布的区域 MR 信号增强。顺磁性分子影像探针主要包括具有不成对电子的金属离子。与其他金属离子相比，具有半填充 f^7 壳的 Gd（Ⅲ）、具有半填充 d^5 壳的 Mn（Ⅱ）和 Fe（Ⅲ）配合物具有较大的磁矩，同时对称的 s 电子基态还赋予这些化合物相对较慢的电子弛豫速率，进一步促进了其核弛豫性能。其中，Gd（Ⅲ）螯合物是迄今为止最成功的顺磁性分子影像探针，主导了 MRI 探针的临床应用。

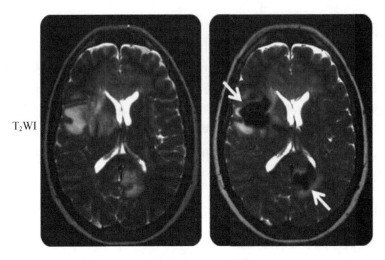

T₂WI

图 6-13　静脉注射枸橼酸焦磷酸铁注射剂(ferumoxytol)之前(左)和 24 小时之后获得的T₂加权图像(右)

(2) 超顺磁性分子影像探针。超顺磁性分子影像探针是由悬浮颗粒(直径为 5~200 nm)组成的胶体探针。该颗粒主要由包含大量金属离子(通常是铁)的随机取向的小微晶(1~10 nm)组成。在没有外加磁场的情况下,探针不具有磁性。在外部磁场的作用下,微晶与磁场对齐,导致超自旋,使探针具有磁性,且颗粒的总自旋远大于单个金属离子自旋的总和,这会导致非常高的弛豫度。超顺磁性分子影像探针主要影响 T_2,通常是T₂分子影像探针,提供变暗的 MR 图像。然而,一些超顺磁性氧化铁颗粒也具有大的纵向弛豫率(r_1),可以用作有效的T₁-T₂双模式成像。

根据颗粒大小,超顺磁性氧化铁可分为 3 类:① 直径 $d<50$ nm 的超小超顺磁性氧化铁(ultrasmall superparamagnetic iron oxide,USPIO)颗粒;② 直径为 50 nm~1 μm 的超顺磁性氧化铁(SPIO)小颗粒;③ 直径超过 1 μm 的微米级氧化铁颗粒(MPIO)。已获批临床使用或获得人体临床试验批准的氧化铁颗粒有 ferumoxsil(MPIO)、ferumoxides(SPIO)、ferucarbotran(SPIO)、ferumoxytol(USPIO)等。这些试剂通常也称为超顺磁性氧化铁纳米探针(SPION)。与顺磁性分子影像探针相比,SPION 可以进行功能化和尺寸定制,以适应各种软组织成像,但目前已获批准的 SPION 均不再市售,未在商业上取得成功。

3. 根据给药方式分类

MRI 探针的给药方式可分为静脉内给药、口服给药和吸入给药[4](见图 6-14),可根据给药方式对 MRI 探针进行分类。

静脉内给药中静脉内 MRI 探针可分为 3 种类型。

(1) 细胞外液(extracellular fluid,ECF)分子影像探针:ECF 分子影像探针是低分子质量的螯合物,静脉注射后,它们会到达心脏,然后到达全身动脉,渗入血管外、细胞外空间,并通过肾脏途径迅速从体内排出。ECF 分子影像探针是最常用的造影剂,通常用于对动脉异常进行成像和检测组织内皮的改变(如血脑屏障被破坏)。批准用于临床的 ECF 分子影像探针均由九配位Gd(Ⅲ)组成[Gd(Ⅲ)被八齿聚氨基羧酸盐配体与水配体螯合]。

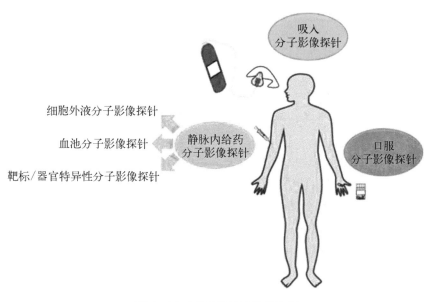

图 6‑14　MRI 探针的给药途径

（2）血池分子影像探针：血池分子影像探针是注射后限制在血管内空间并为动脉和静脉成像提供高对比度的化合物。该类化合物因尺寸略大而无法迅速渗出内皮屏障，但仍小到足以通过肾脏排除。几种典型的血池分子影像探针如图 6‑15 所示：B22956（白蛋白结合 Gd-DTPA 制剂），Gadomer-17［具有 24 个大环 Gd（Ⅲ）-螯合物的树枝状大分子］，P792（具有 4 个亲水支链的 Gd-DOTA 衍生物），均已进行 2 期临床试验[4]。此外，具有高纵向弛豫度的小氧化铁纳米探针，具有较长的血液循环时间，也可用作血池分子影像探针，部分氧化铁颗粒已经进行了 2 期和/或 3 期血管造影临床试验，但都没有最终获得批准供临床使用。

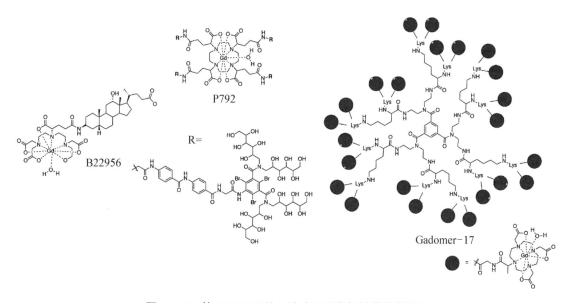

图 6‑15　基于 Gd（Ⅲ）的血池分子影像探针的化学结构

(3) 靶标/器官特异性分子影像探针：靶标/器官特异性分子影像探针能够靶向特定器官或组织，例如肝脏、脾脏或淋巴结。ECF 分子影像探针通过肾脏清除，通过改变分子影像探针的清除途径使其经过肝脏可以实现肝脏特异性成像。例如部分 Gd(Ⅲ)基、Mn(Ⅱ)基分子影像探针(Eovist、MultiHance、mangafodipir 等)可以被肝细胞迅速吸收，用于肝脏显像。此外，SPIONs 通过吞噬作用进入网状内皮系统，从而能够选择性地进入肝脏、脾脏、淋巴结、肿瘤相关巨噬细胞和骨髓，并且可以针对不同的组织定制 SPION 尺寸和涂层，实现器官特异性成像。

口服分子影像探针通过口服给药，适用于胃肠道成像。经研究，Gd(Ⅲ)基制剂、Mn(Ⅱ)基制剂、SPIO、硫酸钡悬浮液以及富含锰的果汁(如蓝莓汁或菠萝汁)均可作为口服分子影像探针用于 MRI。目前获得批准用于临床应用的口服分子影像探针有 ferumoxsil、ferric ammonium citrate 和 manganese chloride，但它们没有得到广泛使用。

吸入分子影像探针可以提高 MRI 对肺部的诊断价值。Gd(Ⅲ)基气溶胶和氧气具有顺磁性，吸入后可通过其对肺部水的 T_1 弛豫的影响来估计肺中的通气量。此外，除氢核外，MRI 还可以检测其他核质子，但通常需要非常高的浓度，超极化气体(^{3}He、^{129}Xe)和惰性全氟化气体(^{19}F)如 SF$_6$，也可通过吸入给药用于 MRI 的直接检测。

6.2.3　常见的 MRI 探针

1. 钆基分子影像探针(Gd(Ⅲ)- based contrast agents，GBCAs)

(1) 钆螯合物[Gd(Ⅲ)螯合物]。Gd 是一种镧系稀土金属元素，游离 Gd 离子[Gd(Ⅲ)]在体内聚集而不被排出，具有毒性，因此临床 GBCAs 多为小分子 Gd(Ⅲ)螯合物，由钆离子和螯合剂组成。螯合剂是一种对金属离子具有高亲和力的物质，Gd 离子可以与多种螯合剂结合，如 DTPA、DOTA 和 BOPTA，它们与 Gd 离子结合后可以促进其从体内快速排出，改变 Gd 在体内的分布，减少其毒性，同时保持其对比增强特性。GBCAs 提供强烈的阳性对比增强，并在 MRI 检查后迅速从体内消除。

第一个 MRI 探针 Gd-DTPA(Magnevist®)于 1988 年获准用于临床，它最初的应用是检测脑肿瘤中血脑屏障的破坏。随后许多钆螯合物得以开发并应用于临床[5]。基于 Gd(Ⅲ)的 MRI 探针主要分为两类：线性螯合物和大环螯合物(见图 6-16)。一般来说，大环螯合物比线性螯合物具有更高的热力学和动力学稳定性。

(2) 大分子 Gd(Ⅲ)配合物。小分子 Gd(Ⅲ)螯合物具有相对较低的弛豫性，并且非选择性地从血液渗入正常组织和病变组织间质，这种特性限制了其临床应用。大分子 Gd(Ⅲ)配合物主要通过将 Gd-DOTA 和 Gd-DTPA 缀合到生物相容性大分子(例如蛋白质、聚合物和树枝状大分子)上制备得到，从而改善小分子 Gd(Ⅲ)螯合物的弛豫性和药物代谢动力学特性。一些基于 Gd(Ⅲ)的分子影像探针如图 6-15 所示。将 Gd(Ⅲ)螯合物连接到大分子上后会减慢配合物的旋转运动，从而增加弛豫性。实验证明，与小分子 Gd(Ⅲ)螯合物相比，大分子 Gd(Ⅲ)配合物中每个 Gd(Ⅲ)离子的弛豫率 r_1 相对较高。例如 Gd-DTPA 与聚赖氨酸(poly-L-lysine，PLL)结合后，每个 Gd(Ⅲ)离子的 r_1 比 Gd-DTPA 的高 2.5 倍(在 2.4 T 环境下测量)[6]。具有更高弛豫性的大分子 Gd(Ⅲ)配合物可以产生更有效的对比度增强，并且

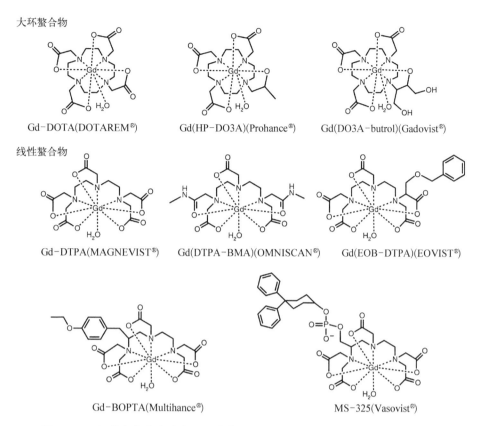

大环螯合物

Gd-DOTA(DOTAREM®)　　Gd(HP-DO3A)(Prohance®)　　Gd(DO3A-butrol)(Gadovist®)

线性螯合物

Gd-DTPA(MAGNEVIST®)　　Gd(DTPA-BMA)(OMNISCAN®)　　Gd(EOB-DTPA)(EOVIST®)

Gd-BOPTA(Multihance®)　　　　　MS-325(Vasovist®)

图 6-16　目前在临床实践中使用的基于 Gd(Ⅲ)的磁共振分子影像探针的结构

可以在更低的剂量下使用。此外,大分子探针具有相对较长的血液循环时间,一方面可以作为血池分子影像探针为动脉和静脉成像提供高对比度;另一方面,可以通过 EPR 效应的被动靶向,优先积聚在血管渗漏的肿瘤组织中,并具有更长的肿瘤保留时间,增加肿瘤组织的对比度。

（3）GBCAs 的应用。GBCAs 是临床实践中最常用的 MRI 探针。最初,商业 GBCAs 的安全性几乎是毫无疑问的,不良反应的发生率很低,且大多数反应较轻微,持续时间短[7]。然而,在 2006 年,人们首次认识到 GBCAs 与一种称为肾源性系统性纤维化(nephrogenic systemic fibrosis,NSF)的疾病之间的联系。NSF 是一种以损害皮肤、肌肉和内脏器官为特征的,影响生命功能的进行性疾病,主要导致皮肤和内脏器官中结缔组织增生,使得皮肤增厚、紧绷、硬化和红斑,有时导致致残性挛缩和心肺功能损伤。NSF 发生在肾功能较差的患者中,其发作与 GBCAs 大剂量给药、肾功能不全等其他危险因素有关,发作罕见但具有致命性。目前没有直接证据表明 GBCAs 会对肾功能正常患者造成不良健康影响。此外,自 2013 年以来,越来越多的证据表明 GBCAs 中的 Gd(Ⅲ)不可逆地保留在中枢神经系统(CNS)中。在 2014 年的一项研究中,Kanda 等报道了齿状核和苍白球的信号增强程度与之前的 GBCAs 给药次数之间的显著相关性[8-9]。随后的尸体研究也证实 CNS 中信号的增强确实是由 Gd(Ⅲ)沉积所致。Gd(Ⅲ)脑沉积的长期影响仍然未知,但这些新发现引发了人们新一轮的对 GBCAs 安全性的担忧。因此,自 2006 年 6 月,美国食品药品监督管理局(FDA)发布了一份声明,建议在透析患者或肾小球滤过率(estimated glomerular filtration rate, eGFR)值低于 15 mL/min 的患者中谨慎使用 GBCAs。此后,关于肾功能患者注射钆基分子影像探针的具体建议不断更新,很多机构都有各自的政策,一般而言,对 eGFR<60 mL 的患者应行风险-效益分析,并尽量避免注射钆基分子影像探针;对 eGFR 为30~60 mL/min 的患者注射钆基分子影像探针时,剂量应减半,同时患者应签署知情同意书;不应对 eGFR<30 mL/min 的患者注射钆基分子影像探针[10]。

2. 超顺磁性氧化铁纳米探针(superparamagnetic iron oxide nanoparticles,SPION)

随着纳米技术的发展,一些纳米药物已获得 FDA 的批准。其中,一种超小型超顺磁性氧化铁(USPIO)药物 ferumoxytol,最初由 FDA 批准用于治疗因慢性肾功能衰竭导致的贫血患者的铁替代疗法,后来 ferumoxytol 作为磁共振分子影像探针得到广泛研究[11]。以 ferumoxytol 为代表的超顺磁性氧化铁纳米探针(SPION),以磁铁矿(Fe_3O_4)和磁赤铁矿($\gamma - Fe_2O_3$)为核心探针,能够通过缩短区域纵向、横向弛豫时间(主要是横向弛豫时间)来增强 MRI 对比度,并且不会引起肾源性系统性纤维化,因此可以在肾功能受损的患者中用作钆基分子影像探针的替代品。作为一种超顺磁性 MRI 探针,SPION 可以通过静脉推注给药,其在血液中的半衰期长,最初作为血池分子影像探针成为血管或灌注成像中 GBCAs 的潜在替代品。此外,SPION 会被肝脏、脾脏和淋巴结中的网状内皮细胞或巨噬细胞吸收,为评估肝脏、淋巴结和某些肿瘤的成像打开了大门。

为了使磁性纳米探针在溶剂中均匀分散并更具生物相容性,可以将不同的聚合物和表面活性剂,例如聚乙二醇(PEG)、聚乙烯醇(polyvinyl alcohol,PVA)、壳聚糖、聚乙烯吡咯烷酮(polyvinyl pyrrolidone,PVP)、聚乳酸-羟基乙酸共聚物(polylactic-co-glycolic acid,PLGA)、油酸和十二烷基硫酸钠(sodium dodecylsulfate,SDS)等作为涂层,这些物质可以提供更好的稳定性和生物相容性。SPION 具有尺寸可控、低毒性、超顺磁性、水溶液稳定性和生物相容性等优异的理化性质。对于体内应用,SPION 应该是无毒并与体液相容的。而且由于人体中本身存在铁离子,铁基金属的渗透并不会造成实质性的副作用。但是,许多研究表明,磁性纳米探针在细胞系以及动物模型中显示出毒性作用,例如引发炎症、溃疡、使生长速率下降、使活力下降、引发神经行为改变[12]。磁性纳米探针的潜在毒性可能源于它们的特殊的性质,例如大表面积与体积比、化学成分、大小和剂量、在体内的滞留、免疫原性、器官特异性毒性、分解和体内清除等(见图 6-17)。SPION 的应用也存在限制,除了相对较低的副作用发生率外,也报告了一些严重的不良反应,并且许多在临床成像中使用 SPION 的报道一般是小型试点研究,或是概念验证研究,将其用于各种应用的功效仍需要更多的实验验证。

3. 锰基分子影像探针

锰也是一种顺磁性金属,是生物体内一种必需的微量元素,其毒性相对较低。具有半填充 d^5 壳的 Mn(Ⅱ)螯合物具有较大的磁矩和相对较慢的弛豫速率,从而具有较强的弛豫增强效果。另外,锰基分子影像探针的存在形式比较多样,比如锰盐、小分子有机螯合物、大分子螯合物、氧化物纳米探针等。因此,锰基分子影像探针在磁共振成像中也得到了一定的应用,它是一种较早期的用于 MRI 的顺磁性分子影像探针。迄今为止,只有两种锰基分子影像探针获得批准:锰福地吡(mangafodipir,Mn-DPDP)和 LumenHance(manganese chloride,一种由脂质体包裹的氯化锰口服造影剂)。其中,mangafodipir 是一种肝胆特异性

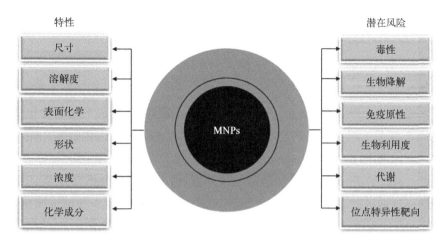

图 6 - 17　磁性纳米探针的特性及其在细胞系和模型生物中可能引起的潜在风险

造影剂,正常肝实质及含有肝细胞的病变在 T_1 加权成像上呈阳性,如在转移灶等无肝细胞的病变处无强化而呈低信号。

4. ^{19}F 分子影像探针

临床 MRI(^{1}H MRI)主要检测生物组织中存在的水分子的信号,常见的 T_1、T_2 分子影像探针均是通过改变邻近水信号产生图像对比度,而不是被直接检测。其他核质子(例如 ^{13}C、^{23}Na、^{31}P 和 ^{19}F)可以被直接检测到,从而作为直接造影剂用于磁共振成像,但通常需要非常高的浓度,灵敏度较差。为了克服灵敏度问题,全氟化碳乳液形式的 ^{19}F 可提供大量的有效载荷,已用于标记细胞,而 ^{19}F MRI 可用于对这些细胞进行成像(见图 6 - 18)[13]。这些全氟化碳是最具生物惰性的有机外源性物质,通常在高剂量下,它们的毒性也非常低。人体中的低氟量使 ^{19}F MRI 成为一种特别有效的技术,因为产生的 MR 图像几乎没有背景信号,仅检测使用的示踪剂,但因研究时间较短,^{19}F 分子影像探针的临床应用仍然非常有限,其潜力尚未得到完全开发。

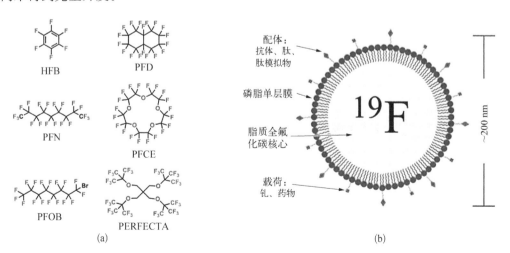

图 6 - 18　(a)一些 ^{19}F 分子影像探针的化学结构图;(b)多功能 PFC 纳米乳液。PFC 核心由脂质单层包被,可以用特定的靶向和有效负载分子进行功能化

6.3 磁共振分子影像探针的发展与应用

分子影像技术(molecular imaging)是对生物体内细胞和分子水平的生物化学变化过程进行无创、定性、定量、定位、并可时空动态反复精准测量的影像可视化技术。随着对特定分子信息的需求的不断增长,我们正在进入一个精准医疗的新时代,分子影像可以将精准医学可视化,提高疾病的早期发现、表征和早期治疗评估,极大推动精准医学发展。在过去的十几年中,MRI 探针的进展喜忧参半。在此期间,在临床研发中有许多新的造影剂,但很少有新药物获得批准;许多产品,如氧化铁纳米探针,也由于利用率低而停产,而开发靶向分子影像探针或可激活分子影像探针在精准医学的背景下发挥重要作用。

磁共振分子影像是指在活体状态下,从细胞和分子水平通过 MRI 设备对生物体内生理或病理过程进行定性与定量研究的一种分子影像方法,能为疾病的早期诊断、治疗及相关基础研究提供依据。磁共振分子影像的核心在于选择合适的 MRI 探针。MRI 探针是指与 MRI 目标组织或器官具有高亲和力,能和体内特定的细胞或组织特异性结合,通过 MRI 设备,能够被 MR 信号检测的对比剂或标志物。

理想的 MRI 探针应满足以下条件:① 具有磁性;② 组织及血液中的生物相容性良好,血循环半衰期较长;③ 与成像的靶器官具有高特异性及高亲和力;④ 能克服机体的生物屏障如血脑屏障等,保证输送到靶目标的浓度足够高;⑤ 对靶细胞内和表面特异性靶分子不存在倾向性差异;⑥ 在生物体内稳定性高,具有安全的排泄通道;⑦ 无明显免疫原性或其他不良反应;⑧ 具有一定的 MR 信号放大效应,提高 MRI 的灵敏度;⑨ 探针浓度与标记基因蛋白表达量及产物活性、MR 信号具有良好的相关性等。常见的探针类型主要分为靶向分子影像探针和可激活分子影像探针。

6.3.1 靶向分子影像探针

靶向分子影像探针旨在以高特异性黏附于分子靶标,并在清除未结合的试剂后提供较长时间的局部对比度增强(见图 6-19)。生物体内有大量的生化靶标,如果可以被 MRI 可视化,将极大地促进疾病的检测、分期、预后、治疗监测和复杂的生物学机制的研究。然而,开发合适的靶向分子影像探针需要考虑许多因素:对靶标的亲和力、对靶标的高特异性、未结合分子的快速清除以及靶标的高弛豫性。在本节中,我们将以几种靶向肿瘤生物标志物的 MRI 探针的设计和应用为例,说明靶向分子影像探针在 MRI 对比增强这一领域面临的挑战和创新解决方案。

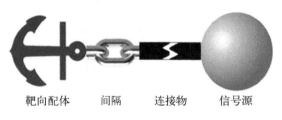

靶向配体　　间隔　　连接物　　信号源

图 6-19　靶向分子影像探针的构成要件

血管生成,即新血管的形成,是恶性肿瘤生长和转移的必要条件,为肿瘤的诊断和治疗提供了重要的靶点。$\alpha_v\beta_3$ 受体是整合素的一种,在肿瘤新生血管内皮细胞上高表达,而在正常血管内皮细胞上低表达或不表达。因此,对 $\alpha_v\beta_3$ 整合素进行分子成像可以无创地表征肿瘤中血管生成的程度,为评估抗血管生成治疗方案的有效性提供了重要依据。在这方面,已有磁共振分子影像探针被开发作为造影剂用来靶向参与血管生成的内皮细胞上高度表达的 $\alpha_v\beta_3$ 整合素受体。在 1998 年的一篇报道中,研究者将 $\alpha_v\beta_3$ 单克隆抗体(LM609)偶联到 Gd(Ⅲ)标记的脂质体表面,构建了具有 $\alpha_v\beta_3$ 结合特异性的顺磁性脂质体 ACPLs,作为顺磁性 MRI 探针靶向血管生成(见图 6-20)[14]。在兔模型中,造影剂经静脉注射 24 小时后,在肿瘤成像中观察到明显的信号增强。类似地,有研究者通过将 $\alpha_v\beta_3$ 特异性单克隆抗体 DM101 与 Gd(Ⅲ)标记的全氟化碳纳米探针偶联,开发了另一种 $\alpha_v\beta_3$ 靶向分子影像探针[15]。在兔模型中,造影剂经静脉注射 4 小时后,偶联抗体的分子影像探针在角膜血管生成部位提供了 25% 的信号增强,而注射无抗体的同型对照探针在同一时间点未观察到信号增强。此外,有研究者将 RGD 肽(由 Arg-Gly-Asp 三个氨基酸组成的序列多肽)作为靶向分子用于多种 $\alpha_v\beta_3$ 靶

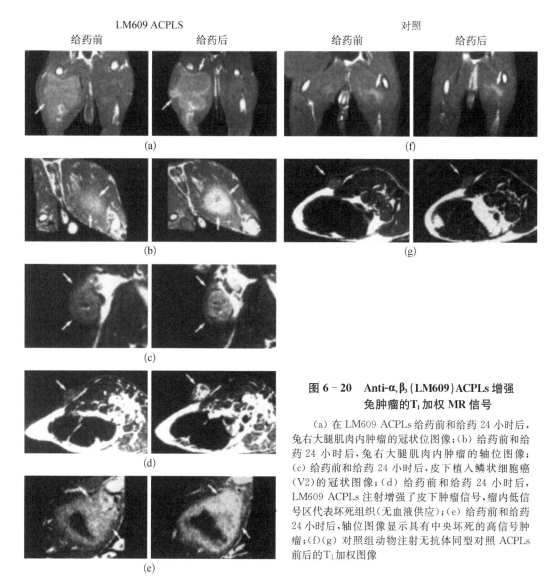

图 6-20　Anti-$\alpha_v\beta_3$(LM609)ACPLs 增强兔肿瘤的 T_1 加权 MR 信号

(a)在 LM609 ACPLs 给药前和给药 24 小时后,兔右大腿肌肉内肿瘤的冠状位图像;(b)给药前和给药 24 小时后,兔右大腿肌肉内肿瘤的轴位图像;(c)给药前和给药 24 小时后,皮下植入鳞状细胞癌(V2)的冠状图像;(d)给药前和给药 24 小时后,LM609 ACPLs 注射增强了皮下肿瘤信号,瘤内低信号区代表坏死组织(无血液供应);(e)给药前和给药 24 小时后,轴位图像显示具有中央坏死的高信号肿瘤;(f)(g)对照组动物注射无抗体同型对照 ACPLs 前后的 T_1 加权图像

向试剂的开发。例如,Zhang 等设计了一种新型的 $\alpha_v\beta_3$ 靶向的超小超顺磁性氧化铁纳米探针(RGD-USPIO)[16]。这些探针与 $\alpha_v\beta_3$ 整合素以高亲和力特异性结合,与未偶联 RGD 肽的 USPIO 相比,人脐静脉内皮细胞(human umbilical vein endothelial cell,HUVEC)对 RGD-USPIO 的摄取显著增加,且能够被游离的 RGD 小肽竞争性抑制。在荷瘤小鼠体内静脉注射 RGD-USPIO 后,可以在 T_2^* 加权 MR 图像上准确区分具有高(HaCaT-ras-A-5RT3)和低(A431)$\alpha_v\beta_3$ 整合素阳性血管的肿瘤特征,具有更高 $\alpha_v\beta_3$ 整合素阳性血管的 HaCaT-ras-A-5RT3 肿瘤显示出比 A431 肿瘤更明显的横向弛豫时间的减少。

在源自内皮细胞的几种肿瘤表型上过度表达的高亲和力叶酸受体(high birding folate receptor,HFR)是肿瘤诊断的又一靶点。采用与 DOTA 和叶酸羧酸盐均能形成酰胺键的双(氨基乙基)乙二醇接头将 Gd-DOTA 与叶酸结合,研究者开发出一种 HFR 靶向的分子影像探针 Gd-DOTA-叶酸[17]。这种小分子探针在小鼠模型中注射数小时后,HFR 阳性肿瘤的对比度显著增强,而在接种 HFR 阴性肿瘤的对照小鼠中未观察到信号增强。许多小组还利用树枝状大分子和脂质体开发了多种 HFR 靶向分子影像探针,以提供更高载荷的 Gd(III)[18-19]。此外,叶酸功能化的 SPION 也已用于 HRF 阳性肿瘤的可视化研究,证实了由于 HFR 靶向引起的对比度增强[20]。

6.3.2　可激活分子影像探针

除了直接靶向外,分子 MRI 还可以利用弛豫的变化来检测特定的生物过程或病变。离子通量、pH 值、酶活性、化学势(氧化还原)和温度都是可以在疾病过程中改变的微环境特征。可激活分子影像探针,有时称为响应性或“智能”分子影像探针,与由于蛋白质结合或细胞内吞而在特定位点积累的靶向探针不同,它可以响应环境刺激发生化学变化进而产生信号变化。至今,已经有大量的可激活分子影像探针报道,但与靶向分子影像探针不同,体内应用可激活分子影像探针的成功案例相对较少,开发真正能应用于临床的可激活分子影像探针仍然是一个有价值、有挑战性的目标。

1. pH 响应分子影像探针

据报道,基于大分子和纳米探针的对比剂具有 pH 依赖性转变响应,导致 MR 信号变化和/或积累。这些试剂不能量化 pH 值,但它们能够检测到低 pH 值的组织区域。例如,有研究者已经开发出几种 pH 依赖性构象变化的 Gd(III)基共聚物[21-22]。在低 pH 值下,该类聚合物表现出更高程度的交联(即聚合物收缩),这改变了旋转相关时间,因此提高了纵向弛豫率 r_1。此外,包裹 Gd(III)螯合物的 pH 敏感的聚合物胶束或脂质体可以在酸性条件下分解,Gd(III)螯合物释放到溶液中将降低系统的纵向弛豫时间 T_1[23]。有研究者报道了 pH 响应性氧化锰纳米探针[24]。该类探针利用了氧化锰在弱酸性条件下(如弱酸性的肿瘤微环境)会溶解的性质,并将 Mn(II)离子释放到环境中来增强弛豫信号。在另一项报道中,Mn(II)离子被掺杂在仿生磷酸钙(CaP)制备的 pH 敏感纳米探针 PEGMnCaP 中,以精确控制肿瘤微环境中的对比度“开-关”(见图 6-21)。在实体瘤微环境的低 pH 值下,磷酸钙分解,Mn(II)释放到环境中并与周围的生物分子相互作用。在接种 C26 肿瘤的 BALB/C 裸鼠模型中,纳米探针在 30 分钟内选择性地增强了实体瘤的 MRI 对比度,并逐渐识别出肿瘤块内的缺氧区域,帮助研究者诊断恶性肿瘤。

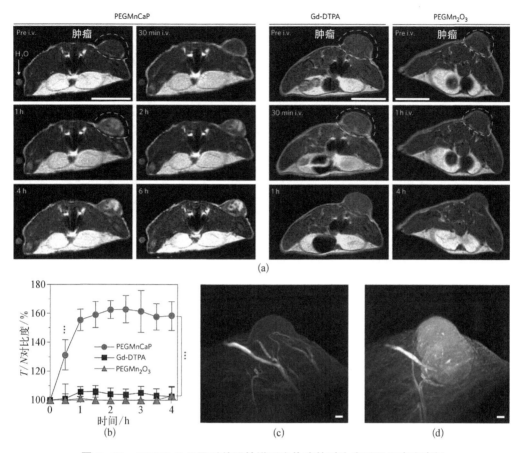

图 6-21　PEGMnCaP 可以特异性增强实体瘤的对比度以用于癌症诊断

（a）C26 荷瘤小鼠在静脉注射 PEGMnCaP（左）、Gd-DTPA（中）和 PEGMn₂O₃（右）之前和之后的体内 MR 图像，用 1 T MRI 测量。只有 PEGMnCaP 表现出肿瘤对比度的选择性增强；（b）PEGMnCaP、Gd-DTPA 和 PEGMn₂O₃ 给药后对对比度的比较；（c）C26 肿瘤在注射 PEGMnCaP 之前的 3D MRI，用 7 T MRI 测量；（d）C26 肿瘤在注射 PEGMnCaP 之后 1 小时的 3D MRI，用 7 T MRI 测量

2. 酶响应分子影像探针

　　酶的核心作用是充当生物催化剂，在许多疾病发病过程中，特定酶被上调或在细胞表面或细胞外空间中表达。无创检测酶活性是评估疾病活动和治疗干预效果的有力工具。例如，有研究者设计了一种对 caspase-3 敏感的酶响应性 Gd(Ⅲ) 基 MRI 探针 C-SNAM。该探针使用带有末端二硫键的氨基荧光素连接 Gd-DOTA 与 DEVD 肽序列，DEVD 肽的酶促切割和 GSH 介导的二硫键还原引发分子内环化反应，产生一种疏水性大环化合物（见图 6-22 左），随后该产物将自组装成 Gd(Ⅲ) 基纳米探针，所得纳米探针可以将纵向弛豫率 r_1 放大 90%。caspase-3 是一种常见的细胞凋亡生物标志物，为了研究该探针是否可用于体内监测移植的干细胞活力，研究者将 FLuc-eGFP 转导的活的和凋亡的呼吸道分泌细胞（rASCs，具有类似干细胞特性）分别移植到大鼠左/右股骨远端的软骨缺损中。C-SNAM 的关节内注射在凋亡干细胞植入物中引起了显著的 MR 信号增强，MR 信号增强归因于探针在 caspase-3 响应激活时的弛豫性增加和纳米聚集特性延长了凋亡干细胞移植中的组织保留（见图 6-22 右）。

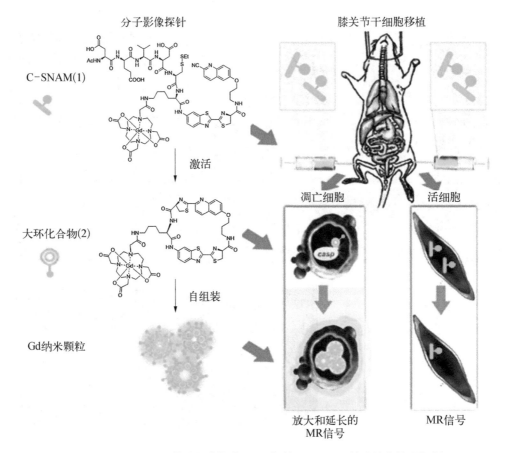

图 6 - 22　**caspase-3 敏感纳米聚集 MRI 探针(C-SNAM)的设计和作用机制**

　　纳米磁共振分子影像探针是近年来人们关注较多的一类对比剂,由于其具有特殊的量子限域效应、大的比表面积等特点,在 MRI 方面具有极大的潜力。首先,纳米磁共振分子影像探针血液半衰期长,表面易于改性修饰,具有毒性低、生物相容性好等优点;其次,通过将钆、镝、铁离子等具有顺磁性的离子掺杂进纳米探针中,或者直接合成铁磁性、亚铁磁性以及超顺磁性的磁性纳米探针,可以获得较大的弛豫率,进而在较少的对比剂用量下获得较高的对比度;最后,纳米磁共振分子影像探针可以通过修饰改性嫁接靶向分子、药物分子或者结合一些手段如放疗、光热、光动力疗法等,再通过与 CT/PET/荧光、超声等影像手段有机结合,可以构建多模态影像介导下的诊疗一体化纳米分子影像探针,用于疾病的早期精确诊断和高效治疗。

6.4　本章小结

　　本章主要介绍了磁共振成像的原理以及 MRI 探针的原理、分类和应用进展。磁共振成像是临床医学中最有用的诊断技术之一,可以提供出色的时间和空间分辨率以及快速进行的体内图像采集,但它对小组织病变、分子活动或细胞活动的敏感性相对较低。因此,开发对各种生物过程敏感的、具有器官选择性、高弛豫性和安全性的新型 MRI 分子影像探针将使 MRI 成为生物医学研究和临床诊断中更具吸引力的工具。随着硬件、分子影像探针和图像采集方法的进一步创新，MRI 有望在生化科学和诊断放射学领域实现重大飞跃。

 练习题

1. 磁共振可以成像（　　）原子核。
A. ^1H　　　　B. ^{13}C　　　　C. ^{18}F　　　　D. ^{32}P　　　　E. ^3He　　　　F. ^{129}Xe
2. Gd – DOTA 属于（　　）分子影像探针。
A. T_1　　　　B. T_2

 思考题

1. 磁共振成像的优点及缺点是什么呢？
2. 什么叫作磁共振现象呢？发生共振要满足什么条件呢？
3. 什么是弛豫呢？弛豫有哪些呢？
4. 射频线圈的种类和功能是什么呢？
5. 构建一个理想的 MRI 探针应考虑哪些条件呢？
6. 如何区分 MRI 图像与 CT 图像呢？

课外阅读

2003 年诺贝尔生理学或医学奖评介。

参考文献

［1］Laniado M, Weinmann H J, Schörner W, et al. First use of GdDTPA/dimeglumine in man[J]. Physiological Chemistry and Physics and Medical NMR, 1984, 16(2): 157 – 165.

［2］Gahramanov S, Muldoon L L, Varallyay C G, et al. Pseudoprogression of glioblastoma after chemo- and radiation therapy: diagnosis by using dynamic susceptibility-weighted contrast-enhanced perfusion MR imaging with ferumoxytol versus gadoteridol and correlation with survival[J]. Radiology, 2013, 266(3): 8428 – 8452.

［3］Farrell B T, Hamilton B E, Dósa E, et al. Using iron oxide nanoparticles to diagnose CNS inflammatory diseases and PCNSL[J]. Neurology, 2013, 81(3): 256 – 263.

［4］Wahsner J, Gale E M, Rodríguez-Rodríguez A, et al. Chemistry of MRI contrast agents: current challenges and new frontiers[J]. Chemical Reviews, 2019, 119(2):

957 - 1057.

[5] Zhou Z, Lu Z-R. Gadolinium-based contrast agents for magnetic resonance cancer imaging[J]. Wiley Interdisciplinary Reviews Nanomedicine and Nanobiotechnology, 2013, 5(1): 1 - 18.

[6] Spanoghe M, Lanens D, Dommisse R, et al. Proton relaxation enhancement by means of serum albumin and poly-l-lysine labeled with DTPA-Gd^{3+}: relaxivities as a function of molecular weight and conjugation efficiency[J]. Magnetic Resonance Imaging, 1992, 10(6): 913 - 917.

[7] Rogosnitzky M, Branch S. Gadolinium-based contrast agent toxicity: a review of known and proposed mechanisms[J]. BioMetals, 2016, 29(3): 365 - 376.

[8] Kanda T, Ishii K, Kawaguchi H, et al. High signal intensity in the dentate nucleus and globus pallidus on unenhanced T_1-weighted MR images: relationship with increasing cumulative dose of a gadolinium-based contrast material[J]. Radiology, 2013, 270(3): 834 - 841.

[9] Kanda T, Fukusato T, Matsuda M, et al. Gadolinium-based contrast agent accumulates in the brain even in subjects without severe renal dysfunction: evaluation of autopsy brain specimens with inductively coupled plasma mass spectroscopy[J]. Radiology, 2015, 276(1): 228 - 232.

[10] Fraum T J, Ludwig D R, Bashir M R, et al. Gadolinium-based contrast agents: a comprehensive risk assessment[J]. Journal of Magnetic Resonance Imaging, 2017, 46(2): 338 - 353.

[11] Bashir M R, Bhatti L, Marin D, et al. Emerging applications for ferumoxytol as a contrast agent in MRI[J]. Journal of Magnetic Resonance Imaging, 2015, 41(4): 884 - 898.

[12] Malhotra N, Lee J S, Liman R A D, et al. Potential toxicity of iron oxide magnetic nanoparticles: a review[J]. Molecules, 2020, 25(14): 3159.

[13] Tirotta I, Dichiarante V, Pigliacelli C, et al. ^{19}F Magnetic resonance imaging (MRI): from design of materials to clinical applications[J]. Chemical Reviews, 2015, 115(2): 1106 - 1129.

[14] Sipkins D A, Cheresh D A, Kazemi M R, et al. Detection of tumor angiogenesis in vivo by $\alpha_v\beta_3$ - targeted magnetic resonance imaging[J]. Nature Medicine, 1998, 4(5): 623 - 626.

[15] Anderson S A, Rader R K, Westlin W F, et al. Magnetic resonance contrast enhancement of neovasculature with $\alpha_v\beta_3$-targeted nanoparticles[J]. Magnetic Resonance in Medicine, 2000, 44(3): 433 - 439.

[16] Zhang C, Jugold M, Woenne E C, et al. Specific targeting of tumor angiogenesis by RGD-conjugated ultrasmall superparamagnetic iron oxide particles using a clinical

1.5 - T magnetic resonance scanner[J]. Cancer Research, 2007, 67(4): 1555 - 1562.

[17] Kalber T L, Kamaly N, So P W, et al. A low molecular weight folate receptor targeted contrast agent for magnetic resonance tumor imaging[J]. Molecular Imaging and Biology, 2011, 13(4): 653 - 662.

[18] Konda S D, Aref M, Brechbiel M, et al. Development of a tumor-targeting MR contrast agent using the high-affinity folate receptor: work in progress[J]. Invest Radiol, 2000, 35(1): 50 - 57.

[19] Ding N, Lu Y, Lee R J, et al. Folate receptor-targeted fluorescent paramagnetic bimodal liposomes for tumor imaging[J]. International Journal of Nanomedicine, 2011, 6: 2513 - 2520.

[20] Wang Z J, Boddington S, Wendland M, et al. MR imaging of ovarian tumors using folate-receptor-targeted contrast agents[J]. Pediatric Radiology, 2008, 38(5): 529 - 537.

[21] Okada S, Mizukami S, Kikuchi K. Application of a stimuli-responsive polymer to the development of novel MRI probes[J]. ChemBioChem, 2010, 11(6): 785 - 787.

[22] Okada S, Mizukami S, Kikuchi K. Switchable MRI contrast agents based on morphological changes of pH-responsive polymers [J]. Bioorganic & Medicinal Chemistry, 2012, 20(2): 769 - 774.

[23] Torres E, Mainini F, Napolitano R, et al. Improved paramagnetic liposomes for MRI visualization of pH triggered release[J]. Journal of controlled release, 2011, 154(2): 196 - 202.

[24] Kim T, Cho E J, Chae Y, et al. Urchin-shaped manganese oxide nanoparticles as pH-responsive activatable T_1 contrast agents for magnetic resonance imaging [J]. Angewandte Chemie International Edition, 2011, 123(45): 10777 - 10781.

第 7 章 表面增强拉曼光谱纳米分子影像探针及其应用

> **教学目标**
>
> （1）了解拉曼光谱和表面增强拉曼光谱的原理。
> （2）掌握表面增强拉曼纳米探针的设计思路和制备方法。
> （3）对比不同拉曼成像技术的原理和特点。
> （4）分析表面增强拉曼纳米探针用于医学影像的优缺点。

表面增强拉曼光谱术(surface-enhanced Raman spectroscopy，SERS)在生物医学领域有着特殊的应用。表面增强拉曼光谱纳米分子影像探针(简称表面增强拉曼纳米探针)为生物成像和检测开辟了一个新纪元：表面增强拉曼纳米探针具有高特异性指纹光谱、窄峰线宽、良好的光稳定性、高空间分辨率、灵活多样的探针设计策略等优势，对于肿瘤细胞和生物组织的体内、体外和离体检测而言都是极具潜力的显像工具。本章主要介绍 SERS 和表面增强拉曼纳米探针的基本原理，以及 SERS 生物成像应用的最新进展和对 SERS 成像的临床应用前景。

7.1 拉曼光谱和表面增强拉曼光谱术的基本原理

1928 年，科学家首次发现了入射光与分子相互作用时产生的一种非弹性散射光，随后将这种光的散射效应命名为拉曼散射(Raman scattering)。拉曼散射光谱反映了与分子键振动、转动等相关的信息，是分子的一种指纹光谱，可以用其来有效地鉴别分子结构，为物质的分析和研究开辟了一个新纪元。通过在粗糙的贵金属等离激元纳米结构的表面吸附分子，表面增强拉曼光谱可以将拉曼散射信号增强 6～10 个数量级以上。目前，随着等离激元纳米材料的发展，通过 SERS 已经可以实现单分子水平的高灵敏检测，因此，SERS 被认为是生物医学检测和成像领域最有前景的方法之一。表面增强拉曼纳米探针是具有表面增强拉曼信号的纳米颗粒，近年来，表面增强拉曼纳米探针在合成方法和性能方面不断得到优化，在生物医学领域的应用也取得了重大进展。与其他纳米探针(如荧光探针、磁共振成像探针、放射性核素探针)相比,表面增强拉曼纳米探针在体外和体内的应用中表现出不可替代的优越性,如高特异性、光稳定性和多指标编码等。

7.1.1　拉曼光谱原理

拉曼光谱(或拉曼散射光谱)是光与物质作用时产生的散射光的非弹性部分,与散射光的弹性部分(即瑞利散射)显著不同[见图7-1(a)]。拉曼散射反映的是入射光子(ω)和散射光子(ω_v)之间的频率的变化,对应分子不同化学键的振动和旋转模式产生的能量吸收或释放。若发生频率红移或能量损失($\omega-\omega_v$),则被定义为斯托克斯拉曼(Stokes Raman)光谱;而若发生频率蓝移或能量增加($\omega+\omega_v$),则被定义为反斯托克斯拉曼(anti-Stokes Raman)光谱。由于玻尔兹曼分布分子的大部分电子处于基态的平衡状态,所以在多数情况下,斯托克斯拉曼散射占主导地位。

散射光子的频率变化为拉曼位移(Raman shift),单位为厘米的倒数(cm^{-1}),可通过式(7-1)直接由波长(λ)转换。拉曼散射不涉及直接的能量吸收,而是电子在基态和某一化学键的虚拟态之间发生跃迁,导致从激发波长($\lambda_{激光}$)到出射波长($\lambda_{拉曼信号}$)的拉曼位移。

$$\text{Raman shift} = \frac{10^7}{\lambda_{激光}} - \frac{10^7}{\lambda_{拉曼信号}} \tag{7-1}$$

由于不同分子的化学键具有不同的振动能量,所以拉曼光谱提供了丰富的分子信息,包括分子的结构、吸附的取向、混合物的组成等,也可以用来研究单分子的物理化学行为。拉曼光谱技术能够实现基于分子水平差异的组织成像,可应用于高分辨率的细胞识别和肿瘤边界划分等生物医学领域。

7.1.2　表面等离子体激元光学(plasmonics)

表面等离子体激元来源于入射光与贵金属(如金、银)纳米结构的相互作用。在入射光的作用下,入射光的电磁场会引起金属纳米结构表面的准自由电子产生集体共振,从而使纳米结构周围的电磁场被极大地增强,增强倍数可达2~5个数量级。由于这种被增强的电磁场局限在金属纳米结构表面,因而称为局域表面等离激元共振(localized surface plasmon resonance,LSPR),如图7-1(b)所示。这些金属准自由电子的共振频率可以通过改变金属纳米结构的材料成分(如金、银、铜、铝等)、尺寸大小、形状(如纳米星、纳米立方、纳米球、核壳结构等)、合金比例(如金银合金)以及周围的环境(如溶剂、体内生物环境)等因素进行调控。如图7-1(b)右图所示,不同形状的金属纳米颗粒往往在不同波长下、表面区域不同位置处各自的共振频率具有显著的差异。此外,电磁场的增强效果也与金属的类型和结构密切相关。金、银和铜等金属在可见光到近红外的范围内都表现出很强的电磁场增强特性,因此已经广泛用于LSPR基底。通常情况下,介质的介电常数越高、尺寸越大以及由球形向棒状的转变都越易导致纳米结构的LSPR波长的红移。表面等离子体激元光学(plasmonics)与拉曼散射的结合,开启了超灵敏光谱技术的新篇章——表面增强拉曼光谱术(SERS)。

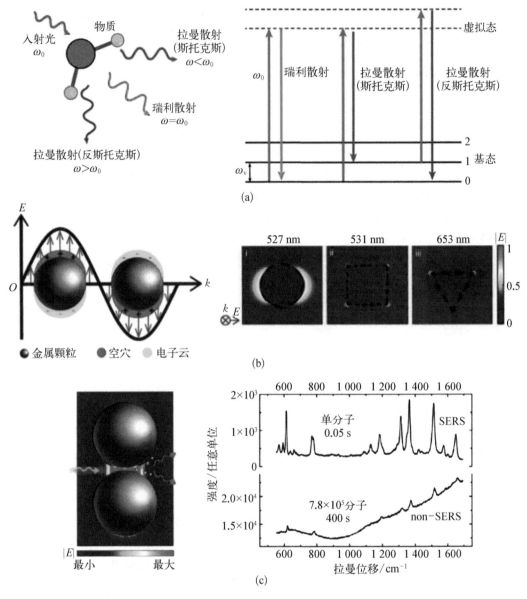

图 7-1 **(a)** 拉曼光谱的示意图和能级图；**(b)** 局域表面等离激元共振；
(c) 表面增强拉曼光谱术

7.1.3 表面增强拉曼光谱

自从拉曼散射现象被发现以来，拉曼光谱技术发展的主要障碍一直是分子固有的拉曼散射截面比较小（通常只有 10^{-28} cm^2·sr^{-1}），而相比之下荧光分子的吸收截面通常要大得多（约 10^{-16} cm^2·sr^{-1}），因此一般需要大量的分子才能获得足够强的拉曼信号。1974 年 M. Fleishmann 和 A. J. McQuillan 等通过将吡啶直接吸附在粗糙的银电极表面，成功地观察到了吡啶增强的拉曼信号。这种通过粗糙的金属表面产生的拉曼增强效应，称为表面增强拉曼光谱术或表面增强拉曼散射（surface-enhanced Raman scattering）效应，缩写为

SERS。该名字本身很好地概括了产生这一效应的相关描述：surface(S)，说明 SERS 是一种表面光谱技术，需要被增强的分子必须在增强基底表面上或十分接近于增强基底表面（距离通常小于 10 nm）；enhanced(E)，说明分子的拉曼信号可通过金属基底的不同增强机制而极大地增强；Raman(R)，说明该技术检测的是分子的拉曼信号；scattering/spectroscopy (S)，可以代表散射或者光谱。

1. 表面增强拉曼光谱术的历史

1974 年，表面增强拉曼光谱术首次由 M. Fleishmann 和 A. J. McQuillan 等发现。1977 年，Van Duyne 和 Creighton 等分别对这一现象做出了正确的阐释，表明了表面增强拉曼光谱术是一种强大的分析技术。20 世纪 80 年代，表面增强拉曼光谱术经历了第一次蓬勃发展的阶段。在这个阶段，人们对表面增强拉曼光谱的增强机理进行了进一步的挖掘与理解，并将机理主要概括为电磁增强(electromagnetic enhancement，EM)机制和化学增强(chemical enhancement，CHEM)机制两大类。在随后的十多年里，表面增强拉曼光谱术的很多问题无法得到解决，同时也存在许多使用限制，比如必须采用具有粗糙表面的金、银或铜等材料等，而且拉曼增强机理还有许多尚未明晰的地方。这一系列的问题限制了这项技术的发展。

研究者继续在电化学、催化反应、生物化学、高分子等领域推进表面增强拉曼光谱术的应用。直到 1997 年，表面增强拉曼光谱术成功实现单分子检测，使得表面增强拉曼光谱术迎来了新一轮的快速发展。同时，化学合成和纳米加工技术快速发展，提供了丰富多样的纳米增强基底结构；仿真计算能力的大幅度提高和模拟仿真软件的出现，加深了研究者对拉曼增强机理的理解；研究者在环境监测、食品安全、生物医学检测和成像等众多领域的具有重大应用价值的发现，使得 SERS 技术再次成为研究热点，持续至今，发展前景广阔。

2. 表面增强拉曼光谱术的增强机制

如前所述，表面增强拉曼光谱术的增强机制一般分为两种：电磁增强(EM)机制和化学增强(CHEM)机制，如图 7-2 所示。两种增强机制可相互协同作用。通常电磁增强对拉曼增强的贡献更显著，增强因子通常能达到 10^6 以上。对于金属纳米结构，金属表面的准自由电子云高度局限在金属表面，随着入射电磁场产生共振，以对抗电子和原子核之间的库仑力，导致局域电磁场增强。当入射光能量与局域表面等离激元共振(LSPR)能量一致时，该局域电磁场增强尤其显著。因此，处于该区域内的分子（即拉曼报告分子）的拉曼信号将同时被入射光场和局部电磁场放大，总增强倍数与入射电场强度约呈四次方（见式 7-2）：

$$EF \propto \left[\frac{E_{loc}(\lambda_{ex})}{E_0}\right]^2 \cdot \left[\frac{E_{loc}(\lambda_{em})}{E_0}\right]^2 \tag{7-2}$$

式中，EF 为增强因子；$E_{loc}(\lambda_{ex})$ 为激发阶段的局域电磁场；$E_{loc}(\lambda_{em})$ 为发射阶段的局域电磁场；E_0 为入射光场。

这种电磁场近场增强效应会随着离金属表面距离的增加而指数式急剧减小。电磁场增强区域通常称为电磁场"热点(hot spot)"，尽管热点区域仅占金属总表面积的很一小部分，但却贡献了绝大多数的表面增强拉曼信号。诸如金属尖端、缝隙、聚集体等特殊纳米结构中可以形成增强性能优良的热点区域，在各自相应的等离激元共振波长的激光激发下，拉曼信号显著增强。然而,位于热点区域的拉曼报告分子也更容易受到强电磁场环境的影响,从而导致拉曼信号产生变化而引入定量误差。通过提高激光功率和使用共振波长激发,可以获得较强的拉曼信号,但是往往会导致分子在短时间内的激光照射下被破坏,所以在实际操作中研究者会采取折中方案,选取适中的激光功率和合适的激光波长,从而平衡增强性能和光稳定性。但在一些特殊的应用场景下,如采用等离激元共振波长激发拉曼探针可以产生更好的光热效应,研究者也会改变折中方案,从而实现肿瘤光热诊疗一体化的医学应用。

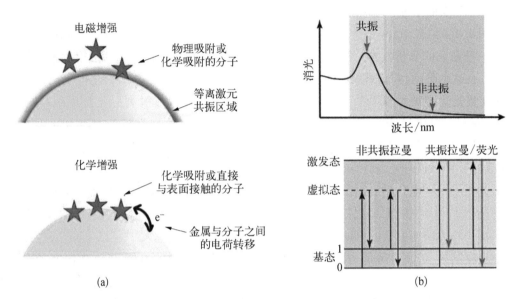

图 7 - 2 （a）表面增强拉曼光谱术的电磁增强和化学增强机理示意图；（b）入射光与分子或基底的吸收波长共振的示意图(上图)以及表面增强共振拉曼光谱术的能级图(下图)

此外,通过化学增强机制还可以进一步提供大约 $10 \sim 10^4$ 倍的拉曼信号增强。由于化学增强的作用机制较为复杂,目前人们对其产生的作用原理仍欠充分的认识。现在大家普遍比较认可的化学增强产生过程如下:① 分子极化率增加;② 入射光子导致分子的电子激发;③ 电子轨道被激发从而跃迁到该系统的其他能级上,即原位于金属轨道的电子跃迁至报告分子的分子轨道上,例如使用荧光分子作为拉曼报告分子,由接近荧光分子的最大吸收波长来进行激发,可以引起拉曼共振增强效应,显著提高拉曼信号。CHEM 与 EM 机制可共同叠加,形成最终的拉曼信号增强倍数,如式(7 - 3)所示:

$$EF_{total} = EF_{EM} \times EF_{CHEM} \qquad (7 - 3)$$

采用荧光分子作为拉曼报告分子,使用接近于荧光分子最大吸收的波长进行激发,可产生表面增强共振拉曼散射(surface enhanced resonance Raman spectroscopy, SERRS)效应。由于荧光分子普遍具有较大截面,并同时处于共振状态,其产生的表面增强共振拉曼光谱信号比普通的表面增强拉曼光谱信号要强几个数量级,因此常用于单分子表面增强拉曼光谱检测。另外,这样的探针也可以同时产生金属增强荧光(metal-enhanced fluorescence, MEF),因此有望实现荧光-拉曼双模态成像,从而有效结合两种成像模式的优势,提高成像速度、范围、灵敏度,有利于快速准确地生物成像和定位。

3. 其他表面增强拉曼光谱技术

随着表面增强拉曼光谱术的发展,它也与其他技术不断结合,产生相关的新技术,如针尖增强拉曼光谱术(tip enhanced Raman spectroscopy, TERS)、壳层隔绝纳米粒子增强拉曼光谱(shell-isolated nanoparticle-enhanced Raman spectroscopy, SHINERS)、表面增强空间偏移拉曼光谱(surface-enhanced spatially-offset Raman spectroscopy, SESORS)、缝隙增强拉曼光谱(gap-enhanced Raman spectroscopy)等技术。

(1)针尖增强拉曼光谱术的原理是,将原子力显微镜(atomic force microscope, AFM)的针尖包覆 SERS 活性金属或金属纳米粒子,使其具有增强拉曼活性[见图 7 - 3(a)]。这种表面增强拉曼的效应只在针尖附近很小范围内发生。TERS 把 SERS 和 AFM 两种技术结合起来,为拉曼分析提供纳米尺度的高空间分辨率,在获得拉曼光谱的同时也获得了样品的表面形貌。由于针尖的尺度一般都小于 100 nm,所以这种测量的空间分辨率也相应小于 100 nm。

(2)壳层隔绝纳米粒子增强拉曼光谱指的是在金属纳米颗粒的表面修饰一层超薄的(绝缘)隔绝层,避免了直接接触,但又保证了较好的拉曼增强性能[见图 7 - 3(b)]。对于传统的表面增强拉曼光谱技术而言,仅有少数几种金属(如金、银和铜等)的纳米级粗糙表面或者它们的纳米结构(如纳米粒子)才具有极高的表面增强拉曼光谱效应,然而在其他材料表面以及光滑甚至原子级平整的单晶表面,都很难获得信号。表面增强拉曼光谱基底材料和表面形貌的普适性很差的问题极大地限制了其在表面科学、电化学、催化化学等领域的发展和应用。因此,从方法学角度讲,将传统的直接接触模式转变成壳层隔绝模式,使用壳层隔绝纳米粒子来增强拉曼光谱,可以应用于单晶界面的电化学研究,获得传统方法无法实现的单晶表面分子吸附的光谱,并实现原位监测单晶表面的电氧化还原反应过程,有助于解析反应的机制。

(3)表面增强空间偏移拉曼光谱技术结合了表面增强拉曼光谱和空间偏移拉曼光谱(spatially-offset Raman spectroscopy, SORS)装置[见图 7 - 3(c)]。空间偏移拉曼光谱通过将光谱收集系统中的收集焦点与入射光位点在空间上偏移一定的距离,当激光入射到被测物质表面时,会在其表层中被散射或激发出宽带荧光,有一部分散射光将到达物质的深层部位,经多次散射后返回物质表面;到达物质内部不同深度的散射光返回后的位置与激发光入射点在物质表面上偏移不同的距离。因此这项光谱技术除了具备传统拉曼光谱的固有优点外还具有诸多独特的优点:① 由于是偏移测量,结合光谱散射,可以有效地抑制荧光,提高检测灵敏度;② 在一定范围内,偏移距离越大,收集的拉曼信号中更深层样品的信号越多,能够实现深层检测;③ 在检测过程中可以做到非侵入、不破坏包装对样品进行检测,能够实现无损在线检测,从而降低用户的检测和生产成本;④ 能够在危险恶劣、不适合用户现场检测的场合对目标物进行远距离遥测,保证检验人员的人身安全。

(4)缝隙增强拉曼光谱是基于近年来提出的一种新型的具有亚纳米缝隙结构的金属核壳纳米颗粒实现的[见图 7 - 3(d)]。亚纳米缝隙结构具有极强的等离子近场耦合效应和电荷隧穿效应,使内嵌的拉曼报告分子的拉曼信号被极大增强,增强倍数可达 10^9 以上,达到单颗粒可检测的灵敏度。缝隙增强拉曼探针不仅具有极高的灵敏度,同时也具有优异的材料稳定性和光热稳定性,这主要由于其可使用非共振波长的激发光来激发。由于其具有优秀的性能,缝隙增强拉曼探针可实现快速拉曼成像,因此在生物检测和医学术中成像方面具有重要的应用前景。

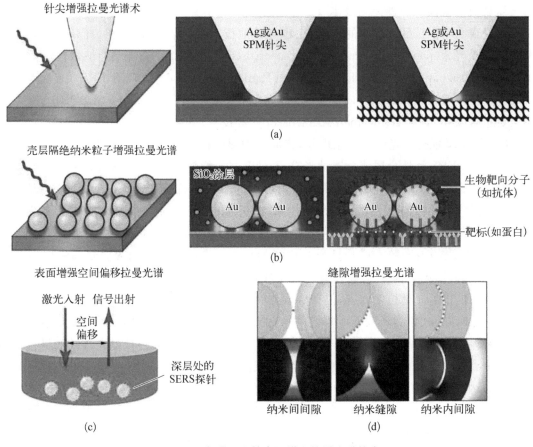

图 7 - 3 各种不同的表面增强拉曼光谱技术

(a) 针尖增强拉曼光谱术;(b) 壳层隔绝纳米粒子增强拉曼光谱;(c) 表面增强空间偏移拉曼光谱;(d) 缝隙增强拉曼光谱

7.2 表面增强拉曼光谱纳米分子影像探针的设计和制备

近年来,SERS 纳米探针的设计、制备与生物医学方面的应用发展迅速。通过灵活的探针结构设计、多样的拉曼报告分子选择,探针的增强性能、特异性、稳定性、抗背景干扰能力以及均一性、重复性等方面都有了显著的提升,其在生物成像和检测领域的应用也愈发广泛,大大促进了成像和诊断技术的重大进步。

7.2.1 SERS 生物成像的策略

作为一种指纹式的分子振动光谱,拉曼光谱可以直接获得分子的组成、丰度、相互作用等信息,具有高灵敏度、非侵入性和定量性等优点,长期以来一直用作生物化学的分析工具。具体优势包括以下 3 个方面。

(1) 与荧光光谱相比,拉曼光谱具有较窄的峰宽(约为 0.1 nm,而荧光的峰宽通常有 20~80 nm),有利于高通量分子检测。此外,一种激光波长就可以激发不同分子的拉曼光谱,无须通过烦琐的激光切换来实现对多种分子的识别。

（2）拉曼散射的光寿命极短,比荧光具有更好的光稳定性,对于需要长时间连续激光照射的生物实时成像应用良好。

（3）对于拉曼光谱测量,激发波长可以从可见光到近红外波段个性化选择,例如在生物医学成像中,使用近红外波段(如 785 nm)的激光激发可以有效增加穿透深度、减少组织自发荧光干扰、降低光毒性,从而提高拉曼信号信噪比或信背比,提升图像对比度,并延长活体成像中的样本存活率。

利用 SERS 进行生物成像的策略可总体分为两类:直接法和间接法[见图 7 - 4(a)]。直接法成像又称为无标记成像(label-free imaging),即直接将待测物靠近 SERS 基底,获得拉曼信号,无须探针。直接法的成像,可以获得细胞分子的直接结构和位置信息,以及获得对生理过程的直观认识。有研究者开发了一种称为"靶向等离子增强单细胞拉曼光谱"的技术,可以用来监测整个细胞周期中靶向细胞分子的变化并进行成像;他们使用多肽修饰的金纳米球靶向细胞核,通过生物分子的特征峰可以进行细胞核定位、胞内生物分子跟踪(如鸟嘌呤、腺嘌呤、蛋白等),从而揭示细胞生命周期的结构和组成变化。另一些研究者也证明了 SERS -暗场联合成像可以用来记录细胞内颗粒轨迹,并分析胞内传输途径的生化信息,使用暗场显微镜定位金纳米颗粒并采集相应的表面增强拉曼光谱,通过 1 457 cm^{-1}(脂质和蛋白质 CH$_2$ 和 CH$_3$ 振动)、1 541 cm^{-1}(蛋白质酰胺 II 振动)、977 cm^{-1}(磷酸基团振动)的 3 个拉曼峰,构建了一个空间分辨率达到 65 nm、时间分辨率为 50 ms 的三色分子细胞路径拉曼图谱。这项工作充分展示了直接法成像在膜蛋白扩散和细胞骨架重排的动态生物功能研究等方面的应用前景。该方法适用于识别具有芳香环和不饱和键的分析物,但对于没有这些基团的分析物时,拉曼信号较弱而识别困难。此外,在复杂和异质的生物环境中,由于存在大量蛋白质,会产生蛋白冠等包覆,阻碍了分析物的吸附行为和 SERS 纳米颗粒的循环时间。

相比之下,间接法成像有望解决上述问题。间接法成像是有标记物的成像(labelled imaging),其不是直接检测生物分子的信号,而是利用外源性报告分子的拉曼信号。该策略的关键在于表面增强拉曼纳米探针,即将金属纳米结构和拉曼报告分子分别作为增强基底和信号源,靶向或非靶向地分布于成像区域。表面增强拉曼纳米探针产生的超强的特异性拉曼信号可以提高成像对比度,提升生物成像的特异性、灵敏度、多通道等效果。

7.2.2　表面增强拉曼纳米探针的基本结构和设计

表面增强拉曼纳米探针通常由金属纳米颗粒基底、拉曼报告分子、保护层和生物靶向分子等 4 个部分组成,其制备的典型流程如图 7 - 4(b)所示[1]。每个部分都发挥着不同的功能: ① 金属纳米颗粒基底是探针的核心部分,主要通过调控其精细的纳米结构形成高电场强度的热点区域。 ② 拉曼报告分子的指纹式光谱作为该探针的特征识别信号源。 ③ 保护层的组成包括二氧化硅层、高分子等,一方面可以保护裸露在颗粒表面的信号分子,使其不易从金属表面脱落;另一方面对于体内应用的表面增强拉曼纳米探针可以增加其稳定性和生物相容性。 ④ 生物靶向分子作为表面增强拉曼纳米探针的功能化修饰,用于特异性靶向细胞、组织的特定位点,或特异性捕获蛋白、核酸等目标分子。以上探针的每一个部分的设计都十分重要，只有层层设计优化才能实现最佳的拉曼信号增强性能、光稳定性、颗粒物化稳定性以及靶向识别能力等。

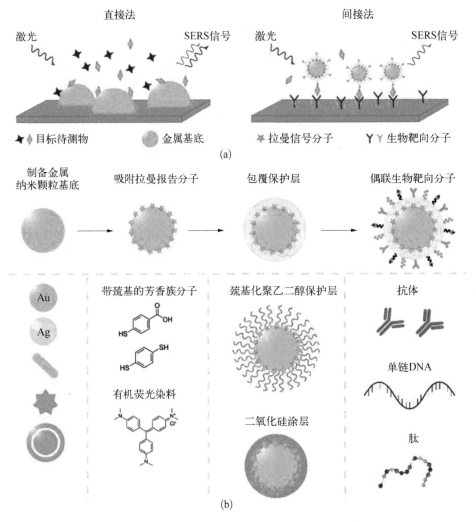

图7-4 (a) SERS直接法与间接法检测或成像的示意图；
(b) 表面增强拉曼纳米探针的典型制备流程图

1. 基底的设计

SERS增强基底在探针设计中起着至关重要的作用。它们的元素组成、几何结构和尺寸大小等均对探针的拉曼增强能力有极大的影响。在设计时应考虑以下6个方面：① SERS增强基底的材质主要为金、银、铜、铝等能产生强等离激元共振的贵金属材料。金和银纳米颗粒是最广泛使用的SERS增强基底材料，因为它们可以通过湿化学方法简便地合成，增强性能也更优良。金纳米颗粒相对于银纳米颗粒而言，具有合成过程中颗粒尺寸更易于控制、化学稳定性和生物相容性更好等优点，更适合于体内应用的场景，但银纳米颗粒的SERS增强能力往往更强。② 纳米球(nanosphere)是最常用的SERS基底构型，其LSPR波长位于400～600 nm，但纳米球的增强能力和LSPR波长可调性有限，对于生物成像中适用的近红外激光波段，纳米球不是非常合适。③ 纳米棒(nanorod)具有两个 LSPR 峰,分别为"纵向振动模式"和"横向振动模式",其中,通过改变纳米棒的长宽比,"纵向振动模式"的振动波长高度可调,可从可见光区调至近红外区。④ 纳米星(nanostar)作为增强基底之一也得到了广泛的研究。它由球形核和突出尖端的结构组成,可以形成避雷针效应(lightening-rod effect),其可以在尖端产生高度局域增强的电磁热点,从而显著提高拉曼增强性能,但纳米星的尖端精细结构通常缺乏稳定性,需要精细的设计和合成才能在溶液中稳定分散。⑤ 金属核壳结构是一类用途广泛的 SERS 颗粒结构,例如"金属核-纳米缝隙-金属外壳"的夹心结构,在纳米缝隙区域可以产生很强的电磁场增强,并且由于外层金属的保护,该热点区域十分稳定,且缝隙内热点分布均匀。⑥ 表面增强拉曼纳米颗粒的设计还应考虑其尺寸大小。对于金属球而言,50 nm 左右的尺寸通常具有较好的等离激元共振效应;而在生物成像的应用中,较小的颗粒流动性较好,但颗粒过小会导致等离激元共振效应减弱,颗粒过大又会导致颗粒在流动过程中(如血管、淋巴管)产生颗粒堵塞、细胞摄取量减小的问题,影响生物安全性,颗粒的辐射阻尼效应也会降低增强因子。

2. 拉曼报告分子的设计

拉曼报告分子提供了可用于特征识别的特征拉曼信号。在选择报告分子时应考虑以下 3 个原则:① 分子应具有吸附在 SERS 基底上的能力,因为 CHEM 机制依赖于报告分子与金属基底的化学键结合,而 EM 机制与距离有很强的依赖性;② 为了产生较强的拉曼信号,首选具有较大拉曼散射截面的分子作为拉曼报告分子;③ 当激发激光与分子的光吸收波长耦合时,会产生表面增强共振拉曼散射效应。目前,通常选择具有巯基的芳香族基团的分子作为拉曼报告分子,如 4-巯基苯甲酸(4-MBA)、1,4-苯二醇(1,4-BDT)、氨基苯硫酚(ATP)、甲基苯硫醇(MBT)、4-硝基苯硫醇(4-NBT)等,这些分子具有较大的拉曼散射截面并能与金属基底共价结合。此外,有一类特殊的分子称为生物静默区(silent region,SR)拉曼报告分子,即在生物静默区(1 800～2 800 cm^{-1})有特征拉曼峰。由于生物组织的光谱信息往往分布在指纹区(700～1 800 cm^{-1}),而在生物静默区无特异性拉曼峰,故 SR 拉曼报告分子可以避免来自生物样本的背景干扰。代表性 SR 拉曼报告分子包括普鲁士蓝、4-巯基苯甲腈等。此外,荧光分子也可用作拉曼报告分子,当采用接近于相应的荧光分子的最强吸收的波长进行激发时,可以产生表面增强共振拉曼光谱,带来超高的拉曼强度。但通常情况下荧光分子与金属纳米粒子的结合亲合力差,导致颗粒合成工艺的重复性差,从而造成拉曼性能的批次间差异较大。

3. 保护层的设计

保护层可以用于提升表面增强拉曼纳米颗粒的物化稳定性和生物相容性。没有表面修饰的纳米颗粒在生物环境中会迅速发生聚结和沉淀;生物环境中大量存在的蛋白质也会覆盖和包裹纳米颗粒。常用的表面修饰分子包括巯基化聚乙二醇(SH-PEG)、二氧化硅涂层、牛血清白蛋白(bovine serum albumin,BSA)等。

(1) 巯基化聚乙二醇(SH-PEG)保护层是一种聚合物涂层,可牢固地与表面增强拉曼纳米探针结合,具有低毒性、可调节涂层厚度、内吞作用后仍保留颗粒形态、体内分布和药物代谢动力学特性良好等优点;此外,聚乙二醇链表面可以修饰侧基,例如,HS-PEG-NH$_2$有利于

RGD(精氨酸-甘氨酸-天冬氨酸)肽进一步功能化修饰。

（2）二氧化硅涂层是广泛使用的表面包裹材料，其使表面增强拉曼纳米探针具有高稳定性、低非特异性结合、高生物相容性，并可以进一步使表面改性。二氧化硅涂层在数年前就有首次报道，并早已进行成果转化。二氧化硅涂层通常是根据改良的 Stöber 法合成的，其过程包括正硅酸乙酯(TEOS)水解，然后生长到颗粒表面形成壳层，在表面活性剂如十六烷基三甲基氯化铵(CTAC)存在的情况下，可以形成介孔二氧化硅，增加其生物医学功能。

（3）BSA 通过弱相互作用吸附在金属表面，并与纳米颗粒混合后形成生物相容性保护壳，但 BSA 修饰的纳米颗粒不会在缓冲液或强酸性、碱性溶液中分散。

（4）聚多巴胺(polydopamine，PDA)是一类新开发的表面修饰分子，由多巴胺单体聚合而成，PDA 能够通过简单快速的化学反应紧密地附着在颗粒表面。PDA 层的厚度非常薄（几纳米），可以提高颗粒的生物相容性，并为靶向配体提供更多的结合位点。在多巴胺聚合过程中，几乎每一个带有或不带有锚定基团的拉曼报告分子都能结合到纳米颗粒表面，从而大大拓宽了拉曼报告分子的选择范围。

4. 生物靶向分子的设计

修饰生物靶向分子可以增强表面增强拉曼纳米颗粒与生物靶点结合的特异性与亲和力。利用抗体、单链 DNA、肽和适配体等生物靶向分子对表面增强拉曼纳米探针进行修饰可以实现主动靶向。抗体广泛地应用于生物标志物的识别中，抗体修饰纳米颗粒可以用于特异性结合肿瘤细胞蛋白质标志物。但是，抗体与金属纳米颗粒结合后会导致抗体构型变化，从而降低抗体蛋白对靶点分子的结合能力。另外，肽和适配体具有更好的稳定性，相较而言，对构象变化不敏感，但目前由于发现和认识各种肿瘤标志物的进展都还比较缓慢，因此，生物靶向分子的选择应考虑 SERS 基底种类以及靶向的生物应用场景，以下是一些常见的修饰生物靶向分子的策略：① 通过巯基共价键结合，直接将靶向分子结合到纳米颗粒表面，例如巯基化适配体等；② 部分纳米颗粒表面具有功能基团，可通过偶联试剂，如 EDC-NHS 反应修饰抗体；③ 将纳米颗粒表面修饰生物素，可以使其进一步与链霉亲和素结合从而进行靶向识别；④ 用二氧化硅包裹的纳米颗粒可以通过硅烷偶联剂修饰，并与生物靶向分子结合来进行表面功能化；⑤ 带正电的抗体分子通常可以直接通过静电作用吸附到带负电的纳米颗粒表面。

7.2.3　表面增强拉曼纳米探针的制备

为了满足各种增强基底的需求，研究者提供了多种合成方案。其中，自下而上法(bottom-up)制备技术可以通过化学湿法的种晶生长法实现复杂形状的纳米结构，而自组装过程和基于模板匹配方法又可以产生特定设计的组件和阵列。另外，区别于其他技术，自上而下法(top-down)则可以采用电子束光刻或离子蚀刻等技术。接下来将介绍 4 种有代表性的表面增强拉曼纳米探针。

1. 基于金纳米棒的表面增强拉曼纳米探针

相比金纳米球颗粒，金纳米棒为各向异性的结构，在棒状尖端具有极强的局域电磁场。金纳米棒具有两个等离激元共振峰，其中纵向共振峰依赖于金纳米棒的长宽比及高度可调。因此，金纳米棒受到了众多研究者的关注，希望充分利用其优良的增强性能和可个性化设计的特性。目前,金纳米棒的合成方案中,种子介导生长法最普遍,相较于模板法和无模板法等,该方案具有更简单、金纳米棒的长宽比调节更容易、颗粒更均匀、表面修饰更灵活的优点[2]。种子介导生长法可以通过两种途径实现:① 在没有 Ag^+ 存在的体系中,表面活性剂十六烷基三甲基溴化铵(CTAB)包裹在金种子颗粒表面,由于 CTAB 更倾向于结合在金[100]面,所以溶液中的金原子只能结合到金[111]面,故最终沿着[100]面的方向生长为棒状;② 当 Ag^+ 存在时,Ag^+ 被还原为银原子,由于欠电位沉积过程落在金种子颗粒[110],沉积的银原子与 CTAB 中的溴离子产生强作用力,金原子只能沿着[110]面的方向生长。通过降低金纳米棒尖端的 CTAB 覆盖密度或增加 Ag^+ 的浓度,可以延长金纳米棒,即增加其长宽比。

近红外波段在生物医学的应用十分广泛,因为近红外波段可以较好地抵抗组织自发荧光干扰,有利于深度组织成像。金纳米棒的纵向等离激元共振峰恰恰具有高度可调性,并可以调制到近红外波段,因此广泛用于近红外生物成像与治疗的应用研究中。例如,选择多种近红外染料作为拉曼信号报告分子,具有近红外波段的等离激元共振峰的金纳米棒作为增强基底,利用近红外激光进行激发,三者耦合形成共振增强,可以实现优良的 SERS 共振倍数增强;同时共振激发下,光热效应显著,可用于光热治疗,该探针可以实现高通量近红外拉曼成像和光热治疗的多功能应用[3]。但事实上,金纳米棒的主要增强区域集中于棒的两个尖端,而在两侧边的增强倍数要弱得多,因此需要实现拉曼报告分子的选择性吸附、更多地结合到纳米棒尖端;在金纳米棒外包银,可以进一步形成核壳结构,提升增强因子。

金纳米棒状的特殊结构还可以引起纳米天线效应(nanoantenna effect),可以用来放大荧光信号。简单来说,用两个金纳米棒形成二聚体结构,将拉曼报告分子固定在两个尖端之间,调节两个金纳米棒的长度,使其具有不同的纵向等离激元共振波长,用于分别耦合激发端和发射端,从而增强信号。此外,由于金纳米棒形状调节灵活、方便,更多不同的结构正不断被探索,比如尖端之间缝隙、金纳米棒的半径、半径/长短不一的组装纳米棒等复杂结构。这些结构使金纳米棒 SERS 探针的成像灵敏度不断提升。

2. 缝隙增强拉曼探针(gap-enhanced Raman tags,GERTs)

缝隙增强拉曼探针是一类具有内部缝隙的核壳结构拉曼探针,缝隙内拉曼增强因子高且分布均匀、光稳定性好,而且在探针结构、拉曼报告分子选择、表面功能化等方面可以灵活设计,因此 GERTs 在生物医学领域的应用前景巨大[见图 7-5(a)]。

在金属核壳之间的纳米空间(缝隙)里,可以产生强烈的电磁场,与球形颗粒相比,该缝隙增强效应可产生至少 3 个数量级的拉曼增强。目前,研究者已经尝试过各种核壳结构来探索是否能够提供更强的拉曼增强效应,如纳米星核、纳米三角形核、纳米立方核,尖刺壳,花瓣状壳等[见图 7-5(b)]。其中,通过结合纳米星核或纳米三角形核可以实现 20 倍的平均增强因子;花瓣状壳 GERTs 可以产生高达 5×10^9 的平均增强倍数,通过模拟计算可以发现,在这些结构的尖角或窄峰处的增强因子要比颗粒的平均增强因子更高。核尺寸和壳厚度(或它们的相对比率)也对增强因子起着重要作用。金属核壳的材料也可以进行改变,例如双金属核壳纳米颗粒是另一种常见的颗粒结构,可通过在金核表面沉积银壳层、形成双金属核壳颗粒,获得更强的拉曼增强能力。此外,等离激元共振会随着 GERTs 的纳米结构发生相应变化,具有高度可调性,可以满足临床应用场景中对不同入射激光波长的需求。

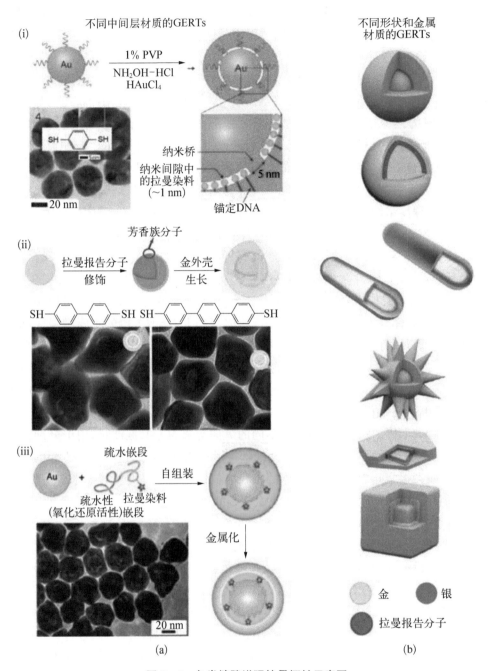

图7-5 各类缝隙增强拉曼探针示意图

(a) 具有不同中间层材质的GERTs,中间层包括(i) 荧光染料编码的DNA链、(ii) 具有硫醇基团的芳香族小分子与(iii) 带苯环的聚合物链;(b) 具有不同形状和金属材质的GERTs示意图

　　嵌入的绝缘层通常充当拉曼信号源的角色,该层的拉曼报告分子通常可以分为3类:荧光染料编码的 DNA 链、具有硫醇基团的芳香族小分子与带苯环的聚合物链[见图7-5(a)]。纳米缝隙的尺寸和壳的生长过程往往会受到分子长度和密度等因素的影响。拉曼报告分子可以灵活选择,这为高容量编码和多指标成像提供了可能性。提升 GERTs 编码

能力的方法包括在缝隙中替换不同的拉曼报告分子,在一个缝隙中使用不同比例的多个拉曼报告分子,以及构建具有不同分子的多层核壳缝隙结构。通过表面的功能化修饰,可以使SERS探针具有生物相容性或靶向特定细胞的抗体,实现细胞成像、区分和编码。

　　GERTs 缝隙内的拉曼报告分子还可以作为内标(internal standard)分子在拉曼检测或成像过程中进行校准,从而减小信号波动对定量带来的误差。缝隙内部的拉曼报告分子与外部环境隔离,不会受到外部分子竞争吸附的问题,也不会产生由于颗粒聚积而导致局部热点区域的信号骤增的问题,从而确保良好的信号稳定性。比如,研究者曾报道采用表面修饰银壳层的金纳米立方体 GERTs[见图 7-6(a)],其以 4-巯基苯甲酸(4-MBA)为内标分子,通过阿斯巴甜(aspartame, APM)信号与内标分子的比值,实现了对阿斯巴甜的定量,定量标准曲线的相关系数相较未使用内标的定量体系显著提升,显示了 GERTs 于精准定量领域的检测应用潜力[4]。

　　有研究者报道了用于非共振和共振激发的纳米棒状 GERTs 的光稳定性和光热效应。[见图 7-6(b)][5]。使用非共振波长激发,可以提高光稳定性并减少有害的热效应,而共振入射可用于光热治疗或智能药物释放系统。此外,多层的 GERTs 可以在不同的壳层当中嵌入不同分子,从而拥有多模态成像的能力,比如通过嵌入荧光团作为拉曼报告分子可以进行拉曼-荧光双模态成像。因此,GERTs 也有望用作多功能和多模态生物成像造影剂[6]。

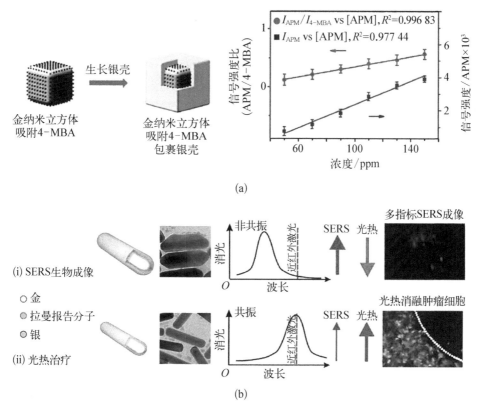

图 7-6　(a) 内标分子 4-巯基苯甲酸(4-MBA)与阿斯巴甜(APM)信号的比值;
　　　　(b) 用于非共振和共振激发的纳米棒状 GERTs

3."核-卫星"结构表面增强拉曼纳米探针

多个小颗粒围绕中心大颗粒的纳米结构通常称为"核-卫星"结构,由中心核颗粒、卫星和连接上述两部分的"胶水"分子3个关键组件构成。金、银、二氧化硅和四氧化三铁纳米球通常用作卫星颗粒,这种情况下,由于中心核颗粒和卫星颗粒之间或卫星颗粒彼此之间存在大量的缝隙和狭窄处,可以形成许多电场增强的热点区域,故被应用于高性能拉曼信号增强。例如,侧流层析 SERS 芯片中使用"核-卫星"SERS 纳米结构实现绝对定量和同时多重检测;以 4-巯基苯甲酸和罗丹明 B 为拉曼报告分子的"核-卫星"SERS-荧光纳米探针可以实现三通道激发波长的成像。中心核也可以使用表面粗糙的金属纳米颗粒(如金纳米棒、纳米星),核-卫星颗粒之间的等离子耦合作用可进一步产生更强的电磁场热点和 SERS 信号,从而在检测或成像时提高灵敏度。此外,也可以使用以四氧化三铁等磁性纳米颗粒作为中心核和金纳米颗粒作为卫星组装形成的多功能磁性 SERS 颗粒,为纳米颗粒的操作和控制提供了额外的手段。

由于具有丰富的热点,"核-卫星"纳米探针也可用于直接(无标记)检测。通常,纳米颗粒和目标分子在液相体系中自由扩散,当目标分子进入纳米颗粒的热点区域内时,就会被检测到。中心核和卫星的大小、颗粒间隙、卫星的密度以及金属类型都会影响等离激元共振能量,而入射激光波长与等离激元峰的共振是提升电磁增强效果的关键。

"核-卫星"结构表面增强拉曼纳米探针的功能的特殊性是由中间连接的"胶水"分子赋予的,可以通过使中间的"胶水"分子失效或不连接,引发"卫星"颗粒的动态释放从而产生动态信号,该方法与 Förster 共振能量转移(Förster resonance energy transfer,FRET)纳米探针功能相似[7]。简言之,卫星颗粒紧贴于核颗粒表面,因而产生高电磁增强的热点区域,出现很强的拉曼分子信号;而当卫星颗粒从核表面释放并远离时,信号开始下降,且下降幅度与释放的卫星颗粒数量呈线性相关。图 7-7 所示为用于定量检测黏蛋白 1 适配体的"核-卫星"结构表面增强拉曼纳米探针的结构[8]。其中,"胶水"分子均含有与目标分子匹配的适配体,在没有目标分子的情况下,卫星颗粒通过互补配对交联在中心核上;而当目标分子出现时,适配体与目标分子结合,因而导致卫星颗粒从核颗粒上解离,随着拉曼分子信号强度的降低,实现对目标分子浓度的确定。通过使用"核-卫星"结构表面增强拉曼纳米探针可以实现大动态范围和超低检测限的检测,有望应用在食品检验、临床测试、生物物质定位和生物监测等多个领域。

类似地,也可以将目标检测分子作为"胶水"分子加入体系中,诱导形成"核-卫星"结构,获得较强的拉曼信号。但是,这个过程可能出现非特异性吸附引发的单种颗粒自聚集,导致假阳性。于是,有研究者提出了"点击表面增强拉曼光谱(click-SERS)"的方法[9]。它利用了拼接结构对的优势,通过生物目标分子(如 DNA 杂交反应)可控实现两种表面增强拉曼纳米颗粒的分离,同时使用拉曼峰位置和峰强度的双重信息做判断,当且仅当拉曼光谱较强且包含两种颗粒的信号时,才算有效信号,因此避免了单种颗粒自聚集带来的误判;最终,可通过信号在空间上的分布信息,对目标分子进行定量,该方法已经实现了细胞内 caspase-3 的选择性均相传感检测。

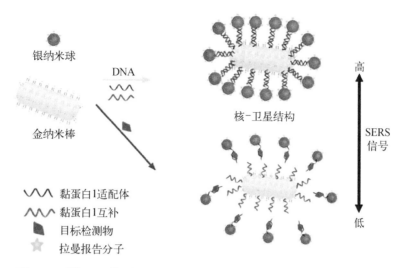

图 7 - 7 "核-卫星"结构表面增强拉曼纳米探针用于检测黏蛋白 1 适配体

4. 静默区表面增强拉曼纳米探针

生物静默区是指生物拉曼和荧光背景低的波长窗口(1 800～3 000 cm^{-1})。使用特征峰在静默区的拉曼报告分子可以避免生物背景干扰,并且这些分子的信号谱峰窄、信噪比/信背比高,在高通量成像上显著优于荧光,能实现准确的区分、定位、定性或定量检测[见图 7 - 8(a)]。常用的静默区分子基团包括炔烃(C≡C)、腈基(C≡N)和一些同位素替代物(如 ^{2}H 和 ^{13}C)。比如,普鲁士蓝(PB)具有丰富的氰化物桥(—C≡N—),在静默区 2 156 cm^{-1} 处有特征振动峰;同时普鲁士蓝分子本身具有较宽的吸收峰(500～900 nm),可以与金属纳米基底形成共振效应,因此会产生信号极强的静默区拉曼峰,可以用于生物背景中的特异性识别。普鲁士蓝类似物(PBA)是一类通过金属离子(如 Pb^{2+}、Co^{2+}、Cu^{2+})置换产生的、与普鲁士蓝具有类似结构、但静默区拉曼特征峰位不同的报告分子。例如,Gao 等已基于上述方法,实现编码容量为 2^n-1 的超多重细菌条形码[10]。此外,通过化学键、同位素等高度可调的拉曼光谱带,可以进一步提高成像通量。许多研究报道了在静默区拉曼报告分子的选择和修饰上的一些策略,并将其与 EM 和 CHEM 及统计学策略结合起来,以充分发挥其在临床实践和理论研究中的潜力。

静默区多指标拉曼成像可以通过使用具有不同化学键的不同静默区分子来实现[见图 7 - 8(b)]。例如,可以使用含有炔基和腈基的拉曼报告分子,如苯并嗪(2 010 cm^{-1})、苯并炔(2 142 cm^{-1})和 1,4 -二苯基丁烷-1,3 -二炔- 1 -基(2 209 cm^{-1})等分子来修饰表面增强拉曼纳米探针[11],所获得的成像中各个信号清晰可辨、无混叠。此外,通过使用不同结构、同位素的报告分子也可以提高成像中探针的编码能力。比如,通过调节 ^{12}C 和 ^{13}C 的比例,可以很容易地将拉曼峰从 2 600 cm^{-1} 移动到 2 706 cm^{-1},从而设计不同的拉曼探针用于识别肿瘤细胞[12]。类似地,"拉曼调色板"的概念也被提出,即通过不同的取代基连接到基团上(苯环或末端炔烃),可以获得大量的规律性变化的静默区特征峰位。此外,有研究者还通过设计共轭长度、选择性同位素掺杂和聚炔的封端取代,获得了 20 个不同的拉曼频率,理论编码容量高达 $3×10^{13}$,足以对人体所有细胞(约 10^{13} 个细胞)进行编码。

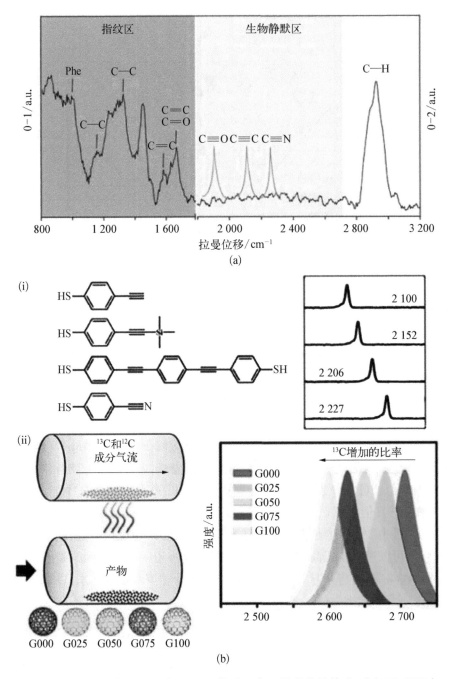

图 7‑8 （a）生物静默区示意图；（b）静默区高通量成像的策略，比如可以通过
（ⅰ）不同化学键和端基取代，（ⅱ）按比例混合同位素石墨烯、^{13}C 和 ^{12}C 实现

7.2.4 表面增强拉曼纳米探针设计需考虑的因素

由于生物医学成像应用的环境比较复杂，而表面增强拉曼纳米探针又包含了上述的基底、拉曼报告分子、保护层和生物靶向分子 4 个部分，因此，设计表面增强拉曼纳米探针时需要考虑如下因素。

（1）拉曼报告分子的信号强度。每种拉曼报告分子的散射截面大小都不一样,这在很大程度上也影响了表面增强拉曼纳米探针信号的强弱。当然,这还必须基于一个前提条件,即设法让拉曼报告分子吸附在纳米探针的表面。提升纳米颗粒表面增加拉曼报告分子吸附的数量,也可以提高纳米探针的信号。

（2）探针基底的增强性能。探针的信号越强,则越有利于提高成像或检测的灵敏度、成像的信背比以及成像的速度等。探针的增强策略可以采用电磁增强、化学增强或共振拉曼增强机理中的一种或多种的协同效应。目前采用电磁增强的策略是主要的方式,可以通过设计等离子纳米结构来实现较好的调控。采用表面增强共振拉曼散射的机理的探针的光稳定性相对较差,容易发生拉曼"光漂白"现象。

（3）探针的材料稳定性。探针的材料稳定性包括探针是否可长时间储存,是否可以在不同的环境（如空气、不同 pH 值的溶液、磷酸盐缓冲盐溶液、生物体液）中稳定存在,是否会发生拉曼报告分子的脱落和降解,是否会发生金属纳米颗粒的氧化和降解等。

（4）探针的光稳定性。探针的光稳定性主要指探针在激发光连续光照的情况下,拉曼信号可以保持稳定的状态。在生物和医学成像时,由于需要实时追踪某些生理活动的变化,可能会需要在同一位置进行多次成像,所以探针的光稳定性非常重要。如果激发光的功率较大,或者采用荧光分子作为拉曼报告分子,可能会产生信号明显减弱的现象,也称为拉曼"光漂白"现象。

（5）探针的生物安全性。将表面增强拉曼纳米探针用于细胞或体内的生物医学成像,必然要考虑到探针的生物安全性。这是纳米探针普遍会涉及到的一个问题,这也是目前表面增强拉曼纳米探针要真正进入临床应用的巨大挑战。通常,纳米探针的生物安全性评价可通过细胞毒性、致敏试验、免疫毒性实验、纳米颗粒体内代谢评估等手段完成。

（6）探针的光热效应。表面增强拉曼纳米探针目前主要的激发策略还是共振策略,也就是利用了探针的等离激元共振效应。产生等离激元共振效应的同时,探针也会产生显著的光热效应,会对生物样品造成明显的光热损伤以及其他副作用。这一点往往会被忽略。当然,我们也可以利用探针的光热效应进行治疗,如进行肿瘤的光热治疗应用。

7.3　表面增强拉曼光谱纳米分子影像探针的仿真

由于表面增强拉曼光谱的增强因子很大程度上是由等离子纳米材料表面的局域电磁场强度决定的,所以可以根据电磁场基本原理,通过计算仿真来模拟期望的纳米材料和结构的光学属性,指导表面增强拉曼纳米探针的设计和合成。

7.3.1　解析模拟

由于目前电磁增强机制在 SERS 领域中起到主要作用,对表面增强拉曼纳米探针的局域电磁场增强因子进行定量的理论计算十分必要。基于麦克斯韦方程可以计算出金属纳米颗粒表面的局域电场强度,并评估其增强因子。解析模拟（analytical simulation）的方法目前仅限于简单、对称的体系,而对具有复杂形状和尺寸的体系,如突起、多边形、凹坑、不同形状的纳米颗粒以及聚集体等复杂、不对称的体系,解析模拟的方法不再适用,应采用诸如时域有限差分法(finite difference time domain,FDTD)等的数值模拟方法来进行局部电磁场的模拟。但是,解析模拟方法仍然存在其明显的优势,例如计算速度快,不需要大量的计算资源等。通过解析模拟方法,对于溶液中非球形的颗粒进行分析,通过颗粒尺寸、形状分布、取向上平均值,也可以实现比较高效的模拟结果。

近年来在解析模拟的方法领域,新的研究成果也不断出现。如 Khlebtsov 等于近年来发展了基于球状颗粒的解析模拟的新方法——可用于表面/取向平均增强因子计算的解析表达式[13]。在该方法中,近场电磁场可采用普通静电近似或新型改进静电近似方法计算,包括辐射阻尼、去极化效应和与更高阶的相互作用的多重偶极子,从而在更广的粒径范围内与 T-matrix 相吻合。该方法解决了在椭球体模型中,由于尖端曲率被低估而导致的理论计算增强因子小于真实增强因子的问题。

7.3.2 数值模拟

等离子纳米材料的激化性质、激发、尺寸与形状等性质对其表面 EM 的影响可以用表面等离子理论解释。通过数值计算方法来进行模拟计算,从而对 EM 有更好的定性、定量的认识的方法称为数值模拟(numerical simulation)。目前的数值计算工具包括有限元法(finite element method,FEM)、时域有限差分法(finite difference time domain,FDTD)、离散偶极近似(discrete dipole approximation,DDA)和多重偶极子算法等,其中 FDTD 在 SERS 中的运用十分广泛,该方法囊括基于 EM 机制的麦克斯韦方程和 SERS 强度相关的重要参数计算电动力学,可以给出局域场分布、电场分布、电场强度和 EM 近场增强等信息,有助于人们在表面增强拉曼纳米探针/基底制备过程中对于特性进行优化。基于 FDTD 对等离子纳米材料的模拟步骤通常包括以下 5 步。

(1) 定义物理结构和光学参数:包括金属种类、材料的结构尺寸、材料的介电函数需与试剂情况吻合。

(2) 定义模拟区域和边界条件:模拟过程中,网格的总尺寸和密度需要适中,既要确保与实际模型匹配,获得精确可靠的结果,同时也要兼顾模拟时间和计算机算力。对于边界条件的选择,对于一个或有限个颗粒的模拟通常运用完美匹配层(perfect matched layer,PML),而周期性边界条件(periodic boundary conditions,PBC)常用于大面积且周期性变化导致电磁场行为也周期性变化的材料。

(3) 定义光源:可根据具体的光源确定,包括平面波(plane wave)(常用)、高斯光源(Gaussian)、全场散射场光源(total field scattered field,TFSF)、偶极子(dipole)等。

(4) 选择合适的监视器(monitor)来记录所需的数据,用作后续的数据分析。

(5) 编写脚本命令:用于相应光谱的分析。

FDTD 模拟可用于指导等离子纳米材料的设计。由于 SERS 颗粒的 LSPR 波长与其形状密切相关,所以对于有特定共振效应要求的应用场景,如生物医学成像中的近红外波长的使用、与荧光拉曼报告分子形成共振增强、特定波长光热效应的需求等,需要预先计算期望的尺寸或形状,从而实现相应的 LSPR 波长需求。例如,颗粒的合金比例、长宽比等参数均与 LSPR 波长相关,金纳米棒的长宽比越大,其 LSPR 波长红移程度越高,所以预先通过模拟的方式可以得到纳米颗粒的理论参数,从而指导颗粒的合成,在激发波长与颗粒 LSPR 波长匹配的时候,可引起等离激元共振效应,从而提高 SERS 增强因子、光热效应等。例如,Mao 等采用 FDTD,分别对平面金基底上的银纳米颗粒、覆盖二氧化硅涂层的平面金基底上的银纳米颗粒、曲面金基底上的银纳米颗粒、覆盖二氧化硅涂层的曲面金基底上的银纳米颗粒四种结构进行了预先的模拟,最终发现最后一种结构的电磁增强效应最强,并且从可见光到近红外激发均可获得较大的增强因子,所以最终选择该材料用于宽波段单颗粒检测[14]。

　　FDTD 模拟可用于验证实验中获得的光响应行为。由于 80% 及以上的增强信号均来自仅占颗粒表面积 1% 的热点区域,表面精细结构的略微改变可能引起增强效果的极大差异。在实验中,我们往往只能表征多颗粒体系的集体平均性质,如通过紫外-可见光分光光度计获得的消光光谱等,而一些由于精细结构变化带来的 SERS 效应通常难以采用这些表征方法发现。通过数值计算模拟和单颗粒散射光谱(如通过暗场显微镜获得单颗粒散射光谱)可以从理论和实验对颗粒精细结构带来的等离激元共振效应做出较好的解释和双重验证。例如,研究者采用结合 SERS、远场光学(暗场显微镜)和结构表征(扫描电子显微镜)的方式,观察到了单个 Fano 共振等离子纳米簇的随纳米颗粒大小、间隙、排列结构而显著变化的近场特性,在特定位点加入碳纳米粒子后,近场分布又产生了巨大变化,上述现象在结合 FDTD 模拟后,均可以从理论角度给出相关证实(见图 7 - 9)[15]。

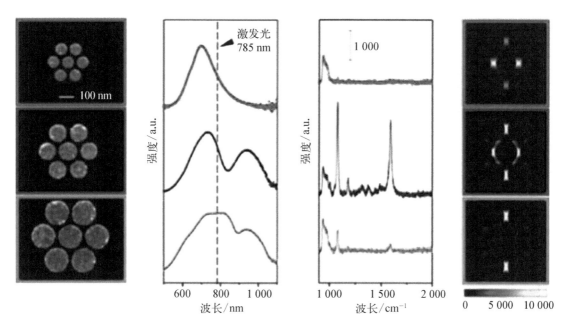

图 7 - 9　单个 Fano 共振等离子纳米簇的随纳米颗粒大小、间隙、排列结构而显著变化

　　由于 FDTD 的功能多、使用方法灵活,可用于研究远场光谱信息、近场电磁场、电荷分布、电磁场增强倍数等,可以用于理论计算不同参数和不同结构对 SERS 强度的影响,从而指导 SERS 基底的设计、制备及应用。但是,FDTD 本质上是近似计算,无法提供绝对精确的结果;此外,由于实际 SERS 基底制备过程中随机性、操作设计误差、原材料差异等的存在,理论模拟计算无法与实际结果达到完全一致。

7.3.3 化学增强模拟

电磁增强机理通常可以提供 6~11 个数量级,而通过化学增强机制,又可以提供 1~4 个数量级的增强倍数,目前对于化学增强的机制尚不明确,普遍比较认可的包含分子激发共振、电荷转移共振和吸附到金属上时发生的分子极化率的变化。其中,最后一种机制亦称为静态化学增强,这种增强机制中涉及金属-分子复合物的生成,会导致分子极化率与振动模式的变化,并进而引起 2~3 个数量级的增强。根据密度泛函理论(density functional theory, DFT),可以从量子力学的基本定律定量理解材料特性,对化学增强的共振机制进行定性、定量的研究,DFT 最先起源于 Thomas-Fermi 模型,在 Hohenberg-Kohn 定理提出后有了坚实的理论依据,由于求解精确的泛函/交换相关能(Vxc)是十分困难的,而通过局域密度近似方法(local-density approximation, LDA),即将观测位置看成均匀电子气,那么 Vxc 便只依赖于该点的电子密度,则可以对交换相关能做出近似求解,后来发展的广义梯度近似(generalized-gradient approximation, GGA)既依赖于电子密度,又依赖电子密度的梯度,那么 Vxc 中可以囊括更多的物理信息,但广义梯度近似方法不一定比局域密度近似方法更加准确;在广义梯度近似的基础上可以增加电子密度的二阶导数的信息(meta-GGA),或者掺入准确的交换能(hybrid-GGA)。目前已有大量的商业软件,如 Octopus 等可供密度泛函理论计算。

密度泛函理论对于 SERS 探针的设计制备具有指导和预测意义,可以用于预测分子结合在金属表面的状态,实现直接用于模拟被捕获的目标分子的定性和定量的检测分析。比如,为了制备具有更强信号的 SERS 探针,往往会采用共振的策略,因而探针中会涉及激发波长、拉曼报告分子(通常为荧光分子)的最强吸收波长、SERS 金属基底的 LSPR 峰,三者吻合实现共振。同时为了使增强倍数尽可能大,报告分子被设计紧密结合在金属纳米颗粒表面,例如分子通过共价键结合(如 Au—S 键、Ag—S 键等)或通过静电吸附在金属表面,在金属纳米颗粒表面吸附分子,产生电荷转移共振态,该静电荷转移效应增强了拉曼强度。

7.3.4 人工智能辅助的探针设计

随着 SERS 技术的发展,目前人们已根据基本物理理论和实验摸索探寻出了各种不同功能的等离子纳米结构。近年来,随着依赖于大数据机器学习的人工智能的兴起,不断有人开始思考是否能够将人工智能运用于指导探针的设计。2020 年,研究者在 *Nature* 中发表的一篇 *Can artificial intelligence create the next wonder material?*,概述了这一趋势的可能性以及人们当前正在做出的努力。目前,"材料基因组计划(Materials Genome Initiative, MGI)"已成立,也已开始着手建立用于自动识别文献中有关的合成与性能等相关信息的材料数据库,并提取规律来预测性能和指导材料合成。纳米材料的性质取决于它们的大小、形状、材料类型、多分散性和表面化学性质等。人工智能辅助的系统不是自上而下或自下而上地制造,而是依靠输入的特征信息来预测光学性质、反应条件与最终产品分散性之间的关系或聚合物的消溶胀行为等,加快复杂的物理模拟,促进了纳米材料的智能设计。

目前,在表面增强拉曼等离子纳米材料的设计和制备领域,也开始出现了一些运用人工智能的尝试。如利用神经网络可以对新型/复杂的 SERS 纳米颗粒周围的近场电磁场强度、电磁场分布以及远场光谱信息等进行预测,所需的计算时间和计算资源远远优越于传统的数值计算方法[16]。比如,Malkiel 等使用深度神经网络的方法简化材料设计过程,并基于其远场光学响应,稳健、省时且准确地预测了复杂纳米结构的特性;该方法不仅可以高精度预测纳米结构的光谱响应,而且可以根据目标的光学响应提供单个纳米结构形状和尺寸的设计方案[17]。许多文献也提出了"逆设计(inverse design)"的概念,通过一系列的大数据学习的方法,将来可能实现基于应用目标(如超灵敏检测、靶向捕获、光热治疗、药物递送等)的颗粒设计,从而指导合成颗粒的更高效。

7.4　拉曼仪器和成像方法

用于采集拉曼信号的拉曼光谱仪一般可分为共聚焦显微拉曼光谱仪和便携式拉曼光谱仪。它们在体积、重量、灵敏度、光谱分辨率和使用便捷程度等方面都有所不同,各自具有不同的优势和特点。

7.4.1　共聚焦显微拉曼光谱仪

共聚焦显微拉曼系统主要由 5 部分组成:窄带激光器、自动样品台、光路、基于二维阵列电荷耦合器件(charge-coupled device, CCD)的探测器和计算机控制单元。光路主要由物镜、反射镜、滤光片、针孔、衍射光栅等组成。共聚焦拉曼光谱仪具有高性能 CCD,尤其是电子倍增 CCD(electron-multiplying CCD, EMCCD),检测灵敏度高;具有精细光栅和高像素的 CCD,其光谱分辨率高,通常小于 $1\ cm^{-1}$。借助自动样品台和二维阵列 CCD,可以完成 x-y 轴逐点扫描拉曼成像。激光光斑的直径可低至亚微米以下,从而提高拉曼成像的分辨率。共聚焦成像系统的针孔可以防止散射光从焦平面进入探测器,从而提高沿 z 轴的成像分辨率。此外,共聚焦拉曼仪器可以同时配备多个激光波长(如 325 nm、532 nm、638 nm、785 nm、1 064 nm 等),并配备强大的附属软件进行数据处理、分析和画图。尽管有上述优点,共聚焦显微拉曼成像系统仍存在成本高、机器体积大、无法移动使用等缺陷。

7.4.2　便携式拉曼光谱仪

光纤技术的发展极大地促进了便携式拉曼光谱仪的发展和应用,使其可以实现更经济、更灵活和更方便的测量。便携式拉曼光谱仪的结构主要包括激光器、基于线阵 CCD 的探测器、光纤探头、控制单元,特别适合于快速、实时的现场检测。由于其光学聚焦系统被简化,激光光斑通常较大(几百微米到几毫米),这有利于临床快速诊断应用,但也因此受到空间分辨率和进光量降低的限制。此外,由于 CCD 的缺陷以及未配备机械样品台,一般无法用便携式拉曼光谱仪进行自动拉曼扫描成像,其配备的激光波长个数也比较有限,通常不超过两个。

目前不断有新型的便携式激光拉曼光谱仪涌现,如空间位移拉曼光谱仪、透射拉曼光谱仪、透视拉曼光谱仪、便携式差分拉曼光谱仪等,便携式拉曼设备的分辨率、信噪比等性能不断提升,在药物分析、生物检测、生物成像等方面的潜在应用愈发广泛。

基于各自的优点,共聚焦显微拉曼光谱仪和便携式拉曼光谱仪这两种仪器适用于不同的应用场合。前者广泛应用于灵敏度、空间/光谱分辨率要求较高的实验室基础研究中;而后者更适用于现场测试、物质鉴定、实时检测、快速诊断以及术中导航。

7.4.3 拉曼成像方法的介绍

拉曼成像的数据采集可分为两类:逐点扫描成像和宽场成像。最常见的是逐点扫描成像[见图7-10(a)],它可以通过移动机械工作台,并通过普通的拉曼显微镜完成成像。这种成像方式通过从样品上的每个像素点收集高分辨率的光谱来获得良好的光谱分辨率,但是需要花费较长时间。近年来,Horiba公司推出的Duoscan™模式,使用两个振镜的组合,使激光束在选定区域内振扫,对于扫描步长小于50 nm的成像情形,可以进行大面积扫描,通过移动激光光斑而不是样品台的机械运动,显著加快了成像速度。线扫描模式[见图7-10(b)]也可以在时间分辨率足够高的前提下加快成像过程。通过线性激光束而不是点光束的照射,可以从一线性区域获得光谱,并能够减小因激光引起的样品损伤。

宽场成像的原理是使用二维探测器阵列照亮一个区域,并检测该区域内发射的光子。常见的宽场成像模式是单波长成像,通过使用单色器、滤光片轮或电子可调谐滤光片[如液晶可调谐滤光片(liquid crystal tunable filter, LCTF)和声光可调谐滤光片(acousto-optic tunable filter, AOTF)],在一个波长通道获取图像[见图7-10(c)],光谱分辨率能达到1~5 nm。另一种宽场模式是多焦点成像[见图7-10(d)],通过使用线性或二维光束模式通过棱镜阵列等在整个区域内形成激发光束阵列,同时获取空间和光谱信息。此外,它能通过利用样品内的空间相关性来减少拉曼成像中所需的光谱数量,有效缩短了总体采集时间;当然,它仍需要在空间分辨率和光谱分辨率之间取得平衡。共聚焦显微拉曼光谱仪和便携式拉曼光谱仪都可以用于逐点扫描成像和宽场成像。

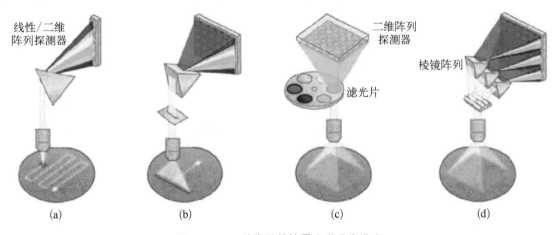

图7-10 4种常见的拉曼光学成像模式

(a) 逐点扫描;(b) 线扫描;(c) 单波长成像;(d) 多焦点成像

7.5　表面增强拉曼光谱纳米分子影像探针的生物医学影像应用

除了用于生物传感和检测以外,SERS 也是生物医学成像中有力的工具之一。首先,表面增强拉曼纳米探针信号通常极强,可达到单颗粒检测的水平,进行高灵敏度的实时成像和检测。其次,表面增强拉曼光谱纳米分子影像探针具有指纹式拉曼光谱,谱峰窄,有利于进行多组分成像;SERS 探针还可以修饰生物组织中不具有的特异性报告分子,可很好地区分它与生物背景,成像时可显著降低生物组织自发荧光的干扰。此外,与荧光探针相比,表面增强拉曼纳米探针的激发波长选择比较灵活可调。最后,表面增强拉曼纳米探针的光稳定性通常也优于荧光探针。

在 SERS 生物成像中,生物功能化的表面增强拉曼纳米探针通过生物识别被特异地附着在细胞或组织上。然后,通过扫描和读取光谱,可以监测表面增强拉曼纳米探针的位置,从而检测感兴趣的区域。纳米探针的生物功能化同时也使得探针具有更好的生物相容性、颗粒稳定性、特异性和靶向性。

7.5.1　细胞成像

目前,将表面增强拉曼纳米探针用于体外细胞成像已有了深入研究,比如研究细胞内的细胞器、细胞内生物分子相互作用和生物标志物的表达等,可以获得细胞水平的许多信息。

SERS 可以通过对细胞膜上生物标志物的识别来实现体外细胞成像。表面增强拉曼纳米探针的表面功能化,通过修饰靶向配体来靶向细胞膜上的特异性标志物从而识别癌细胞。例如,研究者报道了用于癌细胞体外细胞成像的核壳结构表面增强拉曼纳米探针,探针表面用带羧基和巯基的聚乙二醇(HS-PEG-COOH)修饰,可以实现对 Hela 细胞的成像[18-19]。其中,活细胞成像是采用 0.05 nM 的表面增强拉曼纳米探针颗粒与细胞在培养液中孵育,通过拉曼成像来追踪细胞摄取颗粒的动态过程,使用 785 nm 激光,成像速度高达 1 毫秒/像素,成像时间分辨率高;固定细胞成像时,将表面增强拉曼纳米探针与 Hela 细胞孵育 6 小时,然后用 PBS 缓冲溶液洗去多余的颗粒;最后用 4% 多聚甲醛固定细胞进行 SERS 成像,实现了 30 分钟的高功率(10^5 W/cm^2)连续激光照射下的稳定成像。

拉曼光谱的谱峰窄,可以根据报告分子特征谱强度计算表面增强拉曼纳米探针相对浓度,表面增强拉曼纳米探针在高通量定量癌细胞生物标志物筛选方面得到了广泛的应用。例如,研究者开发了近红外拉曼报告分子修饰的 3 种表面增强拉曼纳米探针,使用了 3 种配体修饰,包括细胞可渗透多肽、线粒体靶向肽和细胞核靶向肽,从而可以选择性地靶向细胞内特定的细胞器[见图 7-11(a)][20]。通过分析 3 种拉曼光谱,可以获得探针在细胞中的位置,实现胞质或细胞核的清晰成像。他们实现了人类口腔癌细胞的单个活细胞多重成像,用时 30 秒(10 毫秒/像素)。此外,为了结合直接或间接的 SERS 来研究细胞凋亡过程,研究者设计了 3 种具有细胞膜或核靶向能力的表面增强拉曼纳米探针以及两种不含拉曼染料的无标记金纳米颗粒[见图 7-11(b)][21]。在确认了表面增强拉曼纳米探针在细胞中的定位后,他们用金纳米颗粒来同时获取这些位置的生物分子信息,以此实现了多靶向的细胞拉曼成像。他们还研究了活细胞在 48 小时凋亡过程中细胞核和膜受体蛋白的时间依赖性变化。这项工作实现了高空间分辨率(单个细胞,30×30 像素)的二维或三维 SERS 成像,这对细胞复杂的生理过程的研究具有重要意义。

亚细胞成像通常针对细胞微环境中的局部特征或化学变化,如细胞内 pH 值的改变。胞内 pH 值的稳定在细胞功能(如吞噬作用、细胞凋亡和内吞作用)中起着至关重要的作用。监测 pH 值的基本原理是使用 pH 值敏感的拉曼报告分子,如 4-巯基苯甲酸、氨基苯硫酚、4-巯基吡啶等进行成像。4-巯基苯甲酸的羧基在酸性条件下会产生质子化,当 4-巯基苯甲酸修饰的表面增强拉曼纳米探针在被细胞内吞时,通过监测分子的 $1\,423\ cm^{-1}$(COO—拉伸模式)与 $1\,076\ cm^{-1}$(苯环振动模式)两个特征峰的强度比,可以获知内吞过程中的细胞酸化情况。类似地,Zhang 等用 4-巯基苯甲酸修饰的表面增强拉曼纳米探针实现了局部 pH 成像,实现了探针颗粒内吞过程中不同时间点(2 小时和 8 小时)细胞内 pH 值变化的高分辨率三维可视化成像,为纳米颗粒内吞的动态拉曼成像提供了新的可能性[见图 7-11(c)][22]。而对于 4-巯基吡啶分子,吡啶环具有 pH 依赖性的电离行为,其在 $1\,095\ cm^{-1}$(X 敏感模式)和 $1\,003\ cm^{-1}$(苯环呼吸模式)的强度比可表征 pH 值变化。基于此原理,有研究者使用 4-巯基吡啶修饰的 SERS 探针作为 pH 传感器,其 pH 响应动态范围为 4~9[23]。该表面增强拉曼纳米探针通过靶向修饰后,可以选择性地转运到细胞核、线粒体和溶酶体;于是,研究者进一步将这种表面增强拉曼纳米探针应用于肿瘤细胞系(人肝细胞癌)和正常细胞系(小鼠胚胎肝细胞)的区分,两种细胞上测得的拉曼光谱有明显差异,证实了癌细胞的平均 pH 值低于正常细胞的 pH 值。他们开发的亚细胞水平 pH 值成像技术具有高空间分辨率,提供了一种新的研究细胞内微环境的工具。

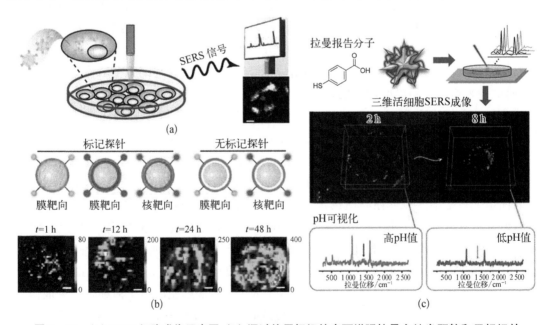

图 7-11 (a) SERS 细胞成像示意图;(b) 通过使用标记的表面增强拉曼金纳米颗粒和无标记的金纳米颗粒选择性地靶向细胞核和膜,实现了多重细胞成像;(c) 使用 4-巯基苯甲酸修饰的表面增强拉曼纳米探针用于监测细胞内局部 pH 值变化

7.5.2　体内成像

借助表面增强拉曼纳米探针的高灵敏和高特异性,可以使用其进行体内成像和检测(见图 7 - 12)。2008 年,研究者首次采用了 PEG 修饰的表面增强拉曼金纳米探针,将其靶向到小鼠模型的肿瘤组织上,实现了在体肿瘤检测。继这一开创性工作之后,近十几年来,表面增强拉曼纳米探针,如金纳米球、纳米星、纳米棒、GERTs 等纷纷被研发出来并运用于体内成像中,大大拓宽了 SERS 在工程和医学领域的应用。研究者发现,作为一种分子影像工具,表面增强拉曼纳米探针可以精确划分肝脏肿瘤边界和检测其他技术难以观察到的微小病变。将经二氧化硅包裹的表面增强拉曼纳米探针通过静脉注射到肿瘤小鼠体内,对小鼠进行活体以及离体肝脏的 SERS 成像,研究发现肿瘤肝组织中的纳米颗粒累积量是健康肝实质中的 40 倍以上,从而能够准确区分健康组织和癌组织;磁共振成像、裸眼检查、触诊、荧光成像等均未发现的微小癌变,都可由 SERS 检测出来。这些发现表明 SERS 体内成像有望提升肿瘤识别率,帮助准确切除肿瘤。在小鼠模型上采用 GERTs 进行前列腺肿瘤靶向拉曼成像[24],小鼠静脉注射纳米颗粒 20 小时后,使用 785 nm 的激光激发进行拉曼成像,可以

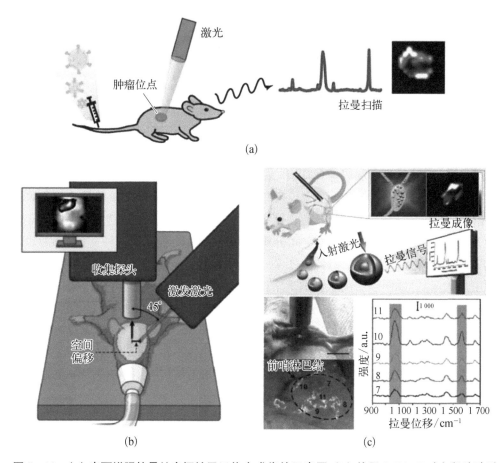

图 7 - 12　(a) 表面增强拉曼纳米探针用于体内成像的示意图;(b) 使用 SESORS 对小鼠脑胶质母细胞瘤进行无创体内成像;(c) 表面增强拉曼纳米探针用于小鼠前哨淋巴结的示踪

很好地观察到纳米颗粒在原位前列腺肿瘤中的生物分布。通过肉眼观察,对实体肿瘤进行最大限度的手术切除后,还可以进一步用拉曼成像扫描残余病灶或肿瘤浸润组织,帮助更好地清扫病灶,体现了高灵敏的表面增强拉曼纳米探针对于精确医学的价值。

表面增强空间偏移拉曼光谱是近年来研究的热点之一。研究者报道了使用该技术对小鼠脑胶质母细胞瘤进行无创体内成像[见图 7-12(b)][25]。他们将荧光染料修饰的金纳米星作为共振表面增强拉曼纳米探针,将其表面用 RGD 肽修饰后,通过尾静脉注射到小鼠体内。他们实现了在相对较低的激光密度($13.8 \ mW/mm^2$)下,通过空间偏移拉曼装置透过颅骨检测到了内部的小鼠脑胶质母细胞瘤。深度 SERS 检测或成像不仅适用于脑肿瘤,还广泛适用于其他纳米探针靶向的疾病,基于表面增强空间偏移拉曼光谱的拉曼深部成像的临床应用前景较好。

前哨淋巴结(sentinel lymph node, SLN)是肿瘤细胞沿淋巴系统进行转移的第一站,它是癌症转移诊断的重要靶点。SERS 纳米探针在前哨淋巴结的活检诊断应用中也展现了卓越的应用前景。例如,研发的 GERTs 具有超亮、高光稳定性和在淋巴结中的保留时间长(24 h)等特点,具有前哨淋巴结示踪的潜力,能够实现高对比度、低激光功率($370 \ \mu W$)、大面积($3.2 \times 2.8 \ cm^2$)、快速(52 s)活体前哨淋巴结拉曼成像[18]。通过拉曼光谱还可以实时监测探针在前哨淋巴结中的动态迁移过程。此外,由于表面增强拉曼纳米探针信号极强,使用便携式拉曼光谱仪直接进行检测也可以获得很好的信号[见图 7-12(c)][26],这有利于将前哨淋巴结拉曼活检应用于快速超灵敏的床旁检测。

7.5.3 多模态成像与诊疗

SERS 与其他成像或诊疗方式的结合是医学和工程学领域的研究热点[见图 7-13(a)]。多模态表面增强拉曼纳米探针,将 SERS 成像能力与荧光成像、光声成像(PA)、正电子发射断层成像(PET)、计算机断层成像(CT)和磁共振成像(MRI)等多种成像功能结合,从而充分发挥各种成像模式的优势,取长补短,拓宽应用场景、提升探针成像质量。例如,SERS-MRI 纳米探针,可用于术前 MRI,具有视野更宽和组织穿透更深的优势,而在术中拉曼成像过程中又显现出高灵敏度和良好的空间分辨率。研究人员开发了一种 CT/MRI/SERS 三模态成像的表面增强拉曼纳米探针[见图 7-13(b)],其合成的基本原理是在花瓣状的金纳米颗粒中加入了钆(Gd)[27]。由于金纳米结构可增强 X 射线,该探针可用作 CT 分子影像探针;而小分子钆造影剂在 MRI 中显示出高 T_1 相关性;花瓣状表面增强拉曼纳米探针具有缝隙结构,拉曼信号很强。因此,该探针具有 CT/MRI/SERS 三模态的优越成像能力。研究结果显示,该探针在肿瘤鼠身上注射 2 小时后可达到最佳的 CT 和 MRI 增强效果,注射 6 小时后仍可进行肿瘤组织体内拉曼成像,很好地满足了术前 MRI 和 CT 扫描以及术中拉曼检测的实际临床需求。

如果采用荧光分子作为拉曼报告分子,使用接近于荧光分子最大吸收的波长进行激发,可以同时产生金属增强荧光和表面增强拉曼光谱,即有望实现荧光-拉曼双模态成像,从而有效结合两种成像模式的优势,可以同时具有荧光的大面积实时成像能力以及 SERS 灵敏特异的检测能力,有利于快速准确地生物成像和定位。虽然荧光分子吸附在金属结构上时可能引起淬灭,但通过荧光分子与金属表面保持一定的距离,可以避免此情况,从而使探针被同一波长激光激发时,同时产生荧光和拉曼信号,使其具有双模态成像"快速＋准确"的优势。

此外,研究者还开发了"诊疗一体化"的表面增强拉曼纳米探针,借助金属纳米基底的等离激元效应带来的光热效应,研发了具有肿瘤拉曼成像和光热治疗功能的纳米探针[见图 7 - 13(c)];同时,探针可以通过表面修饰搭载化疗药物、光动力疗法药物等,实现多种治疗方式的结合。

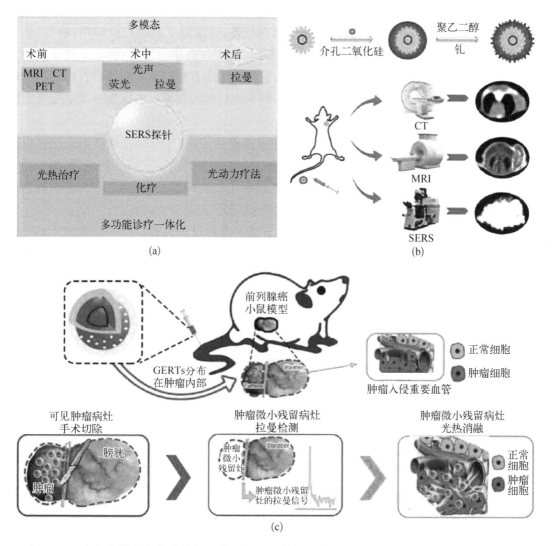

图 7 - 13　(a) 多模态和多功能表面增强拉曼纳米探针的设计示意图;(b) 具有 CT/MRI/SERS 三模态的纳米探针;(c) 具有肿瘤拉曼成像和光热治疗功能的纳米探针

7.6　本章小结

在本章中,我们介绍了 SERS 和表面增强拉曼纳米探针的基本原理,以及表面增强拉曼纳米探针的设计、合成以及生物医学成像应用的最新进展。围绕设计合适于临床应用的表面增强拉曼纳米探针的关键点,包括金属纳米颗粒基底、拉曼报告分子、表面修饰与功能化,我们还分别介绍了金纳米棒、GERTs、"核-卫星"结构表面增强拉曼纳米探针和静默区表面增强拉曼纳米探针等 4 种目前研究与应用比较广泛的探针种类,对新型表面增强拉曼纳米探针的设计关键点进行了全面的综述。

尽管目前 SERS 的生物医学成像研究取得了巨大进展,但仍有许多问题有待进一步解决。首先,表面增强拉曼纳米探针的信号增强,特别是对于厚生物组织中的体内检测和成像还有提升空间;其次,SERS 生物成像的速度相对较慢,这限制了它的广泛应用;最后,虽然目前的研究大多局限于动物模型,但我们可以预见,对于体内应用而言,纳米颗粒靶向肿瘤的效率较低,尤其是在实际的人体临床试验中,这为几乎所有靶向纳米药物的设计和临床转化提出了更多挑战。此外,对于临床转化而言,纳米探针的大规模生产也是一个需要考虑的问题。

最近出现的人工智能技术为 SERS 检测和成像提供了新的途径,目前已用来改进成像过程、提高成像通道和速度以及进行光谱分类等。基于拉曼光谱指纹式的特点,如果使用足够的数据进行训练,通过机器学习,可以提取已知和未知物理量,这将对 SERS 成像数据的解读十分有用。因此,人工智能辅助 SERS 成像的更多研究是势在必行的。

SERS 在体内应用的研究未来将分为两类。第 1 类是设计具有诊疗一体化的多功能表面增强拉曼纳米探针,包括光动力疗法、光热治疗和化疗给药。第 2 类将侧重于生物安全和生物毒性研究,尽管表面增强拉曼纳米探针的种类繁多,但其临床应用的最大障碍仍然在于生物安全性。其他与金属、无机和聚合物纳米材料相关的药物代谢动力学和毒性的复杂知识也亟待更多的研究。目前,针对表面增强拉曼纳米探针的安全性尚未形成具体和明确的评价方法,离临床应用还有较远距离。

总之,表面增强拉曼纳米探针为光谱生物医学成像和检测带来了新的机遇。我们在生物医学应用的各领域都看到了生物医学 SERS 的潜力,其为基于拉曼光谱的术中成像和导航带来了希望,具有广阔的前景。

 练习题

1. 波数与波长的转换:拉曼报告分子 4-硝基苯硫酚的特征主峰为 1 340 cm^{-1},请问当采用 785 nm 和 1 064 nm 波长激发时,该主峰对应的波长分别是多少呢?

2. 根据图 7-1(c)展示的拉曼光谱图,计算该表面增强拉曼基底的增强因子。

思考题

1. 拉曼光谱与红外光谱的区别与联系有哪些呢?

2. 表面增强拉曼光谱术的特点有哪些呢? 在生物医学领域有哪些方面的应用呢?

3. 表面增强拉曼光谱成像的基本原理和方法是什么呢?

4. 表面增强拉曼光谱与荧光光谱的成像与术中导航方法是什么呢? 各自的优缺点是什么呢?

5. 表面增强拉曼光谱术与其他模态分子影像技术融合的优势和难点是什么呢?

课外阅读

1. 杨序纲,吴琪琳.应用拉曼光谱学[M].北京：科学出版社,2022.

2. Lin L，Bi X，Gu Y，et al. Surface-enhanced Raman scattering nanotags for bioimaging[J]. Journal of Applied Physics，2021，129(19)：191101.

3. Khlebtsov N G，Lin L，Khlebtsov B N，et al. Gap-enhanced Raman tags: fabrication，optical properties，and theranostic applications[J]. Theranostics，2019，10 (5)：2067－2094.

4. Lin L，Xue R Y，Nie S M. Reference module in materials science and materials engineering[M]. Amsterdam：Elsevier，2022.

参考文献

[1] Lin L，Xue R，Nie S. Surface-enhanced Raman scattering (SERS) nanoparticles for biodiagnostics, bioimaging, and spectroscopy-guided cancer surgery[M]. Reference Module in Materials Science and Materials Engineering. Elsevier, 2022.

[2] Jana N R, Gearheart L, Murphy C J. Seed-mediated growth approach for shape-controlled synthesis of spheroidal and rod-like gold nanoparticles using a surfactant template[J]. Advanced Materials, 2001, 13(18): 1389－1393.

[3] von Maltzahn G, Centrone A, Park J H, et al. SERS-coded gold nanorods as a multifunctional platform for densely multiplexed near-infrared imaging and photothermal heating[J]. Advanced Materials, 2009, 21(31): 3175－3180.

[4] Lin S, Lin X, Liu Y, et al. Self-assembly of Au@Ag core-shell nanocubes embedded with an internal standard for reliable quantitative SERS measurements[J]. Analytical Methods, 2018, 10(34): 4201－4208.

[5] Jin X, Khlebtsov B N, Khanadeev V A, et al. Rational design of ultrabright SERS probes with embedded reporters for bioimaging and photothermal therapy[J]. ACS Applied Materials and Interfaces, 2017, 9(36): 30387－30397.

[6] Khlebtsov N G, Lin L, Khlebtsov B N, et al. Gap-enhanced Raman tags: fabrication, optical properties, and theranostic applications[J]. Theranostics, 2020, 10(5): 2067－2094.

[7] Yang Y, Zhong S, Wang K, et al. Gold nanoparticle based fluorescent oligonucleotide probes for imaging and therapy in living systems[J]. Analyst, 2019, 144(4): 1052－1072.

[8] Feng J, Wu X, Ma W, et al. A SERS active bimetallic core-satellite nanostructure for the ultrasensitive detection of Mucin-1 [J]. Chemical Communications, 2015, 51(79): 14761 - 14763.

[9] Zeng Y, Ren J Q, Shen A G, et al. Splicing nanoparticles-based "click" SERS could aid multiplex liquid biopsy and accurate cellular imaging[J]. Journal of the Amrican Chemical Society, 2018, 140(34): 10649 - 10652.

[10] Gao M Y, Chen Q, Li W, et al. Combined surface-enhanced Raman scattering emissions for high-throughput optical labels on micrometer-scale objects [J]. Analytical Chemistry, 2019, 91(21): 13866 - 13873.

[11] Wu J, Liang D, Jin Q, et al. Bioorthogonal SERS nanoprobes for mulitplex spectroscopic detection, tumor cell targeting, and tissue imaging[J]. Chemistry, 2015, 21(37): 12914 - 12918.

[12] Zou Y, Huang S, Liao Y, et al. Isotopic graphene-isolated-Au-nanocrystals with cellular Raman-silent signals for cancer cell pattern recognition[J]. Chemical Science, 2018, 9(10): 2842 - 2849.

[13] Khlebtsov N G, Le Ru E C. Analytical solutions for the surface-and orientation-averaged SERS enhancement factor of small plasmonic particles [J]. Journal of Raman Spectroscopy, 2021, 52(2): 285 - 295.

[14] Mao P, Liu C, Favraud G, et al. Broadband single molecule SERS detection designed by warped optical spaces[J]. Nature Communications, 2018, 9(1): 1 - 8.

[15] Ye J, Wen F, Sobhani H, et al. Plasmonic nanoclusters: near field properties of the Fano resonance interrogated with SERS [J]. Nano Letters, 2012, 12(3): 1660 - 1667.

[16] He J, He C, Zheng C, et al. Plasmonic nanoparticle simulations and inverse design using machine learning[J]. Nanoscale, 2019, 11(37): 17444 - 17459.

[17] Malkiel I, Mrejen M, Nagler A, et al. Plasmonic nanostructure design and characterization via Deep Learning[J]. Light Science and Applications, 2018, 7(1): 475 - 482.

[18] Zhang Y, Gu Y, He J, et al. Ultrabright gap-enhanced Raman tags for high-speed bioimaging[J]. Nature Communications, 2019, 10(1): 3905.

[19] Gu Y, Bi X, Ye J. Gap-enhanced resonance Raman tags for live-cell imaging[J]. Journal of Materials Chemstry B, 2020, 8(31): 6944 - 6955.

[20] Kang J W, So P T, Dasari R R, et al. High resolution live cell Raman imaging using subcellular organelle-targeting SERS-sensitive gold nanoparticles with highly narrow intra-nanogap[J]. Nano Letters, 2015, 15(3): 1766 - 1772.

[21] Chen Y, Bai X, Su L, et al. Combined labelled and label-free SERS probes for triplex three-dimensional cellular imaging[J]. Scientific Reports, 2016, 6(1): 1 - 12.

[22] Zhang Y, Jimenez de Aberasturi D, Henriksen-Lacey M, et al. Live-cell surface-enhanced raman spectroscopy imaging of intracellular pH: from two dimensions to three dimensions[J]. ACS Sensors, 2020, 5(10): 3194 – 3206.

[23] Shen Y, Liang L, Zhang S, et al. Organelle-targeting surface-enhanced Raman scattering (SERS) nanosensors for subcellular pH sensing[J]. Nanoscale, 2018, 10(4): 1622 – 1630.

[24] Qiu Y, Zhang Y, Li M, et al. Intraoperative detection and eradication of residual microtumors with gap-enhanced Raman tags[J]. ACS Nano, 2018, 12(8): 7974 – 7985.

[25] Nicolson F, Andreiuk B, Andreou C, et al. Non-invasive in vivo imaging of cancer using surface-enhanced spatially offset Raman spectroscopy (SESORS) [J]. Theranostics, 2019, 9(20): 5899 – 5913.

[26] Bao Z Z, Zhang Y Q, Tan Z Y, et al. Gap-enhanced Raman tags for high-contrast sentinel lymph node imaging[J]. Biomaterials, 2018, 163: 105 – 115.

[27] Shi B, Zhang B Y, Zhang Y Q, et al. Multifunctional gap-enhanced Raman tags for preoperative and intraoperative cancer imaging[J]. Acta Biomaterialia, 2020, 104: 210 – 220.

第 8 章 ⟩ 诊疗一体化分子影像探针及其应用

教学目标

（1）阐述诊疗一体化概念。

（2）分析诊疗一体化分子影像探针的组成。

（3）了解我国诊疗一体化核素临床应用。

诊疗一体化是指将疾病的诊断与治疗两种功能整合于一体。其中，诊断功能主要通过多种成像手段，如光学成像、磁共振成像（MRI）、核医学成像（如 PET/SPECT）等来实现。这些成像模态各有优缺点，有时需要融合两种及以上成像模态才能获得所需的疾病信息，称为多模态成像。治疗也有多种手段，以肿瘤治疗为例，治疗手段通常包括放疗、化疗、光学治疗、免疫治疗以及基于活性氧（reactive oxygen species，ROS）的治疗等，这些治疗手段也各有优势与局限性，需要结合疾病的具体信息选择适当的治疗模态。为了同时具备诊断（成像）与治疗的功能，诊疗一体化分子影像探针需要进行合理的设计。就其组成而言，诊疗一体化分子影像探针主要由功能性负载物、载体与表面修饰物组成，其中功能性负载物决定了探针具有什么样的成像与治疗功能，载体是影响探针体内行为的决定性组分，而表面修饰物影响着探针对于疾病部位的靶向效率，三个组分的功能相互协调，共同影响着探针对疾病的诊疗效果。

本章将首先介绍诊疗一体化概念及其发展，然后重点讨论诊疗一体化分子影像探针的组成与设计，包括各种成像与治疗负载物的特点、纳米载体及其具备的功能特点、不同表面修饰对于探针靶向性的影响等，最后以光学诊疗型和放射性诊疗型探针为例介绍诊疗一体化分子影像探针的应用。

8.1 诊疗一体化概念的提出与发展

诊疗一体化（theranostics）这一名词在 2002 年由 Funkhouser 提出，最初被定义为两种模态的结合，即将具有成像功能（如 PET/SPECT、MRI、荧光成像等）与治疗功能（如放疗、化疗、光动力疗法、基因治疗等)的两部分模态"封装"于同一"包装"内,以实现诊断与治疗相辅相成的目的,如图8-1所示[1]。诊疗一体化既可以是诊断后的治疗,以实现患者分期及精准治疗;也可以是治疗后的诊断,以监控治疗响应状况及评估治疗效果;当然,也可以是诊断与治疗同时进行。诊疗一体化的概念多集中于肿瘤诊断与治疗领域,后续也扩展至其他一些重大疾病领域,如炎症疾病、心血管疾病、自身免疫性疾病等。本章也将主要探讨诊疗一体化在肿瘤诊疗领域的应用与进展。

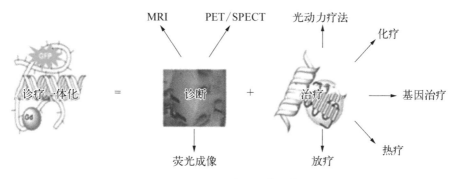

图8-1　诊疗一体化概念示意图

肿瘤诊疗一体化是一个多学科高度交叉的领域,通常需要医学影像学、化学、药学、纳米科学等多领域相互助力,共同创新与发展。以解决临床问题为导向,肿瘤诊疗一体化的研究范围主要包括但不仅限于以下5个方面:

(1) 新型肿瘤标志物的发现以提升肿瘤靶向效率。

(2) 医学影像技术相关软硬件的更新与优化以提高肿瘤成像的分辨率与灵敏度。

(3) 不同肿瘤治疗模态的发展以实现高效肿瘤治疗。

(4) 分子影像引导的肿瘤治疗。

(5) 诊疗一体化平台的构建。

8.2　诊疗一体化分子影像探针的组成与设计

纳米探针的多功能特性使得其在诊疗一体化领域发挥了至关重要的作用。纳米诊疗一体化即通过纳米技术将诊断与治疗功能集成于一个整体。通过合理设计纳米探针,可以实现不同的诊断方式与治疗模态的结合,同时靶向病灶区域,改善体内药物代谢动力学行为等。

诊疗一体化分子影像探针应至少包含3个主要组分(见图8-2),即功能性负载物、载体及表面修饰物[2-3]。对于诊疗一体化的探针而言,功能性负载物包含了诊断型(成像型)负载物与治疗型负载物,如作为光学成像负载物的荧光染料、作为磁共振成像负载物的四氧化三铁纳米颗粒、作为正电子发射断层成像(PET)负载物的正电子发射核素(^{18}F、^{68}Ga等)、作为化学治疗负载物的化疗药物(DOX、紫杉醇、顺铂等)、作为光热治疗负载物的金纳米颗粒等。

同一负载物有时兼备成像与治疗的功能,如放射性核素^{177}Lu,既可以实现β电子内放疗,也具备单光子发射计算机断层成像(SPECT)的功能;一些荧光分子如吲哚菁绿(ICG),除了可以用于荧光成像,也可以作为光敏剂实现光热或光动力疗法[4-5]。这些功能性负载物往往需要通过载体进行递送,因此载体应该具备高负载效率、保护功能及高靶向性等特点。常用的载体包括有机与无机类的纳米探针,这些纳米载体通常具有中空的结构,可以装载各类功能性药物,或者具有丰富的表面基团,可与药物高效偶联。纳米载体通过高渗透长滞留(enhanced permeability and retention, EPR)效应,可靶向肿瘤组织,并长时间滞留,进而使负载的药物发挥相应的功能。但是纳米探针的EPR效应往往受到多种复杂因素的影响,如载体本身的粒径、形貌、表面柔度等,以及肿瘤微环境和肿瘤类型的影响[6-7]。表面修饰物可以对诊疗一体化分子影像探针的表面性能进行调节,从而影响纳米载体与负载物在体内的行为,以及到达靶部位的效率与滞留时间。表面修饰物通常直接偶联或者附着于纳米载体表面,通过延长纳米探针的体内循环时间、穿透各类生物屏障、与靶组织的位点特异性结合等方式提高纳米探针的递送效率。常见的表面修饰物有化学分子类,如PEG;抗体类,如西妥昔单抗、曲妥珠单抗等;小肽类,如RGD环肽、奥曲肽等。

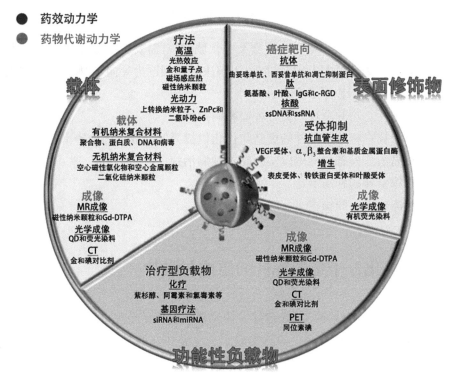

图 8-2　诊疗一体化分子影像探针的组成

8.2.1　功能性负载物

功能性负载物是诊疗一体化分子影像探针的关键组成部分,其主要由诊断/成像剂与治疗剂构成。

1. 诊断型负载物

1) 光学成像负载物

（1）荧光染料。

一些有机荧光染料如花菁染料 5.5（Cy5.5）、异硫氰酸荧光素（fluorescein 5-isothiocyanate，FITC）及 ICG 等常用于光学成像以监测生物系统的分子行为[4,8]。这些荧光染料的激发波长通常集中在紫外区至可见光范围内，因此在实际活体成像过程中会受到光源穿透深度的限制。此外，这些荧光染料的光敏特性也给其带来了一定的光毒性，这就需要对染料进行一定的"包装"，比如借助一些介孔纳米探针或者聚合物等，将荧光染料负载其中，以改善其体内分布特性，降低系统毒性。

有机荧光染料用于肿瘤诊疗通常有两种实现方式。首先，荧光染料本身已经具备诊疗特性，通过小动物活体荧光成像系统可以追踪其体内分布，在一定波长与功率的激发光源的照射下，染料分子会发生一系列能级变化，产生单线态氧，实现对靶部位的光动力疗法，并且有一些荧光染料（如 ICG）同时具备光动力疗法与光热治疗的性能，是美国食品药品监督管理局（FDA）批准的可用于临床诊疗的近红外荧光染料。其次，除了荧光染料自身的光疗特性，还可以通过共同负载治疗型的药物来实现诊疗的目的。比如有研究者合成了壳聚糖基的纳米颗粒，其可以同时负载 Cy5.5 与化疗药物紫杉醇（PTX）实现肿瘤的诊断与化疗[9]。

（2）量子点。

量子点是一类纳米级别的半导体探针，主要由元素周期表的Ⅱ～Ⅵ族元素组成，形状大多呈球形或类球形，由于这些半导体纳米晶体可被激发产生荧光，并且具有较高的荧光量子产率及低光漂白性，因此在体外检测与生物成像领域获得了广泛的应用。量子点的光学特性可以通过改变其尺寸与组分进行调整。同时，量子点探针也可作为有效的药物载体，实现肿瘤或其他疾病的治疗。因此，负载了治疗药物与靶向基团的量子点可以用于多模态成像引导的肿瘤治疗。尽管量子点的毒性问题仍未得到很好的解决，但是其高荧光量子产率、窄发射光谱与宽吸收谱及良好的光稳定性等性能使得其在生物成像与探针标记等方面发挥了重要作用[10]。

2) PET/SPECT 负载物

PET/SPECT 负载物通常为发射 β 正电子或者 γ 射线的放射性核素，如 ^{18}F、^{68}Ga、^{64}Cu 和 ^{125}I 等。这些放射性核素通常通过螯合剂进行标记，并偶联于靶向分子上。其中常用的螯合剂主要有 DOTA、NOTA 等。常用的 PET 分子影像探针主要有靶向高代谢区域的 ^{18}F-FDG、靶向生长抑素受体 2（somatostatin receptor 2，SSTR2）的 ^{68}Ga-DOTA-肽类（如 ^{68}Ga-DOTA-TOC、^{68}Ga-DOTA-NOC 和 ^{68}Ga-DOTA-TATE 等）、靶向前列腺特异性膜抗原的 ^{68}Ga-PSMA 以及 FDA 批准的其他放射性成像探针如 ^{18}F-DCFPyL 等。

3) 磁共振成像负载物

磁性纳米颗粒通常用作磁共振成像负载物，这些磁性纳米颗粒主要由铁氧化物、锰氧化物、稀土金属氧化物（如 Gd）与合金体系（如 FePt）等组成。四氧化三铁纳米颗粒是最常用的 T_2 分子影像探针，通过在四氧化三铁纳米颗粒表面包覆透明质酸（hyaluronic acid，HA）涂层，实现肿瘤的高效靶向，从而点亮肿瘤部位[11]。锰氧化物纳米颗粒是常用的 T_1 分子影像探针,其中 Mn^{2+} 由于具有最多的未成对电子(5 个),赋予了其最佳的 T_1 成像性能。锰氧化物纳米颗粒的磁共振成像性能具有典型的肿瘤微环境响应特性,可于弱酸性环境与高浓度 GSH 环境下解离产生 Mn^{2+},从而获得良好的成像效果。研究者以 BSA 为模板合成了 Au-MnO_2 纳米杂化物,该纳米杂化物可有效响应肿瘤微环境,解离释放出大量 Mn^{2+},实现 T_1 成像。同时,该研究证明,超小粒径的锰氧化物纳米颗粒同时具备葡萄糖氧化酶、过氧化物酶、过氧化氢酶等酶的性能,可有效重塑肿瘤微环境,破坏微环境内氧化还原平衡,最终诱导肿瘤细胞发生铁死亡,实现对肿瘤的高效诊疗结合[12]。含有 Gd 的纳米颗粒或药物也是使用较广泛的 T_1 分子影像探针,但是由于 Gd 金属的毒性作用,通常将其与各类配体进行螯合,如临床常用的 Gd-DTPA 等。

4) 其他成像负载物

计算机断层成像(CT)利用人体不同组织对 X 射线的吸收系数不同这一特点,对骨骼与软组织进行成像,而 CT 造影剂具有较高的 X 射线吸收系数,可有效增加靶组织与周围组织的对比度。目前常用的 X 射线造影剂有脂质体包裹的碘造影剂、PEG 包裹的碘聚合物、镝-DTPA-右旋糖酐聚合体以及荧光溴化物等。除了常用的碘剂外,高原子序数金属也常用于 CT 造影,如 Au、Bi、Pt 等。其中,金纳米颗粒由于其优良的物理化学性能、良好的生物相容性、粒径与形貌的可控性获得了广泛的关注。

除了应用于 CT 造影外,金纳米颗粒也具有很好的光热转换效果,可以吸收近红外的激光并将其转换为热能,实现光热成像和治疗。同时,具有光热成像性能的纳米探针如金纳米棒、碳基探针等,也可以用于光声成像。

2. 治疗型负载物

1) 常见的肿瘤治疗模态

目前临床最常用的肿瘤治疗手段仍然是外科手术切除、放疗与化疗,新型肿瘤治疗模态主要有免疫治疗、光动力疗法、光热治疗、化学动力学治疗以及气体治疗等。对于早期的实体肿瘤,手术切除法是临床治疗的首选,可以快速有效地清除原发灶。但是手术切除往往对外科医生的专业水平与经验有很高的要求,术后残留的肿瘤边界可能会导致肿瘤的复发,肿瘤切除也可能造成肿瘤细胞通过血液循环导致转移。

2) 放化疗及其负载药物

考虑到手术治疗的不足,临床上通常需要对其辅以放疗或化疗。放疗是借助高能电离辐射(如 X 射线、γ 射线等)直接或间接损伤细胞 DNA,达到杀伤肿瘤细胞的目的。一方面,这些高能电子可以直接作用于 DNA,损伤其功能;另一方面,高能电子可以与水分子相互作用,产生活性氧(ROS),如过氧化氢(H_2O_2)、羟基自由基(HO·)、超氧阴离子(O_2^-)等,进而损伤 DNA 或细胞内功能物质,引起肿瘤细胞凋亡或坏死[13]。由于放疗是借助高能电离辐射,因此没有穿透深度的限制,可以对深层肿瘤实现有效杀伤。但是放疗也存在不足,主要表现为如下 3 个方面:① 高能电子在穿透组织的整个路径上均存在辐射,因此也会对正常组织或细胞造成损伤,给机体带来严重的毒副作用;② 肿瘤微环境的乏氧特征会增加肿瘤细胞对高能射线的抵抗能力,削弱放疗的效果;③ 肿瘤微环境中过量存在的抗氧化物,如谷胱甘肽(GSH),会清除放疗过程产生的 ROS,极大地降低放疗的效果。因此,需要对如何提高肿瘤细胞对高能射线的敏感性进行研究,增强放疗的效果。目前研究较多的放疗增敏方式有以下 3 种。

(1) 携带外源性氧气或肿瘤原位催化产生氧气,改善肿瘤乏氧环境。全氟化碳(perfluorocarbon,PFC)是碳氢化合物中的氢原子被氟原子取代后形成的一类化合物,其对氧气的溶解度约为水的 20 倍,是全血的 2～3 倍,因此可用于向肿瘤部位输送外源性氧气,以提高肿瘤组织的氧分压,降低乏氧细胞比例,从而提高肿瘤细胞对放疗的敏感性。研究者将 PFC 封装于人血清白蛋白中形成 PFC 纳米颗粒,当纳米颗粒到达肿瘤部位后,随即释放氧气,缓解瘤内乏氧。随后,PFC 促进了红细胞浸润,继续在肿瘤组织内部产生氧气。通过 PFC 纳米颗粒介导的“两阶段”氧气产生过程,肿瘤放疗效果得以增强[14]。过氧化氢酶(catalase,CAT)可以催化过氧化氢产生氧气,因此也广泛应用于缓解肿瘤内部乏氧。同时,肿瘤微环境存在过量的过氧化氢,可以为过氧化氢酶提供原料。研究证明二氧化锰纳米颗粒有类过氧化氢酶的性质,可以在酸性条件下将过氧化氢分解为氧气,因此常用于缓解肿瘤内部乏氧。

(2) 开发基于高原子序数金属的纳米探针如 Au、Bi、Gd、W 等,作为放疗增敏剂,增强放疗效果。当高能射线照射到高原子序数纳米颗粒上时,这些高原子序数原子会吸收更多的光子,吸收的光子会与金属原子发生一系列复杂的效应,如康普顿效应和光电效应,辐射出光电子、康普顿电子、俄歇电子等,增加纳米细胞的周围辐射剂量,进而对肿瘤细胞造成更强的杀伤。例如,有研究者合成了一种由 18 个谷胱甘肽分子与 25 个金原子组成的金纳米簇,可以高效靶向肿瘤部位,增敏放疗[15]。还有研究者合成了金核-锰纳米点纳米杂化物,其中 BSA 包裹的超小金纳米簇有利于沉积 X 射线的能量,增强放射治疗效果[12]。

(3) 清除细胞内的谷胱甘肽(GSH),打破氧化还原平衡,增敏放射治疗。含有巯基的谷胱甘肽是生物体内重要的抗氧化物质之一,肿瘤细胞内过量存在的谷胱甘肽可以清除放疗产生的 ROS,进而削弱放疗的效果。

对于已经出现转移的中晚期肿瘤患者,手术和放疗往往难以消除遍布全身的转移灶,因此需要化疗。化疗是借助化学药物对肿瘤进行杀伤的一种疗法,从 1942 年 Louis Goodman 和 Alfred Gilman 首次尝试用氮芥治疗非霍奇金淋巴瘤,到铂类化合物、紫杉醇等药物的成功开发,再到目前越来越多基于肿瘤特异性靶点研发的靶向药物,化疗经历了漫长的发展历程,也在肿瘤治疗中扮演着不可或缺的角色。尽管化疗可以对转移灶实现有效杀伤,但是也存在着一些不可忽略的问题:① 化疗药物在血液循环过程中会到达正常组织或器官,带来严重的系统毒性;② 肿瘤细胞存在多药耐药性及凋亡抵抗,导致化疗效果被削弱。

3) 免疫治疗及其负载药物

除了以上所述肿瘤治疗的三大疗法外,一些新兴肿瘤治疗模态的研究也在迅猛发展,包括免疫治疗、光动力疗法、化学动力学治疗、光热治疗等(见表 8 - 1)。肿瘤免疫治疗是继手术、放疗、化疗等传统治疗手段的新一代肿瘤治疗方法,具有巨大的临床应用前景。肿瘤免疫治疗是指通过外源干预机体免疫系统,恢复、提高机体的抗肿瘤免疫反应,加强对肿瘤细胞的识别与杀伤能力,从而达到特异性清除肿瘤的治疗效果的一种手段。相比于传统肿瘤治疗的三大疗法,免疫治疗具有特异性强、副作用小的特点,但是也有其特定的局限,比如价格昂贵、对实体肿瘤的治疗效果较差、适应人群范围窄、易引起机体免疫风暴等[16-17]。

表 8-1 不同肿瘤治疗模态的对比

治疗模态	治疗原理	优势	不足
手术治疗	直接切除肿瘤	快速去除原发灶	受限于医生技术,转移瘤无效
放疗	高能射线直接损伤 DNA 或产生 ROS 作用于 DNA	有效杀伤肿瘤细胞,无穿透深度限制	受限于肿瘤微环境,抵抗细胞死亡,导致正常组织器官损伤,转移瘤无效
化疗	药物作用于 DNA	有效杀伤肿瘤细胞及转移灶	全身毒性大,肿瘤细胞凋亡,导致耐药性产生
免疫治疗	调动机体免疫系统,杀伤肿瘤	有效消除肿瘤	适用群体有限,实体肿瘤效果差,受限于免疫抑制微环境,易引起免疫风暴,价格昂贵
光动力疗法	光敏剂产生 ROS,杀伤肿瘤细胞	无创,副作用低	受限于光源穿透深度,受限于肿瘤微环境
光热治疗	热量导致细胞内蛋白及功能物质损伤	无创,有效杀伤肿瘤细胞	受限于光源穿透深度,高温损伤肿瘤周围组织,机理尚不明朗

目前主流的免疫治疗方法有免疫检查点疗法、过继性 T 细胞转移疗法及癌症疫苗等。治疗的焦点也主要集中于 T 细胞、树突状细胞(dendritic cell,DC 细胞)、巨噬细胞等关键性免疫细胞。其中 PD-L1 是最常见的一类免疫检查点,通过注射抗 PD1 的药物可以明显阻断 PD-L1-PD1 通路,进而重新激活 T 细胞功能,发挥免疫作用。但是单独的抗 PD1 抗体往往很难达到理想的治疗效果,因此需要联合其他小分子药物或者免疫手段。在整个免疫循环中,抗原呈递细胞发挥着关键性作用,它们是连接抗原与 T 细胞的中间桥梁,也决定着免疫响应的强度。

来源于骨髓的 DC 细胞是功能最强大的抗原呈递细胞,它们可在血液中存在,但一旦被激活便会迁移到淋巴结,在那里与 T 细胞相互作用。DC 细胞是免疫反应的中心,连接着先天免疫和适应性免疫。它们识别内源与外源性蛋白,并将其降解成小块,然后在细胞表面呈递给 T 细胞,从而启动和调节适应性免疫。然而,DC 细胞的功能通常被肿瘤微环境中特定的分子抑制,因此需要靶向 DC 细胞的药物促进其活化与成熟。常用的激活 DC 细胞的药物有抗原肽(BRAF-V600E 肽,hgp10025-33)、TLR4 激动剂、甘露糖等,也可以使用纳米载体负载抗原或免疫佐剂以激活 DC 细胞,同时纳米载体也可以保护负载的抗原及免疫佐剂不被降解。

肿瘤相关巨噬细胞(tumor-associated macrophage,TAMs)也是免疫治疗的重要靶点之一。当受到不同信号的刺激时,巨噬细胞会极化产生不同的分型,如在 IFN-γ 或脂多糖刺激下极化为 M1 型巨噬细胞,发挥抗炎及抑制肿瘤的功能;而在 IL-4 或 IL-13 刺激下则会极化为 M2 型巨噬细胞,发挥组织修复、伤口愈合及促进肿瘤生长的作用。因此针对巨噬细胞的免疫治疗主要集中于清除促肿瘤巨噬细胞、重极化巨噬细胞、促进巨噬细胞的吞噬功能及联合调控巨噬细胞的功能等方面。研究表明,IL-12、IFN-γ、Toll 样受体激动剂等都可诱导 TAMs 重极化,有研究者将瑞喹莫德(R848)装载于纳米颗粒中,实现了 R848 的高效递送及显著的体内肿瘤抑制效果。通过设计后的 mRNA 也可用于靶向巨噬细胞,调控 TAMs 成为抗肿瘤巨噬细胞。

除了作为小分子药物的载体,一些纳米探针本身也具备免疫调节的功能,如研究发现 Fe_3O_4 纳米颗粒可以促进 DC 细胞的成熟,并引起接下来的免疫响应。氧化铁纳米颗粒也可以促进巨噬细胞从 M2 型向 M1 型极化,进而抑制肿瘤生长[11]。

4) 基于活性氧的光/声/化学动力学治疗及其负载药物

活性氧(reactive oxygen species,ROS)是一类氧气在不完全还原时形成的化学物质的总称,主要包括单线态氧($^1O_2$)、超氧阴离子(O_2^-)、羟基自由基(HO•)、过氧化氢(H_2O_2)等。ROS 在生理过程中发挥着重要作用,参与维持人体细胞内的氧化还原平衡。然而,过量存在的 ROS 会引起细胞内氧化应激,产生细胞毒性[18]。基于 ROS 的肿瘤治疗方式得到了广泛研究,主要包括基于单线态氧的光动力疗法(photodynamic therapy,PDT)、声动力治疗(sonodynamic therapy,SDT)与放射动力学治疗(radiodynamic therapy,RDT),以及基于羟基自由基的化学动力学治疗(chemodynamic,CDT)。此外,放射动力学疗法也可以产生 ROS,诱导肿瘤细胞凋亡。

光动力疗法需要光源、光敏剂、氧气的共同参与。当光敏剂暴露在特定波长的光源下,会从基态跃迁至激发态,其回到基态过程中释放的能量会与氧气相互作用,产生 ROS 与其他游离的自由基。被激活的光敏剂可以进行两种反应:① 直接与基质,如细胞膜或分子反应,转移氢原子形成自由基,自由基与氧气相互作用产生单线态氧($^1O_2$),此过程称为Ⅰ型反应;② 激发态的光敏剂可以将能量直接转移给氧气,形成单线态氧,进而氧化不同的细胞基质,此过程称为Ⅱ型反应。尽管光动力疗法具有无创、选择性好、毒副作用低等优势,但是也存在由光源穿透深度低、肿瘤微环境乏氧等导致的治疗效果不佳的问题。光敏剂在整个光动力疗法中起着关键性作用,光敏剂的可激发性、产生单线态氧的效率等直接影响着治疗效果。常用的光敏剂主要包括:① 卟啉及其衍生物类,如原卟啉、血卟啉、金属卟啉、磷卟啉及卟啉-聚合物等;② 二氢卟吩衍生物,如二氢卟吩 e6(Ce6);③ 酞菁类化合物,如酞菁锌、酞菁硅等;④ 青色素染料,如 IR-780、IR-783、IR-808、ICG 等。此外,氟硼吡咯衍生物、金属配合物、聚合物等也可作为光敏剂。以上所述光敏剂很多也可以作为声动力治疗的声敏剂使用,如卟啉类化合物、ICG、Ce6 等。一些无机纳米探针,如二氧化钛、氧化锌、四氧化三铁、黑磷纳米探针等也已开发用于声动力治疗[19]。

化学动力学治疗是基于羟基自由基来杀伤肿瘤细胞的一种治疗模态,其主要借助过渡金属离子催化的芬顿/类芬顿反应来实现。因此,化学动力学治疗的负载药物通常为过渡金属基纳米探针或过渡金属离子,如铁、锰、铜、钴、钼基纳米探针等。芬顿反应的过程可以用如下反应式表示:

$$Fe^{2+} + H_2O_2 \rightarrow Fe^{3+} + \cdot OH + OH^-$$

$$Fe^{3+} + H_2O_2 \rightarrow Fe^{2+} + HO_2 \cdot + H^+$$

由于芬顿反应的最适 pH 值小于 3，因此需要开发更多新型的芬顿试剂及联合治疗手段来增强 CDT 的治疗效果[20]。

5）光热治疗及其负载药物

相比于光动力疗法，光热治疗往往需要光热剂的参与，以增强局部细胞和组织的热量累积。当光热剂被特定波长的光照射时，会从光子中吸收能量，由基态跃迁至激发态。电子激发能量随后经历振动弛豫，在此过程中激发态的光热剂会与周围的分子发生碰撞回到基态，由此增加的动能会导致周围微环境的温度上升。对于细胞或组织来说，当局部温度达到 42℃ 时，便会发生不可逆的组织损伤；温度维持在 42~46℃ 10 分钟则会导致细胞坏死；温度达到 46~52℃ 时，细胞会由于微血管栓塞和局部缺血快速死亡；当组织温度达到 60℃ 以上时，细胞会由于蛋白质变性和质膜破坏而瞬间死亡，通常光热治疗达到的温度也是在此范围内。虽然光热治疗对肿瘤的消融效果立竿见影，但也受到激光穿透深度低、光热治疗机理尚不明朗等问题的限制[21-22]。光热治疗的效果与光热试剂的性能有着密切联系，光热转换效率高的试剂可以在较低能量密度及较短照射时间的条件下升高肿瘤内部的温度，达到消融肿瘤的目的。常用的光热试剂主要有无机纳米颗粒和有机小分子类化合物，如金纳米棒、黑磷、聚多巴胺纳米颗粒及 ICG、酞菁染料、卟啉类化合物等。

8.2.2 载体

用于构建诊疗一体化分子影像探针的载体主要有有机载体（如脂质体、聚合物、树枝状聚合物等）和无机载体（多孔纳米探针、金属基纳米探针、碳基纳米探针等）。这些载体可以通过物理包封或化学偶联的方式装载成像或治疗型负载物。此外，通常需要对载体进行进一步的表面修饰，才能使其在生理条件下达到预期的靶向性与良好的生物相容性。作为诊疗一体化分子影像探针的载体应该具备以下特性。

（1）良好的负载能力：载体需要具有多孔、介孔、空腔等结构以实现对显像剂和治疗剂的物理包封，如脂质体和两亲性嵌段共聚物胶束通常用来包封各种成像与治疗型药物。装载物与纳米载体的偶联需要合适的分子间相互作用，如 π-π 相互作用、氢键，以及载体与装载物分子之间形成的共价键等。需要指出的是，无论是偶联到载体上还是包裹在载体内部的药物，其体内释放与药物代谢动力学都会与常规口服或单独静脉注射时有显著差异，这可能会导致药物的疗效也有所不同。

（2）保护作用与靶向性：纳米载体最主要的作用之一便是携带负载的药物安全高效地到达靶部位，当静脉注射进体内后，应在到达靶部位之前免受生理环境的损害，保证负载药物不在血液环境中释放，同时避免被正常组织与器官的吞噬。同时，被装载的药物应该具备良好的靶向性，相比于单独给药时能够延长体内循环时间，增加靶部位的药物滞留。只有保证足够高的药物递送效率，诊疗型药物才能更好地发挥其作用。

（3）负载药物的可控释放：纳米载体在将负载的药物运输到靶部位之后，还承担着药物释放,或者保持药效的责任。一些负载的药物只有在游离的分子状态下才可以正常发挥功能,如某些小分子荧光染料,在聚集状态或者装载到纳米载体中时会发生荧光淬灭,而到达肿瘤微环境中会解离成游离的小分子,或者从载体中释放出来,恢复其荧光性能。总之,纳米载体应使得负载药物到达靶部位后可充分发挥其成像或治疗效果。

8.2.3　表面修饰物

纳米载体及药物到达靶部位的量决定着诊断与治疗的效果,而实际上在静脉给药之后,纳米载体很容易被识别为异物而被网状内皮系统所捕获,这使得其靶向性大大降低。即便是到达靶部位的纳米载体,由于肿瘤微环境处血管的不规则与异质性,也存在着被血流带出肿瘤部位的可能。因此,需要对纳米载体设计合理的表面修饰,达到延长其体内循环时间,提高靶向性及增加靶部位滞留时间等目的。

1. 被动靶向与 EPR 效应

血管的渗漏与结构不规则是肿瘤微环境血管病理生理学的重要特征。这些血管结构的不规则有助于纳米载体通过对流或被动扩散将药物负载运送到肿瘤微环境中。当净过滤速率为零时,大分子通过对流经大孔进行运输,而低分子质量的化合物则通过扩散进行运输(对流是指流体内部分子的运动,扩散是分子跨细胞膜运输的过程)。肿瘤间质内的血流高压导致对流运输很差,因此扩散是药物运输的主要方式[23]。纳米载体通过高渗透长滞留效应(enhanced permeability and retention effect,EPR)选择性地积累在肿瘤部位。EPR 已成为设计肿瘤靶向药物的重要标准之一。EPR 作为通过纳米载体在肿瘤内递送药物的指导原则,适用于大多数肿瘤,但是包括前列腺癌和胰腺癌在内的一些血供缺乏的肿瘤除外。

如果纳米载体具有较长的循环时间,能够绕过免疫监视,则 EPR 是递送药物的一种最佳方式。因此,通过 EPR 可以将高浓度的药物递送到肿瘤部位。为了实现这一目标,纳米载体必须具备以下几个重要的性质。

(1)粒径大小。纳米载体的大小必须小于 400 nm,以便有效地从渗漏的血管外渗至肿瘤部位。而纳米载体的最小尺寸应该在 10 nm 左右,可避免被肾脏过滤,而小于 100 nm 可避免被肝脏特异性捕获。因此,纳米载体的理想尺寸应该为 10~100 nm[24]。但是近年来也有研究表明,超小尺寸(小于 2 nm)的金属纳米簇具有介于小分子与纳米颗粒之间的体内行为,既能够避免被肝脾捕获,又可以通过肾脏清除,最终在肿瘤部位有高的累积[15]。

(2)表面电荷。理想的纳米载体的电荷应该是电负性或中性的,以便有效地避免被肾脏清除。但是由于细胞膜表面是电负性的,表面带正电荷的纳米粒子也可以更高效地被细胞吞噬。

(3)逃避 RES 的捕获。纳米载体必须具有良好的生物相容性,以逃逸网状内皮系统,避免其通过调理作用吞噬并破坏纳米载体。

2. 主动靶向

在主动靶向中,纳米载体的表面与配体结合,这些配体与癌细胞表面存在的受体有亲和力。合理选择的配体可以特异性地与癌细胞表面过度表达而正常细胞中没有或低表达的受体结合。肿瘤细胞过度表达的受体通常有转铁蛋白受体、糖蛋白、叶酸受体和表皮生长因子受体(EGFR)等,以及表达于肿瘤新生血管的整合素受体 $\alpha_v\beta_3$。需要指出的是,在实体瘤病例中,主动靶向的前提往往是纳米载体被动地在肿瘤组织中积累,然后主动靶向才能发挥其特异性结合的功能,使得其对于肿瘤细胞的结合更加稳定和持久。因此,药物载体的靶向设计原则应兼顾被动靶向与主动靶向。

与被动靶向系统相比,主动靶向由于其特异性在治疗疾病方面更有效。为了设计有效的主动靶向药物系统,首先需要获得大量存在于癌细胞表面的受体(如脂蛋白、蛋白质和糖蛋白)的详细信息。此外,筛选和确定与细胞表面受体具有强亲合力的配体,如凝集素、糖、抗体、抗体片段、酶或酶抑制剂以及小肽等也至关重要。将这些配体偶联到纳米载体上可确保其安全、特异性地将负载物递送到所需位点,从而避免药物在正常组织或器官中的非特异性累积(见图 8-3)。

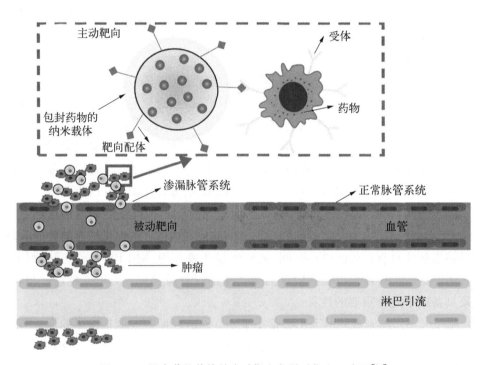

图 8-3 纳米药物载体的主动靶向与被动靶向示意图[24]

3. 表面修饰

EPR 效应可以让纳米载体透过肿瘤部位的血管,但是要保证纳米载体尽可能多地在靶部位累积,就需要其在血液循环过程中不被 RES 系统捕获。因此纳米载体的表面修饰对于改善其理化性质,提高靶向性及输送效率至关重要。聚乙二醇(PEG)因其具有亲水性、非抗原性和非免疫原性,是纳米探针最常用的表面修饰方法。PEG 可以作为一个空间屏障,防止纳米探针发生调理作用,避免被巨噬细胞摄取及被免疫系统降解。因此,在纳米载体表面涂覆 PEG 可以改善纳米探针的体内循环时间[25]。以抗体为基础的靶向系统的有效性也已在临床上得到证实。一些抗体如目前市场上的曲妥珠单抗(赫赛汀)和贝伐单抗(安维汀)等,已得到 FDA 批准。此外,用氨基酸、甘露醇和葡萄糖修饰的纳米探针可以帮助其通过血脑屏障(blood brain barrier,BBB)递送药物。表面偶联了 RGD 环肽的纳米探针可以与肿瘤新生血管上的整合素受体 $\alpha_v\beta_3$ 特异性结合，从而靶向肿瘤区域。这些表面修饰物对于充分发挥纳米药物的诊断与治疗作用至关重要。

8.3　诊疗一体化分子影像探针的应用

8.3.1　光学诊疗型分子影像探针

前文已经介绍了光学成像与治疗的相关内容，可以看出，光学诊疗具有极低的侵入性以及对病灶的高选择性，因此科学家对其进行了广泛的研究。当激发光源与纳米探针发生相互作用后，能量会以多种形式进行耗散，如发射荧光、产生热量、直接或间接产生活性物质（如 $^1O_2$）等，光学诊疗正是依赖于这些光学现象。常用的光学成像方法包括荧光及自发光成像，自发光成像又包含了化学发光、生物发光、契伦科夫荧光（Cerenkov luminescence，CL）等，这些将在下文进行讨论。由于一些光敏剂具有良好的光热性能，因此它们也被开发用于光热成像及光声成像。光学治疗主要包含了光热治疗（PTT）及光动力疗法（PDT），因此光学诊疗分子影像探针的设计也将主要围绕以上诊断与治疗模态进行设计。

用于体内成像的荧光探针通常发射波长位于近红外区（NIR，700～1 800 nm），在此区域波长的光被认为是生物透明窗口，可以更有效地穿透皮肤等生物组织，进而被检测出信号。光热治疗的激发波长通常也位于近红外区（808 nm），很多研究工作也开发了近红外二区激发的光敏剂，可用于深层肿瘤的光热治疗。如以碳纳米角为载体，构建近红外二区激发的光热治疗平台，碳纳米角在近红外二区光源（1 064 nm）激发下可以展现出优异的光热性能，光热转换效率达到 55.48%。通过将光敏剂 Ce6 负载于碳纳米角上，同时使用了 MnO_2 纳米颗粒用于缓解瘤内乏氧，此纳米探针也可以实现有效的光动力疗法。同时，借助于光声成像，纳米探针在肿瘤部位的高累积及改善肿瘤乏氧状况也得到了有效验证[25]。

相比于近红外激发的光热治疗，光动力疗法往往需要短波长激光（650 nm 或更短波长）激发，而目前开发的光敏剂的激发光也大多集中于可见光波长范围内。因此对于深层肿瘤而言，光敏剂的有效激发仍然是一项挑战。基于此，一些新型光源被开发用于光动力疗法，如契伦科夫荧光、X 射线激发的闪烁体发光、生物发光等。其中契伦科夫辐射（荧光）是指当核素衰变产生的带电粒子（如 β，β^+ 粒子）在介质中以超过光速运动时，极化周围介质，而当介质恢复至基态时所发出的辐射。契伦科夫辐射波长范围跨越近紫外到蓝光波段，临床上主要用于与正电子发射核素（β^+）PET 互补荧光成像（契伦科夫成像），或者无成像性质治疗核素肿瘤靶向监测。但其波长范围也适配于常用光敏剂的激发波长范围。由于放射性核素可以标记于各种配体上并通过系统给药方式累积于肿瘤部位，因此契伦科夫荧光被认为是一种内光源，可以完全克服外在光源穿透深度低的问题，因此获得了科研工作者的广泛关注。2005 年，华盛顿大学医学院的 Samuel Achilefu 等首次报道了将契伦科夫荧光作为内照射光源，用于肿瘤的光动力疗法。此项工作以 ^{64}Cu 和 ^{18}F 作为契伦科夫荧光供给核素，TiO_2 纳米颗粒作为光敏剂，实现了对纤维肉瘤的彻底消融[26]。随后几年间，契伦科夫荧光被广泛开发作为内照射光源,用于肿瘤或其他疾病的光动力疗法,均取得了良好的效果。

8.3.2 基于放射性核素的诊疗一体化分子影像探针

借助不同种类与性质的放射性核素可以实现疾病的诊断与治疗,被称为放射诊疗学(radiotheranostics)。放射诊疗学最早可以追溯到 20 世纪 30 年代,当时 Hertz 等首次提出了这一概念,随后便在甲亢患者中使用了放射性碘元素。

1. 放射性核素的分类与应用

放射性核素可以按照其元素本身性质进行分类,包括非金属放射性核素如^{18}F、^{11}C、^{13}N、^{15}O 和^{123}I 等,与金属放射性核素如^{64}Cu、^{68}Ga 和^{198}Au 等。也可按照其应用场景进行分类,包括用于正电子发射断层成像(PET)的核素如^{18}F 和^{68}Ga 等,用于单光子发射计算机断层成像(SPECT)的核素如^{99m}Tc,用于治疗的核素如^{90}Y、^{225}Ac 和^{89}Sr 等,以及兼具成像与治疗功能的核素如^{177}Lu、^{131}I 和^{111}In 等。图 8 - 4 展示了元素周期表中的各元素对应的放射性核素的应用[27]。

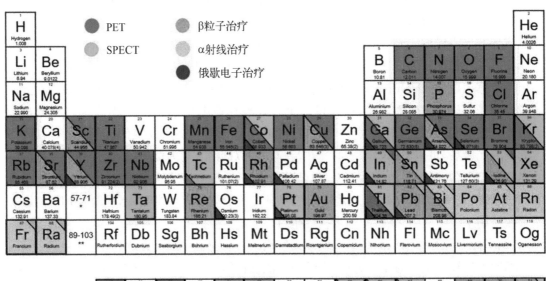

图 8 - 4 元素周期表中各元素对应的放射性核素及其诊疗应用[27]

2. 放射性诊疗型分子影像探针的构建

如图 8 - 5 所示,放射性诊疗型分子影像探针主要由放射性核素(诊断型与治疗型)、连接配体与靶向分子组成[28]。其中放射性核素部分包括了诊断型和治疗型两种核素,在实际应用的过程中,可以通过同时标记分别具备成像与治疗功能的两种核素来实现,如标记^{68}Ga进行 PET,^{177}Lu 进行 β 电子治疗,也可以通过标记一种兼具成像与治疗的核素来实现。放射性核素的生产方式不同,其可获取程度也不尽相同,目前常见的放射性核素生产方式主要有发生器、加速器、反应堆等,在进行核素选择时,除了要考虑核素本身的性质如发射高能射线的类型与能量、半衰期等,还应充分评估核素的可获取性及生产运输成本,以满足临床应用的需求。

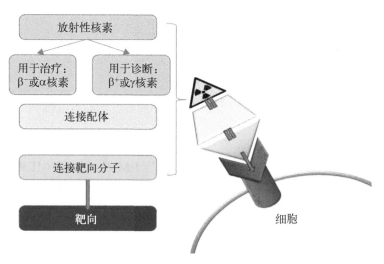

图 8-5 放射性核素用于构建诊疗型探针示意图[28]

放射性诊疗型分子影像探针的构建需要将核素标记于特定的配体上,以避免游离的核素离子分布全身造成系统毒性。目前常用的核素标记方法主要借助共价键形成(如^{18}F-FDG)和配位化学实现,其中 DOTA(1,4,7,10-四氮杂环十二烷-1,4,7,10-四乙酸)、NOTA(1,4,7-叠氮酸钠-1,4,7-乙二胺四乙酸)等是临床最常用的双功能金属螯合剂。双功能螯合剂主要起到两方面作用:① 螯合核素金属离子;② 连接金属核素与靶向基团。

放射性诊疗型探针还需要具有高的靶向性,以实现其对疾病的高效诊断与治疗。可以通过在探针表面偶联抗体、靶向小分子等方式来实现靶向,此外,一些核素自身也具有靶向功能,如^{89}Sr、^{89}Zr 等具有亲骨性,可用于骨肿瘤的诊断与治疗。迄今为止,已有多种靶向放射探针得到美国食品药品监督管理局(FDA)批准使用,如^{90}Y-替依莫单抗、^{131}I-托西莫单抗、^{111}In-喷曲肽、^{68}Ga-DOTATATE、^{68}Ga-DOTATOC、^{68}Ga-PSMA-11、^{177}Lu-DOTATATE、^{177}Lu-PSMA-617 等,通过组合应用这些放射性探针,可以实现对肿瘤的诊断与治疗。

除了通过螯合剂来标记各类金属核素外,纳米技术的发展也带来了一些新型的核素标记方法,如利用金属掺杂及共还原的机理实现金属核素的标记。通过金属掺杂的方法将^{68}Ga、^{177}Lu、^{64}Cu、^{89}Zr、^{89}Sr 等核素标记于谷胱甘肽包覆的金纳米簇中,实现无配体的核素广谱标记。此外,将^{64}Cu 标记于 BSA 包覆的金纳米簇以及单宁酸包覆的 PtPdAu 多金属纳米探针上,而后将该探针递送至小鼠体内,实现对肿瘤的放射诊疗。

8.4 诊疗一体化核素分子影像探针的临床应用

1. 甲状腺癌

历史上最著名的核医学诊疗一体化案例是放射性核素碘的应用,其中^{123}I(γ核素)或

^{124}I(正电子核素)与^{131}I(β核素)分别用于甲状腺疾病的诊断与治疗。

1941 年，^{131}I 第一次用于治疗甲状腺功能亢进并取得良好效果；1946 年，^{131}I 用于甲状腺癌的治疗。分化型甲状腺癌(differentiated thyroid cancer，DTC)是最常见的内分泌癌，大量国内外临床研究均证明，^{131}I 治疗 DTC 转移灶具有疗效好、操作简单、副作用小的优点，已成为 DTC 重要的治疗手段，且 DTC 有可能通过^{131}I 治愈。此外，在 98％的病例中，^{123}I 显像可正确预测^{131}I 治疗后的扫描结果，具有极高的特异度和灵敏度。而^{124}I PET/CT 诊断 DTC 术后病灶的灵敏度可达 92.5％，其在明确转移性 DTC 的疾病程度以及病灶大小方面具有重要价值。

2. 嗜铬细胞瘤

^{131}I-MIBG 显像是诊断嗜铬细胞瘤的金标准。^{131}I-MIBG 和^{123}I-MIBG 显像诊断嗜铬细胞瘤的灵敏度分别为 85.7％和 90％，特异度均为 100％。^{123}I-MIBG 的图像质量优于^{131}I-MIBG，但^{123}I 不易获得，^{131}I-MIBG 的优势在于能够预测肿瘤摄取，易于制订^{131}I-MIBG治疗计划。

手术切除是嗜铬细胞瘤的首选治疗方式。95％以上的嗜铬细胞瘤病灶可摄取^{131}I-MIBG，因此^{131}I-MIBG 治疗嗜铬细胞瘤的疗效优于化疗。研究表明，^{131}I-MIBG 治疗转移性嗜铬细胞瘤的反应率为 75％，经 1～6 次治疗后，84％的患者病情可达稳定状态。

^{124}I-MIBG PET/CT 诊断嗜铬细胞瘤的灵敏度、特异度分别为 86％、100％，该方法有助于指导嗜铬细胞瘤^{131}I-MIBG 的治疗。

3. 恶性肿瘤骨转移

骨显像是用于判断肺癌、乳腺癌、前列腺癌等恶性肿瘤骨转移的常规检查方法。^{99m}Tc-MDP全身骨显像可发现多发散在异常摄取影，是骨转移的常见表现。^{18}F-NaF PET/CT 诊断肿瘤骨转移的灵敏度优于^{99m}Tc-MDP SPECT/CT。骨显像是骨转移瘤诊疗一体化的重要环节，可指导临床进行放射性核素靶向治疗。

^{89}SrCl$_2$ 治疗前列腺癌和乳腺癌骨转移的有效率分别为 80％和 89％，疼痛缓解持续时间为 3～12 个月(平均 6 个月)。^{223}RaCl$_2$ 是一种有效的放射治疗药物，是美国 FDA 批准的首个获批用于临床的 α 放射性药物，已批准用于治疗前列腺癌骨转移。

4. 神经内分泌肿瘤

^{68}Ga-DOTATATE PET/CT 是神经内分泌肿瘤诊断、定位和分期的金标准，与传统成像相比具有显著优势。^{68}Ga-DOTATATE PET/CT 诊断原发性肿瘤的灵敏度和特异度分别为 93％和 91％。

手术通常是神经内分泌肿瘤的首选治疗方法，但不适用于转移性疾病。在一项^{177}Lu-DOTATATE 肽受体放射性核素治疗(peptide receptor radionuclide therapy，PRRT)在转移性神经内分泌肿瘤患者中疗效的系统评价中，^{177}Lu-DOTATATE 具有良好的治疗效果，肿瘤控制率约为 78％～79％，且副作用较小。

5. 前列腺癌

前列腺特异性膜抗原(prostate specific membrane antigen，PSMA)在前列腺癌细胞表面特异性高表达，在前列腺癌分子影像学及靶向治疗领域具有极重要的价值。^{68}Ga-PSMA-11

PET/CT 检查是评估前列腺癌的重要方法,可检测前列腺癌复发和转移。[68]Ga-PSMA PET/CT 检查在前列腺癌复发检测中的灵敏度、特异度和准确度分别为 98.8%、100% 和 98.8%,[68]Ga-PSMA PET/CT 对前列腺癌的诊断准确度远高于传统影像学检查(如 MRI、CT、超声),应纳入前列腺癌常规检查。[177]Lu-PSMA 放射配体治疗(radioligand therapy,RLT)是对标准治疗方案无效的晚期转移性去势抵抗性前列腺癌(metastatic castration-resistant prostate cancer,mCRPC)的有效治疗方案,2/3 的患者疗效明显,且不良反应较三线治疗更少。

目前,核医学已在多种疾病的诊断和治疗中发挥重要作用。近二十年来,由于放射性药物与融合影像设备的共同发展,核医学诊疗数量呈现极大增长。随着乳腺癌、肺癌等肿瘤不同靶点特异结合分子的发现,未来核医学将在更多肿瘤诊疗中发挥更大价值。

8.5　本章小结

诊疗一体化分子影像探针主要由功能性负载物、载体和表面修饰物组成。其中,功能性负载物又包含了诊断型(成像型)负载物和治疗型负载物,诊断型负载物通过光学成像、MRI、PET/SPECT 等成像模态对疾病部位进行成像,治疗型负载物通过放疗、化疗、光学疗法、免疫疗法等对病灶部位进行消融,两种功能性负载物相互配合,实现对疾病部位的诊疗。功能性负载物往往需要载体进行递送,这些载体包括各种有机和无机纳米颗粒,它们通过多种方式装载负载物,成功地将其递送至靶部位,发挥对疾病的诊疗作用。同时,载体表面往往还需要进行功能化修饰,以提高其生物相容性,改善其体内行为。

通过合理设计诊疗一体化分子影像探针,可以同时实现对疾病的诊断与治疗,但是从探针的设计到其功能的有效实现,都存在着一些挑战。

(1) 成像与治疗类负载物的种类复杂多样,如何根据临床需求选择合适的负载物、设计最优化的诊疗探针,仍然是一项挑战。

(2) 诊疗一体化分子影像探针的效果与毒性的平衡问题仍有待解决。诊疗一体化分子影像探针虽然可以同时实现诊断和治疗,但当其脱靶到达正常组织或器官后,也会造成更大的损伤,因此应该优化探针以平衡其诊疗效果与系统毒性。

(3) 诊断与治疗的顺序问题影响着疾病治疗的效果,临床上往往需要先诊断再治疗,治疗后仍需要诊断手段进行效果评估,而诊疗一体化分子影像探针如何实现这一过程,仍然亟待解决。

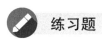 练习题

兼具成像与治疗的核素是(　　)。

A. 放射性核素 I　　　　　　　　　　B. 放射性核素 Sc

C. 放射性核素 Tb　　　　　　　　　　D. 放射性核素 Tc

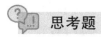

思考题

1. 如何理解"诊"与"疗"功能的一体化。

2. 诊疗一体化分子影像探针的诊断功能可以通过哪些手段来实现呢？它们各自有什么优缺点呢？

3. 诊疗一体化分子影像探针的治疗功能如何实现呢？

4. 应该从哪些方面评估设计的诊疗一体化分子影像探针的优劣呢？

5. 诊疗一体化分子影像探针应如何结合多学科优势，实现功能最优化呢？

课外阅读

1. 彭述明,杨宇川,杨夏,等.我国放射性药物创新体系发展战略研究[J].中国工程科学,2022,24(6)：116-126.

2. 陈跃.我国诊疗一体化核素及放射性药物临床应用与展望[J].协和医学杂志,2022(002)：187-191.

参考文献

[1] Kelkar S S, Reineke T M. Theranostics: combining imaging and therapy [J]. Bioconjugate Chemistry, 2011, 22(10)：1879-1903.

[2] Huang H Y, Lovell J F. Advanced functional nanomaterials for theranostics[J]. Advanced Functional Materials, 2017, 27(2)：1603524.1.

[3] Lim E K, Kim T, Paik S, et al. Nanomaterials for theranostics: recent advances and future challenges[J]. Chemical Reviews, 2015, 115(1)：327-394.

[4] Guo H Z, Liu L S, Hu Q Q, et al. Monodisperse ZIF-8@dextran nanoparticles co-loaded with hydrophilic and hydrophobic functional cargos for combined near-infrared fluorescence imaging and photothermal therapy[J]. Acta Biomaterialia, 2022, 137：290-304.

[5] Matsumura Y, Maeda H. A new concept for macromolecular therapeutics in cancer chemotherapy: mechanism of tumoritropic accumulation of proteins and the antitumor agent smancs[J]. Cancer Research, 1986, 46(12 Pt 1)：6387-6392.

[6] Sykes E A, Chen J, Zheng G, et al. Investigating the impact of nanoparticle size on active and passive tumor targeting efficiency[J]. Acs Nano, 2014, 8(6)：5696-5706.

[7] Fang J, Nakamura H, Maeda H. The EPR effect: unique features of tumor blood vessels for drug delivery, factors involved, and limitations and augmentation of the

effect[J]. Advanced Drug Delivery Reviews, 2011, 63(3): 136 – 151.

[8] Vera D R, Hall D J, Hoh C K, et al. Cy5.5-DTPA-galactosyl-dextran: a fluorescent probe for in vivo measurement of receptor biochemistry [J]. Nuclear Medicine Biology, 2005, 32(7): 687 – 693.

[9] Nam T, Park S, Lee S Y, et al. Tumor targeting chitosan nanoparticles for dual-modality optical/MR cancer imaging [J]. Bioconjugate Chemistry, 2010, 21 (4): 578 – 582.

[10] Wagner A M, Knipe J M, Orive G, et al. Quantum dots in biomedical applications [J]. Acta Biomaterialia, 2019, 94: 44 – 63.

[11] Sun W S, Yang J X, Hou M F, et al. A nano "immune-guide" recruiting lymphocytes and modulating the ratio of macrophages from different origins to enhance cancer immunotherapy[J]. Advanced Functional Materials, 2021, 31(23): 2009116.

[12] Wu Q H, Hou M F, Zhang P L, et al. Self-cascade nanohybrids boost cell ferroptosis stress for tumor radiosensitization therapy [J]. Applied Materials Today, 2022, 29: 101558.

[13] Xie J N, Gong L J, Zhu S, et al. Emerging strategies of nanomaterial-mediated tumor radiosensitization[J]. Advanced Materials, 2019, 31(3): e1802244.

[14] Zhou Z G, Zhang B L, Wang H R, et al. Two-stage oxygen delivery for enhanced radiotherapy by perfluorocarbon nanoparticles [J]. Theranostics, 2018, 8 (18): 4898 – 4911.

[15] Zhang X D, Chen J, Luo Z T, et al. Enhanced tumor accumulation of sub-2 nm gold nanoclusters for cancer radiation therapy[J]. Advanced Healthcare Materials, 2014, 3(1): 133 – 141.

[16] Mi Y, Hagan C T, Vincent B G, et al. Emerging nano-/microapproaches for cancer immunotherapy[J]. Advanced Science, 2019, 6(6): 1801847.

[17] Shi Y, Lammers T. Combining nanomedicine and immunotherapy[J]. Accounts of Chemical Research, 2019, 52(6): 1543 – 1554.

[18] Zhang Z, Dalan R, Hu Z Y, et al. Reactive oxygen species scavenging nanomedicine for the treatment of ischemic heart disease[J]. Advanced Materials, 2022, 34(35): 2202169.1 – 2202169.34.

[19] Zhang Y, Zhang X Q, Yang H C, et al. Advanced biotechnology-assisted precise sonodynamic therapy[J]. Chemical Society Reviews, 2021, 50(20): 11227 – 11248.

[20] Tang Z M, Zhao P R, Wang H, et al. Biomedicine meets fenton chemistry [J]. Chemical Reviews, 2021, 121(4): 1981 – 2019.

[21] Li X S, Lovell J F, Yoon J, et al. Clinical development and potential of photothermal and photodynamic therapies for cancer[J]. Nature Reviews Clinical Oncology, 2020, 17(11): 657 – 674.

[22] Vankayala R, Hwang K C. Near-infrared-light-activatable nanomaterial-mediated phototheranostic nanomedicines: an emerging paradigm for cancer treatment [J]. Advanced Materials, 2018, 30(23): 1706320.

[23] Stine C A, Munson J M. Convection-enhanced delivery: connection to and impact of interstitial fluid flow[J]. Frontiers in Oncology, 2019, 9.

[24] Sharmiladevi P, Girigoswami K, Haribabu V, et al. Nano-enabled theranostics for cancer[J]. Materials Advances, 2021, 2(9): 2876 – 2891.

[25] Yallapu M M, Foy S P, Jain T K, et al. PEG-functionalized magnetic nanoparticles for drug delivery and magnetic resonance imaging applications[J]. Pharm Aceutical Research, 2010, 27(11): 2283 – 2295.

[26] Kotagiri N, Sudlow G P, Akers W J, et al. Breaking the depth dependency of phototherapy with Cerenkov radiation and low-radiance-responsive nanophotosensitizers[J]. Nature Nanotechnology, 2015, 10(4): 370 – 379.

[27] Kostelnik T I, Orvig C. Radioactive main group and rare earth metals for imaging and therapy[J]. Chemical Reviews, 2019, 119(2): 902 – 956.

[28] Yordanova A, Eppard E, Kurpig S, et al. Theranostics in nuclear medicine practice [J]. Onco Targets and Therapy, 2017, 10: 4821 – 4828.

第9章 分子影像探针的研发与转化

教学目标

(1) 阐述转化医学的概念。

(2) 阐述分子影像与转化医学之间的关系。

(3) 列举纳米分子影像探针的临床应用。

(4) 分析纳米分子影像探针临床转化面临的挑战。

9.1 转化医学在中国的发展

9.1.1 转化医学

转化医学(translational medicine)是近些年国际医学领域出现的一种新概念。1992 年，美国《科学》杂志首次提出"从实验室到病床(bench to bedside)"的概念，1996 年，在《柳叶刀》杂志上，第一次出现了"转化医学"这个名词。转化医学是把生物基础研究的最新成果快速有效地转化为临床医学技术的过程，即从实验室到病床，再从病床到实验室(bedside to bench)的连续过程，简称为"B2B"。转化医学有助于理论与实践的结合，加快科技成果转化。其目的是打破基础研究与临床医学之间的屏障，实现基础研究成果向临床治疗应用的快速转换，促进基础研究成果快速为临床医学服务。2006 年 5 月，阿斯利康公司宣布建立阿斯利康中国创新中心，开展针对中国人基因的转化医学研究，这成为国内转化医学的开端。随后，与转化医学相关的会议迅速召开，国内掀起了转化医学领域探讨和建设的热潮。

1. 国家大力推动临床医学研究中心建设

2012 年 7 月，为加强医学科技创新体系建设、打造临床医学和转化研究高地，科技部、卫生部、总后卫生部等部门正式启动国家临床医学研究中心申报工作，并于 2013 年 8 月最终确定首批 13 家国家临床医学研究中心。国家临床医学研究中心的任务涵盖搭建专业化的临床研究公共服务平台、培育临床研究人才、搭建协同研究网络和开展基础与临床紧密结合的转化医学研究等。截至目前,已建立四批 50 家以病种为分类的国家临床医学研究中心。在国家层面的支持和引导下,国内各地方也随之开展省级或市级临床医学研究中心的建设布局。

2. 国家启动转化医学国家重大基础设施建设

国务院《国家重大科技基础设施建设中长期规划(2012—2030 年)》将转化研究设施列入"十二五"优先建设的重大科学基础设施。根据申请,分批次建设 5 个国家级转化医学研究重大科技基础设施,俗称"1＋4"项目。其中转化医学国家重大科技基础设施(上海)上海交通大学,作为综合性转化医学中心;转化医学国家重大科技基础设施(北京)北京协和医院,为疑难病研究中心;解放军总医院/清华大学,为老年病研究中心;转化医学国家重大科技基础设施(成都)四川大学华西医院和转化医学国家重大科技基础设施(西安)第四军医大学,为再生医学中心。其中,上海中心已经建成并投入运行使用,包括闵行基地和瑞金基地,其以肿瘤、代谢性疾病、心脑血管疾病等三类重大疾病转化研究,药物、试剂、探针有效性验证,大型高端医疗装备关键共性技术转化应用为目标进行设计建设。

3. 各企事业单位自主探索建设转化医学研究机构

自转化医学新兴理念传入国内,众多高校院所及医院纷纷成立转化医学机构,探索转化医学领域新的突破点。2007 年 11 月,上海交通大学在国内率先建立转化医学研究中心,2009 年,中南大学湘雅医学院成立湘雅转化医学研究中心。之后,国内医药企业也开始成立转化医学研究机构。到 2013 年 4 月底,国内建立了近 130 家各类临床和转化医学研究中心及平台机构。

9.1.2 中国转化医学发展的特点

1. 转化医学理念迅速引入,各机构独立探索实践

转化医学理念传入中国后,迅速引起广大研究者及各方面人士的关注与推崇。不久,国内众多机构便相继成立转化医学机构探索开展转化研究工作。大致可分为以下 3 种类型:① 基础研究型,主要由学校及其附属医院、科研院所独立或联合成立转化医学机构开展疾病致病机理的基础及转化研究工作;② 平台资源型,主要依托高校及附属医院或医院单独成立,打造临床样本库、医疗大数据、公共试验平台等转化研究资源平台;③ 交叉融合型,该类转化医学机构将疾病研究同工程技术结合,侧重于应用型研究以开发新式医疗器械和创新诊疗技术。基础研究型、平台资源型、交叉融合型等三类转化医学机构结合自身优势特色,独立探索转化医学研究发展之路。

2. 临床医学中心与转化医学基础设施同步建设

由于我国现代医学起步较晚,中国与美国在临床医学研究布局方面尚存在一些差距,在临床研究技术设施、人才资源等方面有所欠缺,国家在不断推进临床医学中心建设的同时,同步融入转化医学的理念与规划,致力于协同推进转化医学在我国的建设与发展。与此同时,在国家层面上推动建设转化医学国家重大基础设施,以转化医学研究设施平台建设为抓手,为众多研究团队提供开展转化研究和试验验证的基础性平台。

9.2 分子影像与转化医学

基础医学、药物研发和临床医学是三个不同的领域,因此这些领域的很多生命科学研究成果经常无法及时应用于临床实践。转化医学是以疾病为中心,加速将基础研究的成果用于临床诊断和治疗中,旨在有效地将三个领域有机结合在一起。分子影像学可在活体上、在细胞和分子水平对生物学过程成像并进行定性和定量研究,为转化医学的实现提供了保证。

转化医学的主要目的是打破基础医学与药物研发、临床医学之间固有的屏障,在其间建立起直接的、有机的关联。以疾病为中心,缩短从实验室到病床(B2B)的过程,把基础研究获得的成果迅速转化为临床应用,包括预防、诊断和治疗中,更快速地推动医学全面、可持续发展。例如,人类基因组全序列图谱的绘制完成使人们首次有可能从基因水平洞悉癌基因和癌细胞与正常基因和正常细胞的不同,进一步了解了癌细胞转移机理,这些认识为针对性的疗法提供了可能,有助于癌症的早期诊断,并帮助确定不同患者的不同治疗方案。此外还有设计分子靶点和通道等。转化医学正从一种概念演变为推动新药研发的引擎。转化医学的基本过程如下:① 探索与疾病相关的基因及其病理机制;② 发现患者疾病的特定生物事件、生物标志物或分子路径;③ 运用上述发现来进行系统的研究与分析,以开发新的诊断和治疗方法或药物;④ 采用以上新的诊断和治疗方法或药物,建立特定疾病的治疗规范。转化医学中的关键技术涉及多个学科,包括分子靶标开发、研究过程的可视化、整合不同层面信息等。

1. 分子影像与转化医学的关系

从广义上说,分子影像是采用无创影像技术进行活体分子水平的细胞功能代谢研究,以达到对疾病早期特异性诊断、疗效观察和治疗计划制订,以及进行新药物的研制和筛选工作。它是分子生物学、化学、纳米技术、集成线路技术、数据处理、图像处理技术等多学科综合应用的成果。从严格意义上讲,分子影像是采用无创伤技术进行活体功能蛋白(受体、酶)和功能基因表达研究的成像技术。分子影像研究的内容如下:① 探讨细胞和特异性代谢、酶、受体及基因表达;② 开发有效的靶向治疗药物和基因治疗方法;③ 在分子病理学的基础上评价治疗效果和预后,在细胞和分子水平上观察药物的疗效;④ 建立药物代谢在分子基础上的动力学模型;⑤ 建立个性化治疗的平台。分子影像是以酶、受体、基因变化为研究对象,采用分子影像技术可以有针对地研究治疗个体的特点,为个性化治疗创造条件。尽管个体化治疗目前还处于临床前期研究阶段,但是分子影像技术为个体化治疗打下了基础。分子影像技术的核心包括使用具有高灵敏度、分辨率的分子影像成像设备和开发具有高度特异性的分子影像探针。分子影像成像过程基本如下:① 制备分子影像探针,主要是采用标记物标记特殊的生物标志物;② 将探针引入研究者体内,采用成像设备进行成像;③ 处理获得分子影像信息,对获得的信息进行分析和研究。在分子影像技术中,与 MRI、荧光或光学成像等不同的是基于放射性药物的核医学分子影像技术,目前已经广泛用于临床。核医学分子影像技术已经成为将基础研究直接推广到临床医学中的值得重视的分子影像技术。同时，随着 MRI 分子影像技术的发展，一些特殊的成像序列被推出后，其已经展示出强大的潜力。

分子影像技术是转化医学的内容之一。分子影像技术是转化医学中无创，在活体能够通过可视化图像信息获得标记的生物标志物分布、转化的过程。核医学分子影像使用的放射性药物具有高灵敏度、高特异性和超微量的特点。核医学分子影像由于具有高的检测灵敏度，一般可以达到 $10^{-11} \sim 10^{-12}$ mol/L，超微量的放射性药物对人体毒性极低或可以忽略。随着核医学影像设备采用新的半导体锑锌镉探测器和全新的图像重建方法，核医学影像探测的灵敏度又提高了 $10 \sim 50$ 倍，使得核医学分子影像检测灵敏度达到 $10^{-12} \sim 10^{-24}$ mol/L。所以，核医学分子影像具有将在临床前期研究的成果直接转化到临床的潜能，实现从分子直接到人体（from molecular, mouse to man, 3M）的转化医学研究。这也是核医学分子影像技术与 MRI、荧光成像相比能更广泛用于临床，并被称为临床分子影像技术的主要原因。

2. 在疾病早期诊断和个性化治疗中的应用

分子影像技术具有高度灵敏、高度特异性的特点，其成像过程并不影响组织细胞原有的代谢过程。所以，采用分子影像技术能够在疾病出现症状前或疾病早期无创地发现疾病。分子影像技术采用的探针或示踪剂与分子病理学采用的诊断技术类似，也有研究者将分子影像技术称作"活体分子病理学技术"（in vivo molecular pathology technology, IMP）。采用分子影像技术和转化医学的理念在冠状动脉粥样硬化诊断中已经显示出很好的临床潜力。由此可见，分子影像技术随着分子影像成像设备和探针技术进展将在疾病早期特异性诊断中发挥更大的作用。分子影像采用的特异性靶向探针为其指导个性化治疗或靶向治疗奠定了基础。最近，一些学者陆续报道采用分子影像技术在指导肿瘤靶向治疗中取得的可喜成果。为了更好将分子影像中的 PET/CT 技术用于指导肿瘤治疗，美国核医学和分子影像学会于 1999 年推出 PET 实体瘤疗效评价标准。尽管该标准目前还是一个草案，但是将以解剖结构为基础的实体瘤疗效评价标准（response evaluation criteria in solid tumors, RECIST）和 PERCIST 标准结合起来采用多模式分子影像技术已经在指导肿瘤治疗中发挥了超出预期的作用和效果。

转化医学已经成为解决重大疾病诊断、治疗的重要手段之一。分子影像技术是转化医学中最佳的手段。随着一些高度特异性的放射性探针和非放射标记探针研制成功以及多模式定量分子影像技术在临床初步探索和应用，分子影像技术将会在疾病早期诊断和个体化治疗中发挥越来越重要的作用。

9.3　新型分子影像探针的研发与转化

分子影像探针是指能够与特定生物分子（分子靶标）特异性结合，并提供影像学信息的物质。其中，放射性核素分子影像探针的研发及其临床转化已经取得突破性的成果,并逐渐用于肿瘤精准医学策略的临床实践,包括如下 4 个方面:① 检测特异性诊断及治疗分子靶点,筛选精准治疗优势人群;② 实时、动态监测肿瘤诊疗分子靶点的丰度、肿瘤代谢、增殖、乏氧以及血管新生等恶性生物学行为及微环境方面的变化,有助于早期精准评估治疗反应、指导治疗策略的实施和建立、优化患者管理;③ 优化剂量方案,该方法是在体水平精准评价药效学和药物代谢动力学的最佳技术;④ 精准的预后判断及评估(见表 9 - 1)。

表 9 - 1　肿瘤放射性核素分子影像探针在临床应用及处于受试阶段的举例

靶　点	探　针	探针属性	成像方式	应 用 疾 病
EGFR	^{11}C-erlotinib	小分子	PET	非小细胞肺癌
EGFR	^{18}F-MPG	小分子	PET	非小细胞肺癌
PD-L1	^{89}Zr-atezolizumab	单克隆抗体	PET	非小细胞肺癌、膀胱癌、乳腺癌
PD-L1	^{18}F-BMS-986192	蛋白	PET	非小细胞肺癌
PD-1	^{89}Zr-nivolumab	单克隆抗体	PET	非小细胞肺癌
$\alpha_v\beta_3$	^{99m}Tc-3P-RGD$_2$	多肽	SPECT	非小细胞肺癌、肺腺癌
$\alpha_v\beta_3$	^{18}F-FPPRGD$_2$	多肽	PET	多形性胶质母细胞瘤
VEGF	^{89}Zr-bevacizumab	单克隆抗体	PET	弥漫性脑桥胶质瘤
HSV1-TK	^{18}F-FHBG	小分子	PET	胶质瘤
PSMA	^{68}Ga-PSMA-11	小分子	PET	前列腺癌
PSMA	^{68}Ga-HBED-PSMA	小分子	PET	前列腺癌
PSMA	^{68}Ga-PSMA-617	小分子	PET	前列腺癌
PSMA	^{18}F-PSMA-1007	小分子	PET	前列腺癌
PSMA	^{18}F-DCEPyL	小分子	PET	前列腺癌
PSMA	^{177}Lu-PSMA-617	小分子	SPECT	转移性去势抵抗性前列腺癌
ER	^{18}F-FES	小分子	PET	乳腺癌
HER-2	^{89}Zr-trastuzumab	单克隆抗体	PET	乳腺癌
HER-2	^{99m}Tc-labeled HER-2 affibody	亲合体	SPECT	乳腺癌

表皮生长因子受体(epidermal growth factor receptor,EGFR)是肺癌发生发展的关键分子靶点,对于携带 EGFR 激活突变的肺癌患者,靶向 EGFR 治疗的临床收益可明显优于传统化疗,而相对于通过手术或穿刺活检获取病理组织检测病灶 EGFR 突变状态,EGFR

分子成像对肺癌患者 EGFR 突变的无创活体检测具有较大价值。在一项非小细胞肺癌（nonsmall cell lung cancer，NSCLC）患者的临床试验中，[11]Cerlotinib[第一代 EGFR 酪氨酸激酶抑制剂（tyrosine kinase inhibitor，TKI）] PET/CT 相较 ^{18}F-FDG PET/CT 可以识别出更多病灶[1]。在另一项临床试验中，将一种新型的 EGFR 活化突变靶向的 PET 分子影像探针[18]F-MPG（第一代 EGFR-TKI PD153035 类似物）用于定量评估经过基因检测证实携带 EGFR 活化突变的原发性和转移性 NSCLC 患者的 EGFR 分子分型[2]。研究显示，EGFR 活化突变患者的[18]F-MPG 摄取显著高于 EGFR 野生型患者，这在 EGFR 精准分子分型、筛选靶向治疗受益人群以及疗效监测方面具有重要的价值。

已有多种针对免疫检查点程序性死亡受体 1（programmed cell death 1，PD-1）及程序性死亡受体-配体 1（programmed cell death-ligand 1，PD-L1）的免疫治疗药物获批进入临床，然而由于免疫组织化学检测取样的限制，尚无法对 PD-1/PD-L1 治疗受益患者进行准确预测。而 PD-1/PD-L1 分子成像可精准检测肿瘤患者全身病灶，从而进行分子分型，筛选受益患者。例如，[89]Zr-atezolizumab（PD-L1 单抗）PET 在三种类型癌症患者（包括 9 例 NSCLC、9 例膀胱癌、4 例乳腺癌）中的首次临床试验结果证实了[89]Zr-atezolizumab PET 用于预测 PD-L1 阻断治疗疗效的可行性[3]。

整合素 $\alpha_v\beta_3$ 受体在包括肺癌在内的多种癌症中过表达，在促进、维持和调节肿瘤血管生成方面发挥重要作用，$\alpha_v\beta_3$ 靶向治疗可显著抑制肿瘤生长，并促进肿瘤消退，$\alpha_v\beta_3$ 分子成像在筛选抗肿瘤血管生成药物（如 cilengitide 和 bevacizumab）方面具有重要价值。一种新型 SPECT 分子影像探针[99m]Tc-3P-RGD2（$\alpha_v\beta_3$ 特异性多肽二聚体）用于 23 例晚期 NSCLC 患者的整合素 $\alpha_v\beta_3$ 靶向分子成像，以预测抗血管生成药物 bevacizumab 的治疗效果。结果显示，[99m]Tc-3P-RGD2 SPECT 具有较高的灵敏度、特异度和阴性预测值（81.8%、91.7% 和 84.6%）。

恶性胶质瘤是最常见的原发性脑肿瘤，其生存率、治疗效果和预后往往因肿瘤靶点的不同而有很大差异。肿瘤新生血管靶向成像[其主要靶点包括整合素 $\alpha_v\beta_3$、血管内皮生长因子（vascular endothelial growth factor，VEGF）及其受体（vascular endothelial growth factor receptor，VEGFR）]可通过描绘肿瘤新生血管特征指导抗血管生成药物（cilengitide 和 bevacizumab 等）的应用。在一项针对多形性胶质母细胞瘤患者的临床试验中，[18]F 标记的聚乙二醇化 RGD 二聚体（[18]F-FPPRGD2）用于监测 bevacizumab 治疗。结果提示[18]F-FPPRGD2 PET 在 bevacizumab 治疗第 1 周时就能监测到治疗反应，这有助于临床上及时评估是否需要继续或停止抗新生血管治疗。此外，通过[89]Zr-bevacizumab PET 验证了 bevacizumab 药物可以到达弥漫性脑桥胶质瘤患儿的肿瘤中，同时观察到 bevacizumab 的药物传递和异质性分布[4]。

细胞毒性 T 淋巴细胞（cytotoxic T lymphocytes，CTLs）正成为癌症免疫治疗的主要手段，然而 CTLs 注射进入患者体内后难以监测，因此无法对其疗效、活性及分布进行有效评估，而活细胞分子成像则可对其进行有效监测。斯坦福大学团队合成了一种单纯疱疹病毒 1 型胸苷激酶（herpes simplex virus type-1 thymidine kinase，HSV1-TK）靶向的新型 PET 分子影像探针 ^{18}F-FHBG（9-[4-[18]-F-fluoro-3-(hydroxymethyl) butyl] guanine），并通过基因工程使 CD8 ＋ CTLs 表达 HSV1-TK。¹⁸F-FHBG PET 可以通过追踪表达 HSV1-TK 的 CD8 ＋ CTLs 监测 CTLs 的细胞活性和胶质瘤扩散的程度。结果显示，胶质瘤患者在输注 CTLs 治疗后，病灶¹⁸F-FHBG 摄取量显著增加 5 ～ 15 倍；而在未治疗的肿瘤中，¹⁸F-FHBG 摄取量仅轻度增加，该研究对于精准免疫治疗以及监测治疗性免疫细胞活力和体内转运途径等提供了新的指导策略[5]。

前列腺特异性膜抗原（prostate-specific membrane antigen，PSMA）是一种在前列腺癌（prostate carcinoma，PCa）中广泛表达的特异性细胞表面糖蛋白，其表达水平与肿瘤的分期、分级、治疗反应和预后密切相关，并且近年来基于放射性标记 PSMA 配体的 PSMA 靶向分子成像在精准诊疗中的应用也越来越广泛。有研究者通过对 24 例中高危 PCa 患者的回顾性分析，发现⁶⁸Ga-PSMA PET/CT 和 MRI 对中高危 PCa 原发灶的检出率均为 100％，但 ⁶⁸Ga-PSMA PET/CT 在淋巴结及骨转移的检测率优于 MRI，可为中高危 PCa 提供准确的术前诊断和分期信息[6]。

雌激素受体（estrogen receptor，ER）的表达水平与乳腺癌的良恶性程度密切相关，可用于指导乳腺癌的个体化治疗以及预后评估。¹⁸F-FES 是一种基于雌二醇的 ER 靶向 PET 分子影像探针，其检测病灶 ER 表达水平的灵敏度和特异度分别为 85％ 和 75％。合理应用¹⁸F-FES PET 可以优化乳腺癌患者的分期、分型和治疗策略的制订，从而避免无效治疗。在另一项临床Ⅱ期研究中，通过⁸⁹Zr-trastuzumab［人表皮生长因子受体 2（human epidermalgrowth factor receptor-2，HER-2）单抗］PET 评估了 HER－2 阳性乳腺癌患者接受新型 HER-2 靶向抗体-药物偶联物 trastuzumab emtansine（T-DM1）治疗后的疗效。结果表明，⁸⁹Zr-trastuzumab PET 检出的 39 例 HER-2 阳性患者中，有 28 例在 T-DM1 给药 3 个周期后有反应（阳性预测值为 71.8％），当⁸⁹Zr-trastuzumab 与¹⁸F-FDG PET 联合应用时，患者阳性预测值增加到 100％。除上述大分子探针外，分子质量更小的亲和体（affibody）亦用来进行 HER-2 表达水平的评估[7]。

北京大学肿瘤医院核医学科分子影像临床转化平台以一系列强大的医用同位素药物研发能力和优异的临床转化，积极响应国家发布的《医用同位素中长期发展规划（2021—2035 年）》，积极推动国产放射性药物原创性研究，面向重大疾病新靶点如肿瘤免疫治疗及其配体（PD1/PDL1），前列腺特异性膜抗原（PSMA），血管紧张素转换酶 2（ACE2）等开展分子影像前沿研究，实现多个探针的首次临床转化研究，新型核素探针能够有效探测体内病灶并有望实现疗效监测，为提升人民健康水平提供技术支持。针对肿瘤免疫治疗（抗 PD1 治疗）优势患者筛选及疗效评价挑战，研制出新型固体靶核素¹²⁴I，优化出室温条件 60 秒快速、原位标记单抗技术，实现基于我国 NMPA 批准的首个抗 PD1 治疗药物（JS001，特瑞普利单抗）的直接放射性标记的临床研究（见图 9－1）[8]。

北京大学肿瘤医院核医学科和胸部肿瘤内一科合作研制的⁶⁸Ga 的标记的 PD-L1 靶向低分子质量多肽（low molecular weight，LMW）探针，首次用于进展期肺癌的临床转化研究展示了在可行的时间窗内用 PET 的方式对患者进行 PD-L1 表达水平检测的可行性和研究潜力（见图 9－2）[9]。

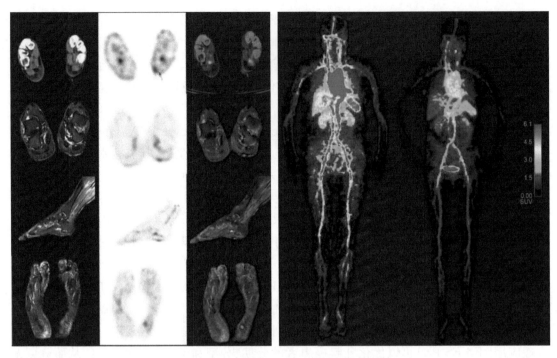

图 9 - 1   ¹²⁴I 标记 PD-1 单抗的 PET 临床转化

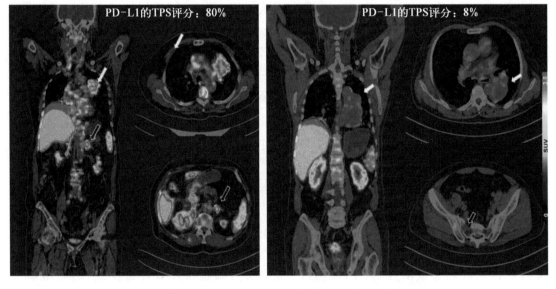

图 9 - 2   ⁶⁸Ga-LMW 在不同 PD-L1 表达水平肿瘤中的 PET 分析

9.4 纳米分子影像探针的应用和发展

9.4.1 纳米分子影像探针相对于小分子探针的优势

与正常组织相比,肿瘤血管生成的标志是高度不规则的血管结构的发展和开窗的增加。

纳米探针有高渗透长滞留效应,因此可以利用肿瘤渗漏的血管系统,被动地在肿瘤间隙内沉淀。与小分子相比,更大的纳米探针可以利用肿瘤组织淋巴清除能力差的优势,在肿瘤中保留较长时间。与小分子相比,纳米探针的另一个优点是表面积大,可以对其进行修饰,使其具有针对特定细胞类型的独特能力。纳米探针可以与多肽、适配体和抗体等配体偶联,并与肿瘤细胞上过表达的表面受体结合。此外,纳米探针可以与聚乙二醇(PEG)偶联,通过控制表面电荷和稳定性提高生物相容性,从而减少了吞噬作用,延长了血液半衰期。纳米探针的大小和形状也可以改变,以最大限度地提高细胞摄取和血液半衰期。棒状、球形和蠕虫状纳米探针可以产生不同的肿瘤通透性趋势。

基于此,纳米探针是诊断和治疗药物的优良载体。作为治疗药物,纳米探针在某些酸和聚合物的包裹下具有控制药物释放的能力,以确保药物输送到病变部位。例如,由于肿瘤的酸性值高于健康组织,可以通过化学编程使纳米探针在低 pH 值环境中释放药物。同样,特定的温度和酶也可以触发纳米探针释放药物。在诊断应用中,可以通过操纵纳米探针使其具有多种光学特性,从而进行多模态成像。具有荧光和顺磁性的纳米探针可以获得增强的MRI 图像和近红外荧光图像。因此,这些纳米探针可以在术前用 MRI,术中用荧光成像导航,从而发挥更好的敏感性和特异性指导手术。此外,纳米探针可以同时包裹药物和显像剂,临床医生能够使用纳米探针将药物靶向递送到肿瘤,并通过成像监测递送和治疗的效果。

为了优化纳米探针向预定靶点的递送,可以考虑多种给药途径,例如口服、静脉注射、鼻腔、腹腔、皮下和局部给药等。纳米探针的递送方法很大程度上取决于它们的降解能力。由于脂质体纳米探针具有生物降解和生物相容性,它们可以通过口服、静脉注射、腹腔内、皮下和局部给药。虽然金纳米探针在化学和生物学上是惰性的,但它们也是不可生物降解的,并经静脉注射后长期滞留在体内。研究表明,通过口服和直肠内给药等途径,可以促进它们从体内的消除,从而避免全身毒性。在小鼠模型中证明,金纳米探针口服 24 小时内就会从胃肠道中完全清除。在肝脏或脾脏中未发现纳米探针,表明它们没有进入体循环。同样,在小鼠模型结肠局部注射金纳米探针 24 小时内其没有在任何其他器官中发现,这表明它们没有进入血液或淋巴系统。24 小时后,每克注射的纳米探针剂量只有不到 1% 留在结肠内。局部给药是一种有利的策略,因为纳米探针的尺寸特点防止它们通过组织渗漏进入血液。金纳米探针也可用于体外成像应用,以完全消除患者接触。例如,在乳房肿瘤切除术中,在切除组织上局部应用金纳米探针后可以检测出阳性切缘[10](见图 9 - 3)。

纳米探针的另一个显著优势是其较长的血液循环半衰期,这使得它们更有可能被动地进入肿瘤。尽管近期研究表明,静脉输送的纳米探针中只有 0.7% 能够到达肿瘤部位,但可以调节纳米探针以提高输送的百分比。研究表明,较小的尺寸使纳米探针更容易穿透肿瘤,但较大的尺寸使纳米探针在肿瘤中停留时间更长。小纳米探针的表面可以经过修饰,在进入肿瘤时引起聚集,以最大限度地渗透和滞留。不同形状的纳米探针具有独特的细胞摄取机制,也会影响在肿瘤中的积累。而配体靶向纳米探针是静脉注射后增加肿瘤定位的另一种策略。

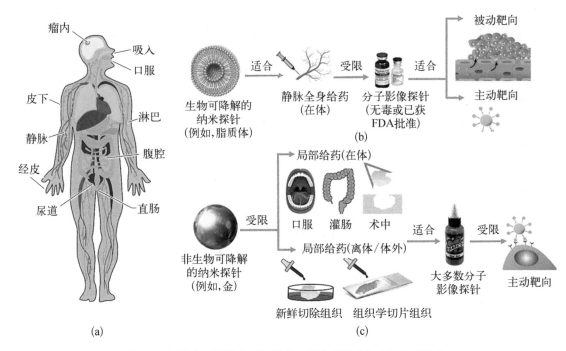

图 9-3 纳米探针的类型和给药考虑降低毒性和加速临床转化

（a）多种给药途径；（b）由于全身毒性和长时间滞留是纳米探针的主要问题，生物可降解的纳米探针更适合静脉给药；（c）非生物可降解的纳米探针在局部运送到感兴趣的局部区域时仍可用于临床应用

此外，临床前研究表明，纳米探针携带小分子荧光团等显像剂到肿瘤比单独使用小分子荧光团更有效。研究发现，当脂质体纳米探针包裹 ICG 时，细胞摄取增加，导致荧光成像中的信号强度大大高于单纯的小分子 ICG。

钆基分子影像探针（GBCAs）是小分子用于增强 T_1 加权磁共振成像的另一个例子，因为其纵向弛豫时间短，有助于肿瘤的检测。最近，一种氧化铁纳米探针 ferumoxytol，已经被用作 MRI 造影剂。ferumoxytol 与 GBCAs 具有相似的 MRI 特征，可缩短纵向和横向弛豫时间。ferumoxytol 已经被 FDA 批准用于治疗缺铁性贫血。

虽然 GBCAs 可以被肾脏迅速清除，但氧化铁纳米探针被巨噬细胞清除的速度要慢得多。较长的血液半衰期意味着可以在磁共振扫描开始前静脉注射 ferumoxytol，减少整体磁共振成像时间。这对患者，尤其是年龄较小的患者来说是一个重要的发现，因为在磁共振扫描期间的长时间麻醉可能是有害的。此外，有研究者在淋巴结中发现了摄取氧化铁纳米探针的巨噬细胞。异常的淋巴引流导致纳米探针在淋巴结积聚，这可能是转移癌的信号。研究者证实了氧化铁纳米探针在局部淋巴结胰管腺癌术前成像中的优势。13 例患者术前使用 ferumoxytol 作为造影剂进行 MR 成像，将图像与组织学证据进行比较可知，发现癌性淋巴结的敏感性为 76.5%，特异性为 98.4%。

ferumoxytol 作为造影剂的另一个关键优势是它的尺寸。研究发现，在 T_1 加权磁共振成像上，GBCAs 和 ferumoxytol 都增强了 8 个大脑转移病灶中的 6 个。然而，GBCAs 增强了五种脑膜瘤（良性肿瘤）的成像，而 ferumoxytol 没有增强。GBCAs 可以很容易地通过正常内皮细胞的缝隙连接,但 ferumoxytol 由于尺寸相对较大而不能通过。这些结果表明,ferumoxytol 可用于区分恶性和良性肿瘤。

尽管 40％的 MRI 检查中使用钆,但有研究发现它会引发肾源性系统性纤维化,这是一种罕见的疾病,涉及皮肤增厚和内部器官丧失功能。肾损伤患者发生肾源性系统性纤维化的风险较高,因此 ferumoxytol 可作为肾损伤患者的替代显像剂。最近,人们也越来越担心钆在全身的残留沉积。ferumoxytol 中的铁是可生物降解的,可以在体内循环利用,以帮助细胞功能,而且外层聚合物基质具有生物相容性,因此该纳米探针的毒性最小。这些例子证实了纳米探针比小分子造影剂能提供重要的临床信息,应该进一步开发其成像应用。

9.4.2　纳米分子影像探针的临床研究

ferumoxytol、金纳米探针结构、二氧化硅粒子(如康奈尔点)和多 Gd AGuIX(由聚硅氧烷基质和钇螯合物制成的纳米探针)系统的临床试验进展表明,可以有效地采用这些途径进行成像。在目前的临床试验中,除了脂质体和胶束制剂的药物递送之外,最活跃的应用是热疗(热消融)、光学引导手术和放疗增敏。一个很好的例子就是用各种放射性核素对 ferumoxytol 进行放射性标记的无螯合剂标记方法,在加入放射性标记后对构建的纳米探针的破坏最小,因此有可能快速获得试验批准并可能在肿瘤成像中有应用,包括在光学或辐射引导下的手术干预。这允许切除最大数量的肿瘤组织,并尽量减少健康组织的切除,以确保最佳结果。放疗增敏是钆和金纳米探针发展的关键领域。使用这种标记策略也可以来验证、表征和优化吸入或直接注射等药物的新给药方法。

纳米分子影像探针在临床治疗应用中发挥着越来越重要的作用,但在诊断成像中的作用仍然有限。它们已获得 FDA 批准作为心脏病、自身免疫疾病和慢性肾脏疾病等的治疗药物。此外,研究者还研究了使用纳米探针将癌症化疗输送到肿瘤部位。1995 年,FDA 批准的第一种用于人体的纳米探针是 Doxil。Doxil 是一种包裹了常用化疗药物阿霉素的脂质体纳米探针,其可抑制癌细胞发展。使用脂质体涂层的优点是优化药物向肿瘤的输送,同时使全身毒性最小。Doxil 最初获批用于治疗 Karposi 肉瘤,现在已扩展到治疗卵巢癌、多发性骨髓瘤和其他形式的癌症。

将药物封装在生物兼容的囊泡中以靶向给药的概念对纳米医学来说是十分重要的,这使它们可以避免被肾脏快速清除。因此,研究发现它们会在肿瘤中被动积累较长时间。它们的高表面积体积比允许多个配体的附着,也有助于靶向给药。

近年来,纳米探针越来越多地用作治疗剂,但它们还没有获得显像剂的突出地位。Resovist、Feridex 和 GastroMaRK 是氧化铁纳米探针,用于增强磁共振成像;Technecoll 是一种硫胶体,可以在 SPECT 图像上增强肝脏、骨髓和脾脏的肿瘤。FDA 批准的其余 56 种纳米探针制剂用于治疗多种疾病[11](见表 9 - 2)。此外,在欧洲还有一些其他的纳米探针(nanoccol,Nanocis,Hepatate,sentis-scint,Sinerem)已经获批作为显像剂[12]。

表 9 - 2　部分用于癌症诊断和成像的纳米探针的临床研究

NCT 编号	名　　称	疾病/条件	干预/治疗	临床试验阶段
NCT05229874	纳米碳与吲哚菁绿在胃切除术淋巴结追踪中的作用	胃癌	药物：碳纳米探针 药物：吲哚菁绿	2 期
NCT04759820	纳米碳 vs 吲哚菁绿	检测出的淋巴结数目	用药：注射碳纳米探针悬液 用药：注射吲哚菁绿	2 期 3 期
NCT05045872	国产多糖超顺磁性氧化铁纳米探针注射液用于肾动脉磁共振成像的临床研究	慢性肾脏疾病	药物：国产多糖超顺磁性氧化铁纳米探针	1 期
NCT05032937	国产多糖超顺磁性氧化铁纳米探针注射液用于冠状动脉磁共振造影的临床研究	冠心病	药物：国产多糖超顺磁性氧化铁纳米探针	1 期
NCT03993171	^{31}P-MRS 成像评估 CNM-Au8 对多发性硬化受损神经元氧化还原状态的影响	复发缓解型多发性硬化	药物：金纳米晶	2 期
NCT03815916	^{31}P-MRS 成像评估 CNM-Au8 对帕金森病受损神经元氧化还原状态的影响	帕金森病	药物：金纳米晶	2 期
NCT04482803	cN＋乳腺癌腋窝淋巴结纳米碳靶向活检	腋窝淋巴结的定位及活检	用药：将纳米碳悬液注入临床评估阳性淋巴结的皮层内或周围	不适用
NCT04300673	射频引导转移性前列腺癌患者淋巴结清扫	前列腺癌/淋巴结转移	程序：使用铟标记 PSMA 的射频引导手术	1/2 期
NCT04261777	前列腺癌患者的 Ferumoxtran-10 增强 MRI	前列腺癌/转移/前列腺切除术	药物：Ferrotran® (Ferumoxtran-10)	3 期
NCT04167969	应用纳米探针指导前列腺癌的手术治疗	前列腺癌	药物：^{64}Cu 标记 psma 靶向颗粒示踪剂或^{64}Cu-NOTA-PSMAi-PEG-Cy5.5-C′dots 诊断试验：PET/MRI/其他：血液和尿液采样 程序：腹腔镜根治性前列腺切除术和双侧盆腔淋巴结清扫	1 期
NCT04167722	前列腺癌转移方式研究；研究来自脂肪组织的分泌物包(外泌体)在瘦弱和肥胖患者中的作用	前列腺癌/肥胖	手术：机器人根治性前列腺切除术	
NCT03817307	USPIO 增强 MRI 检测头颈部癌淋巴结转移的有效性	头颈部鳞状细胞癌	诊断检查：USPIO 增强 MRI	不适用

NCT 编号	名　称	疾病/条件	干预/治疗	临床试验阶段
NCT03550001	纳米碳作为直肠癌新辅助放化疗后淋巴结示踪剂	直肠癌	步骤：新辅助放化疗前注射纳米碳	不适用
NCT03280277	ferumoxytol 增强 MRI 对局部晚期直肠癌淋巴结的显像	局部进展期直肠癌/Ⅲ期直肠癌/ⅢA 期直肠癌/ⅢB 期直肠癌/ⅢC 期直肠癌	步骤：对比增强磁共振成像药物：ferumoxytol	早期 1 期
NCT03134846	使用西妥昔单抗 Cetuximab-IRDye800CW 共轭物进行头颈部癌切缘评估的图像引导手术	头颈部鳞状细胞癌	药物：Cetuximab-IRDye800CW	1/2 期
NCT02857218	ferumoxytol 增强 MRI 对ⅡB-ⅢC期食管癌淋巴结的显像	ⅡB 期食管癌/Ⅲ 期食管癌/ⅢA 期食管癌/ⅢB 期食管癌/ⅢC 期食管癌	药物：ferumoxytol程序：磁共振成像	早期 1 期
NCT02751606	对直肠癌和乳腺癌的纳米 7 特斯拉 MRI 检查	直肠肿瘤/乳房肿瘤	药物：ferumoxtran-10设备：7 特斯拉 MRI设备：3 特斯拉 MRI	3 期
NCT02106598	靶向二氧化硅纳米探针用于实时图像引导的术中定位淋巴结转移	头颈部黑色素瘤	药物：荧光 cRGDY-PEG-Cy5.5-C dots	1/2 期

　　虽然到目前为止,纳米探针的临床应用仅限于治疗应用,但不应忽视它们提供的重要诊断成像信息的潜力,并应对其进一步研究。在临床前和临床环境中的研究表明,纳米探针能够使用多种成像策略(包括多模式方法)引导手术。此外,纳米探针可用于评估治疗反应,增加了一个术后维度,提供更全面和个性化的治疗。这些特殊的成像应用利用纳米成像来告知治疗决策,为其临床转化提供了潜在的途径。对改进癌症检测和定位的巨大需求说明了纳米探针在诊断成像应用中的巨大潜力。当然,纳米探针的批准和临床转化需要更多的临床前工作和临床试验。

　　必须有充分的安全和实用性保证才可以推动纳米探针进入临床试验,如纳米探针是否比小分子造影剂更有效、费用更低;此外,应考虑纳米探针在智能响应、信号物理放大等方面是否优于小分子造影剂。首次进行临床试验的 PET 纳米探针是[124]I 标记硅量子点(NCT01266096),该量子点通过 Stöber 法制备,PEG 连接环状 RGDY 肽(ArgAla-Asp-Tyr)到硅量子点从而靶向肿瘤,然后利用氧化剂对 RGDY 酪氨酸残基的侧链羟基进行亲电取代,从而标记[124]I。该核素标记量子点十分稳定,注射后 24 小时监测体内放射剂量,其中仅

2.5％的信号来源于游离的核素。^{124}I的半衰期为 4.2 天,故注射^{124}I标记硅量子点数天后仍能检测到信号,因此机体有足够的时间清除非特异性信号源从而去除背景信号,最终更精确地对特异性富集信号进行成像。注射 2×10^{15} 个硅纳米探针到 5 个转移性黑色素瘤患者中并成功进行转移瘤的 PET。然而也有研究发现,纳米探针的有效积聚尚存在问题:cRGDY肽靶向使得 1.78×10^{11} 个硅量子点聚集在肿瘤部位,仅占注射剂量的 0.01％;这无法满足少部分肿瘤患者的临床成像要求,还需改善靶向配体或利用更有效的纳米探针转运机制促进硅量子点在肿瘤部位的积聚。此外,^{64}Cu-MM-302 为^{64}Cu 标记的 HER2 靶向载阿霉素的脂质体(NCT01304797),通过 PET 发现其特异地在 HER2 阳性转移性乳腺癌聚集,研究发现^{64}Cu-MM-302摄取越高,治疗效果越好[10]。

9.4.3　多模态纳米探针及其临床试验进展

构建合适的分子影像探针决定了分子影像的特异度、灵敏度和分辨率。目前分子影像探针的发展迅速,不仅可以进行核医学、MRI、光学、超声等单模态成像,还可以将两种及以上的成像方法融合,进行多模态成像。此外,分子影像探针还可以在成像的同时进行治疗,达到诊疗一体化的效果。但是,如何针对临床问题设计安全高效的探针,实现不同模态不同功能之间的有机互补,是分子影像探针转化必须考虑的问题[13]。

1. MRI 与放射性核素纳米探针

放射性核素成像技术(PET 或 SPECT)与磁性纳米探针的结合是近年来研究的一个活跃领域。放射性同位素/MRI 显像剂的设计通常是从磁性纳米探针核心开始,将放射性同位素附着在表面,或将其并入核心。在 MRI 中使用磁性纳米探针提供相对较低的灵敏度,尽管在高摄取组织中可以看到造影剂,但无法量化其生物分布。PET(或 SPECT)用磁共振分子影像探针的放射性标记可使其在"0 期"临床试验中以示踪剂剂量进行评估,并证明MRI 在所需剂量较高时适用于常规临床操作。放射性核素成像还可以快速确定肿瘤靶向性和药物递送特性,无创性且使用最少动物。

放射性标记纳米探针的最简单的方法是通过放射性同位素与预制纳米结构表面的直接相互作用进行标记。无螯合剂方法通常是指使用与纳米探针表面或核心直接形成稳定相互作用的放射性金属。这种方法允许在不显著改变表面性质的情况下直接标记结构,使得当母体纳米探针已经针对各种应用(如靶向、磁性或药物递送)进行优化时,这种方法更具有吸引力。无螯合剂方法也可用于直接了解临床批准的纳米探针。例如,ferumoxytol 已经通过热诱导方法成功地用一系列放射性物质进行了放射性标记,以便进行高度敏感的评估,但是这种方法只有在纳米结构对热稳定时才可行。研究者使用无螯合剂的方法[14],对^{99m}Tc 标记的磁性纳米探针进行成像,比较钴铁氧体和磁铁矿纳米探针的生物分布,并量化主动靶向纳米探针方法对肿瘤摄取的增加。

PET(或 SPECT)的放射性同位素也可以通过螯合剂附着在纳米探针表面。大多数报道的基于螯合剂的放射性标记的实例使用^{64}Cu 和 1,4,7,10 -四氮杂环十二烷- 1,4,7,10 -四乙酸(DOTA)的组合。基于螯合剂的放射性标记纳米探针的另一种方法是首先对双功能螯合剂(BFC,具有活性基团的螯合剂)进行放射性标记,然后将放射性络合物与纳米探针偶联。这种方法的优点是在吸附到纳米探针之前,放射性物质稳定地结合到螯合剂上,因此其他的表面配位相互作用是不可能的。螯合剂/金属的稳定性可在偶联之前进行评估,因此仅需评估螯合剂与纳米探针形成的偶联物的稳定性。另一种方法是使用能与纳米探针核心结合的 BFC。例如,通过修饰螯合单元,一种双膦酸盐双功能系统可以结合 ^{99m}Tc 用于 SPECT 或 ^{64}Cu 用于 PET。这些单元可以通过与铁原子的强双膦酸盐相互作用直接与金属氧化物核心表面配位。

2. 磁光纳米探针

光学成像常用于体外生物实验,与其他成像技术相比,具有许多实用优势:使用简单,实时读数,开放时间框架,可获得(和设计)一系列具有调谐特性的荧光团,且无电离辐射。有限的光穿透阻止了在体非侵入性的深部组织的应用,但在荧光引导手术等应用中具有重要的临床意义。磁共振分子影像探针的光学成像克服了 MRI 的低灵敏度,并允许在体外评估期间收集实时信息,允许快速筛选和识别迭代设计的关键特征。此外,一种药物有可能用于非侵入性 MRI 以确定肿瘤的定位和特征,然后进行术中光学成像以确保完全切除组织。

构建磁光纳米探针的一种策略是通过有机染料在氧化铁纳米探针表面共轭形成磁光纳米探针。这使得以前设计的纳米技术的核心性能得以保留,只需有限的化学修饰。例如,用 Cy5.5 染料标记交联氧化铁纳米探针用于胶质肉瘤成像。磁性纳米探针与有机染料的表面官能化具有局限性,这通常是由光稳定性低所致。提高光学特性的灵敏度和实用性一直是许多研究的重点,例如,通过引入附加的多功能系统可以提高光学特性的灵敏度和实用性。最近,有研究者利用多功能金和氧化铁复合探针证明了这一点,这些复合探针与荧光素有机染料和铕(Ⅲ)配合物结合,可靶向叶酸受体和钙传感器。这种高度复杂的功能允许高灵敏度的单元计数;然而,纳米探针复杂性的增加极大地限制了潜在的临床转化。提高灵敏度的另一种途径是通过有机染料的表面封装而不是共轭,从而减少光漂白,并有可能增加染料负载量。随着有机染料功能化纳米探针的发展,最近也有一个重要的进展,即近红外(NIR)染料的使用允许组织对信号的渗透增加。

形成磁光纳米探针的另一种策略是使用量子点(quantum dots,QDs)。由于量子点具有高的光稳定性、量子产率和消光系数,使用量子点可以确保高灵敏度的荧光。形成基于量子点的磁光纳米探针的方法有多种,包括使用钆(Ⅲ)螯合物和氧化铁纳米探针等。

近期出现在光学/MRI 显像剂库中的是上转换纳米探针(UCNP),在这种纳米探针中,当受到近红外光的激发时,可以发射高能可见光。UCNP 具有显著的稳定性、抗光漂白性和非常高的灵敏度,单粒子成像已经得以证实。大量的材料化学研究工作集中在形成与磁性纳米探针耦合的 UCNP,而不破坏各自的光学或磁性的方法上。此外,UCNP 通常包含镧系元素核心,这允许直接用 MRI 响应的钆(Ⅲ)离子替换,而不会引起显著的结构变化。

3. 光与放射性核素纳米探针

光学成像与放射性核素成像的结合允许在单个结构上收集额外的信息。放射性核素成像用于高灵敏度数据,在短时间点提供动态示踪剂信息;光学成像允许纵向成像,以评估后续的生物分布。放射性同位素通常添加到光学成像纳米探针中,以提供高灵敏度的生物分布数据,其方式与 MRI 探针类似。PET(SPECT)/光学显像剂的一个关键应用是用于图像引导手术,其中进行核素成像以确定定位,术中使用光学成像来标记病变区域以辅助手术切除。

无机纳米探针(包括光学成像剂)的早期放射性标记实例集中于基于螯合剂的放射性标记和表面修饰,例如,使用表面功能化 DOTA 螯合剂用[64]Cu 标记量子点。然而,最近的焦点已经从基于螯合剂的方法转移,其目的是成像固有的纳米探针,而不必进行可能影响其性质的结构修饰。放射性同位素的引入也会引起契伦科夫共振能量转移,提供自发光纳米探针并避免通常需要的外部激发光子。还可以直接替换元素以形成放射性标记的纳米探针,例如,在不改变化学结构的情况下将[198]Au 引入金纳米探针中。放射性标记允许通过成像确定肿瘤靶向的最佳纳米探针形状(纳米球、纳米盘、纳米棒和立方纳米笼)。同样,用[64]Cu 对CuS 纳米探针进行放射性标记以形成相同的结构,形成可用于光热消融治疗的自发光光学/PET 显像剂。

将 PET 或 SPECT 与光学多模态纳米探针相结合的另一种方法是对非光学纳米探针进行双重修饰。例如,通过将基于螯合剂的[64]Cu 和 Cy5.5 染料附着到铁蛋白纳米笼上形成PET/光学纳米探针。

4. 三模态纳米探针

将光学/MRI 试剂与 PET 或 SPECT 的放射性同位素结合在一起的成像剂通常称为三模态纳米探针,这通常是由于它们的互补特性而设计的,或使用核素成像来理解先前设计的探针。例如,使用三模态纳米探针,可以通过高通量光学成像快速筛选生物系统;如果选择感兴趣的系统或疾病模型进行无创性成像,则可对其进行高灵敏度短时间动态成像,然后进行纵向 MRI。然而,这种日益复杂的情况带来了重大的化学设计挑战和随后的监管障碍。

设计用于形成三模态纳米探针的最简单、最早的方法之一是用有机染料和放射性同位素修饰氧化铁纳米探针的表面,通常使用放射性/螯合剂方法。例如,一个 PET/MRI/光学成像系统,该系统使用 DOTA 和 Cy5.5 染料功能化氧化铁纳米探针的[64]Cu 放射性标记,这些纳米探针也已通过人血清白蛋白修饰用于活性肿瘤靶向。有一个三模态系统允许简单的信号重叠评估,以给出探针稳定性的指示;离体器官分析显示,近红外荧光成像与 PET 图像之间的相关性很小,虽然这归因于近红外荧光成像的高背景,但数据也与放射性标记螯合不稳定性相关。

此外,可以用 UCNP 衍生物代替纳米探针核心构建三模态纳米探针。例如,一种掺杂铒(Ⅲ)和镱(Ⅲ)的 $NaGdF_4$ UCNP,它既可以用[124]I 进行放射性标记用于 PET,也可以用表面 RGD 肽靶向整合素进行血管生成成像。在这项研究中,PET 用来量化受体阻断后肿瘤的摄取和示踪剂的选择性。

在无机纳米探针方面,氧化铁纳米探针具有最丰富的临床数据。这种方法的一个关键好处是,人体对铁有需求,具有良好的毒理学特征,以及氧化铁与代谢处理的兼容性。研究者们为这些药物提前建立了安全性档案,作为铁替代疗法,因此毒理学问题和潜在并发症得到充分缓解。ferumoxytol 最初获批用于治疗缺铁症,但后来已用于癌症成像研究(MRI T_2分子影像探针),目前正通过多种研究来探索该结构的多模式成像剂。

除了 MRI/PET 的进展(其中许多进展与 PET-MRI 集成临床扫描设备的日益发展有

关)外,光学成像与放射性同位素的结合也有许多进展。在该领域中,就转化情况而言,康奈尔点(Cornell dots)是最成功的纳米探针。最初的研究显示该探针没有毒性或不良反应,因此这项工作从 2014 年开展到目前正在进行的临床试验。除此之外,康奈尔点可以将靶向肽、放射性同位素和荧光染料结合成二氧化硅纳米探针。^{124}I 同位素用作长寿命的 PET 发射体(由于衰变^{124}I 同位素只有 25.6% 的正电子发射,因此未来更有可能使用^{89}Zr 同位素)。镉是第一代探针的组成部分。虽然含镉量子点具有很高的稳定性,但在临床应用中应避免潜在的毒性风险;因此,毒性较小的元素(如锌)现在用于下一代量子点,以利用其优异的光学性能。

9.5　纳米分子影像探针转化面临的问题

纳米分子影像探针从单一功能模态成像到多功能、多模态、智能成像方向多位一体迅速发展。但纳米探针在肿瘤诊疗应用中也存在一些局限性:① 由于高渗透长滞留效应在肿瘤中的异质性,纳米探针进入病变部位具有差异性;② 生物相容性问题。如果生物相容性、靶向作用和治疗协同性等关键问题得到解决,多功能纳米探针,特别是智能诊疗纳米探针会成为精准医疗中越来越重要的一部分。天然纳米探针如吞噬细胞、外泌体、高/低密度脂蛋白,因其生物相容性较好及表面多功能基团丰富,尤其值得关注和研究。

虽然已经证明纳米是有效的治疗剂,但它们独特的性质也使它们有望用作成像探针。例如 Feraheme,在临床上获批用于治疗缺铁,由于其超顺磁性和体内稳定性,最近已成为一些医生选择的磁共振分子影像探针。尽管已经证明它们是几种磁共振成像适应症的优良探针,但它们仍然是碘和钆等小分子探针的标签外替代品。由于诊断显像在历史上一直用作排除疾病或筛查各种癌症患者的探索性工具,纳米探针的毒性仍然是一个值得关注的问题,特别是当将外源性分子影像探针引入潜在的健康患者群体时,这可能是为什么一些纳米治疗药物在纳米探针之前被临床应用的合理原因。另一个阻碍它们临床转化的潜在障碍可能是它们的市场潜力不足,因为大多数治疗药物比成像探针有更高的盈利潜力。考虑到这些因素,也许纳米探针的临床发展道路是帮助指导/管理治疗。一些研究已经证明了纳米探针在术前、术中和术后产生更精确成像的能力。这些应用说明了一种更可靠的癌症检测和治疗方法,可以防止肿瘤不完全切除和治疗后肿瘤进展的不正确评估。

开发和制造复杂纳米结构的成本是另一个显著阻碍纳米探针应用于临床的因素。一个了解纳米探针生物分布和药物代谢动力学的专家团队是必要的。总的来说,由于相关的毒性问题和对这些颗粒使用的负面看法,工业公司往往更不愿意进一步开发纳米探针。开发纳米探针并确保其安全性的高成本导致人们偏爱那些临床批准门槛较低、市场潜力较高的治疗应用。目前成像探针的全球市场规模约为 50 亿美元,而仅在美国,肿瘤治疗药物的市场规模就接近 1 000 亿美元。因此,开发新的纳米探针的经济动机明显低于新的纳米疗法。制药行业也倾向于开发新的纳米药物,其显示出可治疗更多患者群体的潜力。临床批准的纳米药物数据清楚地表明,纳米分子影像探针目前不是行业领导者开发、营销或转化为临床使用的优先考虑对象。

对于纳米探针的使用还有其他一些值得考虑的问题。例如,监管机构和公共机构特别关注此类制剂的毒性和对环境的影响。任何计划中的临床转化项目都需要缓解这些问题,并提供所需的数据,以确保公共机构的关注得到充分解决,同时确保系统在临床前环境中得到适当优化。在这个阶段,可以使用成像技术来确定颗粒大小效应和生物分布。监管机构也越来越清楚它们应该在数据集中寻找什么。成像技术是一项关键技术,通过在动物模型中提供大量的 ADME 数据并为早期(0 期)试验提供信息,有助于快速转化。同样值得考虑的是,纳米药物的生产和制造也存在挑战,包括物理条件对粒子特性可变性的微妙影响,并且很少有设备适合批量生产符合良好制造规范标准的此类探针。

纳米探针具有高度的通用性和适应性,并具有许多优点,可以改善癌症治疗和诊断。然而,必须考虑生产成本、可伸缩性、安全性和纳米配方的复杂性等因素。随着设计和探针复杂性的增加,成本、制造标准和测试参数也会增加。一些纳米探针可能比传统配方具有明显的临床效益,但如果无法达到成本和生产要求,则可能永远无法实现临床转化。此外,许多纳米探针可能面临 FDA 批准的未知领域的挑战。FDA 根据产品是否具有化学作用模式(药物)、机械作用模式(器械)或生物来源(生物制剂)分为 3 个产品领域,某些纳米探针可以跨越所有 3 个领域,将其归类为组合产品。随着纳米医学技术的快速发展,似乎有必要制订更一致和更健全的指南来评估纳米探针的临床试验。如果没有关于纳米技术在医疗和设备中的全面、更新的评估和政策,成本与效益的分析将不明确,而且这可能成为关键研究的障碍。

分子影像技术,特别是分子影像探针,面临工业化、标准化制备难,临床转化审批难等挑战。因此,分子影像探针转化研究迫切需要以具体的临床问题为导向,寻找具有成药可能性的探针制备方案,积极推动审批流程的科学管理,从而使分子影像探针真正拥有高效、无创、安全的品质,尽早实现产业化和临床应用,更好地服务广大患者。

9.6 纳米分子影像探针的研究前景

未来,科研人员很可能会开发出更多的成像组合,并为新的纳米探针引入更大程度的多功能性。即使成像方面仅用于早期发育阶段的验证,而不是用于最终结构的医疗用途,它们对于证明进展也具有很高的价值。影像技术的结合所提供的额外信息也可用于临床阶段的患者分层甚至治疗反应,在发展途径中引入更大的灵活性,并对纳米结构进行最小的改变以重新利用它们。

纳米探针具有指导治疗决策的巨大潜力,同时提供更有效的治疗策略。临床前研究已经证明了纳米探针在术前和术中使用各种成像策略产生更精确成像的能力。此外,它们可以用来评估治疗效果,与目前的成像技术相比,可以更好地区分炎症和肿瘤进展。这些应用说明了一种更有效和可靠的癌症检测和治疗方法,也可以防止肿瘤不完全切除和治疗后肿瘤进展的不正确评估。这些纳米探针的使用不仅可以缓解这些担忧,而且还可以显著减少重复过程,证明进一步开发这些制剂的成本是合理的,这是它们的市场潜力的一个激励因素。如果纳米制剂能够获批作为成像探针,它们就有可能极大地改善癌症检测和患者预后。由于肿瘤外科医生通常很难勾画出肿瘤的边缘,FDA 批准的纳米探针可以提供实时反馈,协助肿瘤切除。纳米探针的另一个需求是确定肿瘤对各种治疗的反应——无论是化疗、放疗还是免疫治疗。在这些情况下,纳米探针将用于已经诊断出疾病的患者,以提高治疗效果。回顾近期的研究,结果表明,在手术指导和治疗反应中,使用纳米探针与目前的成像策略相比,取得了较好的前景。越来越多的证据表明,纳米探针可以帮助减少肿瘤复发,并指导治疗过程以改善患者预后,目前进一步开发和临床转化这些有用的纳米探针的成本可能是合理的。

纳米医学的前景是光明的,高度发达的技术改善了治疗和诊断,机器学习的应用节省了大量的时间和资源。有大量的临床和临床前研究证明了纳米技术在癌症治疗、成像和诊断方面的好处。改善癌症患者预后的一个关键因素显然在于早期检测方法。早期癌症通常更容易治疗,早期发现会大大提高患者 5 年生存率。然而,诊断筛查必须极其准确,否则误诊和过度治疗会掩盖早期发现的好处。我们期待,在不久的将来,用于癌症诊断、化疗和放射治疗的纳米技术将取得巨大进展,为患者和肿瘤学家创造一个高度可控的癌症环境。

9.7 本章小结

本章介绍了转化医学的概念及其在中国的发展,分子影像学在转化医学中的作用,并举例说明了新型分子影像探针的研发及应用。本章还重点阐述了纳米分子影像探针的临床应用、转化及应用面临的挑战和存在的问题,最后对纳米分子影像探针的研究前景进行了展望。

 练习题

在临床试验中或已获临床批准的纳米分子影像探针有哪些呢?

 思考题

1. 如何评价纳米分子影像探针的安全性呢?
2. 纳米分子影像探针与生物体系会发生哪些相互作用呢?

 课外阅读

孙夕林,王凯,李宏利,等.分子影像技术在转化医学中的应用[J].现代生物医学进展,2014,14(2):377-382.

参考文献

[1] Memon A A, Weber B, Winterdahl M, et al. PET imaging of patients with non-small cell lung cancer employing an EGF receptor targeting drug as tracer[J]. British Journal of Cancer, 2011, 105(12): 1850 – 1855.

[2] Sun X, Xiao Z, Chen G, et al. A PET imaging approach for determining EGFR mutation status for improved lung cancer patient management [J]. Science Translational Medicine, 2018, 10(431): eaan8840.

[3] Bensch F, Van Der Veen E L, Lub-De Hooge M N, et al. 89Zr-atezolizumab imaging as a non-invasive approach to assess clinical response to PD-L1 blockade in cancer[J]. Nature Medicine, 2018, 24(12): 1852 – 1858.

[4] Iagaru A, Mosci C, Mittra E, et al. Glioblastoma multiforme recurrence: an exploratory study of ^{18}F FPPRGD $_2$ PET/CT [J]. Radiology, 2015, 277(2): 497 – 506.

[5] Keu K V, Witney T H, Yaghoubi S, et al. Reporter gene imaging of targeted T cell immunotherapy in recurrent glioma [J]. Science Translational Medicine, 2017, 9(373): eaag2196.

[6] Maurer T, Gschwend J E, Rauscher I, et al. Diagnostic efficacy of ^{68}Gallium-PSMA positron emission tomography compared to conventional imaging for lymph node staging of 130 consecutive patients with intermediate to high risk prostate cancer[J]. Journal of Urology, 2016, 195(5): 1436 – 1443.

[7] Gemignani M L, Patil S, Seshan V E, et al. Feasibility and predictability of perioperative PET and estrogen receptor ligand in patients with invasive breast cancer [J]. Journal of Nuclear Medicine, 2013, 54(10): 1697 – 1702.

[8] Wang S J, Zhu H, Ding J, et al. Positron emission tomography imaging of programmed death 1 expression in cancer patients using ^{124}I-labeled toripalimab: a pilot clinical translation study[J]. Clinical Nuclear Medicine, 2021, 46(5): 382 – 388.

[9] Zhou X, Jiang J, Yang X, et al. First-in-humans evaluation of a PD-L1-binding peptide PET radiotracer in non-small cell lung cancer patients[J]. Journal of Nuclear Medicine, 2022, 63(4): 536 – 542.

[10] Miyasato D L, Mohamed A W, Zavaleta C. A path toward the clinical translation of nano-based imaging contrast agents [J]. WIREs Nanomedicine and Nanobiotechnology, 2021, 13(6): e1721.

[11] Choi H S, Frangioni J V. Nanoparticles for biomedical imaging: fundamentals of clinical translation[J]. Molecular Imaging, 2010, 9(6): 291 – 310.

[12] Bobo D, Robinson K J, Islam J, et al. Nanoparticle-based medicines: a review of FDA-approved materials and clinical trials to date [J]. Pharmaceutical Research,

2016, 33(10): 2373 - 2387.

[13] Burke B P, Cawthorne C, Archibald S J. Multimodal nanoparticle imaging agents: design and applications [J]. Philosophical Transactions of the Royal Society A: Mathematical, Physical and Engineering Sciences, 2017, 375(2107): 20170261.

[14] Lasa-Saracíbar B, El Moukhtari S H, Tsotakos T, et al. In vivo biodistribution of edelfosine-loaded lipid nanoparticles radiolabeled with technetium-99 m: comparison of administration routes in mice [J]. European Journal of Pharmaceutics and Biopharmaceutics, 2022, 175: 1 - 6.